Dr. phil. Helga Grillmayr (Hrsg.)

Der große österreichische Diabetes-Ratgeber

Mit Beiträgen von:

Verband Österreichischer DiabetesberaterInnen
(Allgemeiner Informationsteil)

Mag. Günter Schagerl
(Bewegung und Sport)

Dr. Helga Grillmayr
(Psyche und Wohlbefinden)

Dieatologin Claudia Ammerstorfer
(Ernährung und Rezepte)

KRENN

Alle in diesem Buch verwendeten personenbezogenen Bezeichnungen betreffen immer beide Geschlechter.

Die in diesem Buch veröffentlichten Ratschläge sind mit größter Sorgfalt von den AutorInnen erarbeitet und geprüft worden. Eine Garantie kann jedoch nicht übernommen werden. Ebenso ist eine Haftung des Verlags und seiner Beauftragten für Personen-, Sach- oder Vermögensschäden ausgeschlossen.

Titel: Dr. phil. Helga Grillmayr (Hrsg.)
Der große österreichische Diabetes-Ratgeber

Lektorat: Mag. Anke Weber, Inge Krenn

Fotos: PhotoDisc, Helga Grillmayr, Günter Schagerl

Umschlag, Layout und Satz:
Peter Furian und Georg Michael Thellmann – www.furian.at

Druck und Bindung: Druckerei Theiss GmbH, A-9431 St. Stefan

ISBN 3-902351-93-4

Inhaltsverzeichnis

Vorwort von Maria Rauch-Kallat 4
Vorwort von Dr. Susanne Pusarnig 5
Vorwort von Dr. Helga Grillmayr 8

Allgemeiner Teil

Was ist Diabetes mellitus? 10
Diabetikerschulung 17
Essen & Trinken... 21
Bewegung hilft 39
Medikamente 57
Sie brauchen Insulin? 63
Unterzuckerung (Hypoglykämie)..................... 75
Erhöhter Blutzucker (Hyperglykämie) 85
Selbstkontrolle.. 91
Fußgesundheit... 103
Bluthochdruck (Hypertonie) 117
Diabetes und Rauchen 123
Folgeerkrankungen 127
Vorsorgeuntersuchungen............................. 133
Diabetes und Beruf 141
Wenn einer eine Reise tut 145
Feste feiern, wie sie fallen! 155
Schwangerschaft und Gestationsdiabetes 159
Balsam für die Seele 163

Rezepte

Vorspeisen 195
Aufstriche 203
Suppen 209
Hauptspeisen 217
Desserts 241

Literatur 252
Adressen 253

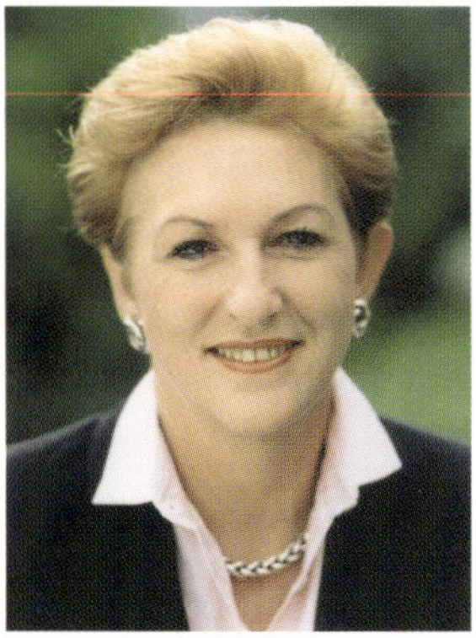

Weltweit sind derzeit ungefähr 170 Millionen Menschen an Diabetes mellitus erkrankt. Laut dem European Health Report 2002 der World Health Organization leiden in Europa bereits über 22,5 Millionen Menschen an Diabetes mellitus. Bei einem EU-Workshop, organisiert von der Diabetes Federation of Ireland und der International Diabetes Federation im April 2004, war sogar von 60 Millionen Menschen die Rede, wobei man davon ausging, dass über 50 Prozent der Betroffenen keine Kenntnis über ihre Erkrankung haben. In Österreich leben laut dem „Österreichischen Diabetesbericht 2004" mehr als 300.000 Diabetikerinnen und Diabetiker; für das Jahr 2025 erwartet die WHO einen Anstieg um 37 Prozent gegenüber dem Jahr 2000.

Da mir die Prävention, Früherkennung und Behandlung von Diabetes mellitus ein besonderes Anliegen ist, habe ich auf Basis des Diabetesberichtes 2004 den Österreichischen Diabetesplan 2005 und eine Studie mit dem Ziel einer Bestandsaufnahme von gesundheitspolitisch relevanten Maßnahmen zur Prävention des Diabetes mellitus und seiner Folgeerkrankungen in Österreich und anderen EU- bzw. -Kandidatenländern erarbeiten lassen. Aufgrund der Erkenntnisse aus all diesen Studien habe ich auch Diabetes mellitus zu einem der beiden großen Gesundheitsthemen der EU-Präsidentschaft Österreichs gemacht und in einer Konferenz zur Prävention des Typ-2-Diabetes bearbeiten lassen.

Die Erkenntnisse, insbesondere aus dem Österreichischen Diabetesplan 2005, aber auch aus allen anderen Studien werden nun durch Implementierung eines Disease Management Programms für Diabetes mellitus, eines Anti-Adipositasprogramm sowie durch intensive Bewegungsförderungsprogramme umgesetzt. Weitere Umsetzungsschritte sind in Vorbereitung.

Gesundheitspolitische Maßnahmen können jedoch nur Erfolg haben, wenn der einzelne Diabetesgefährdete oder an Diabetes Erkrankte mitarbeitet. Der vorliegende große österreichische Diabetes-Ratgeber soll Sie als Betroffene unterstützen, das facettenreiche Problem Diabetes mellitus leichter bewältigen zu können.

Maria Rauch-Kallat

Bundesministerin für
Gesundheit und Frauen

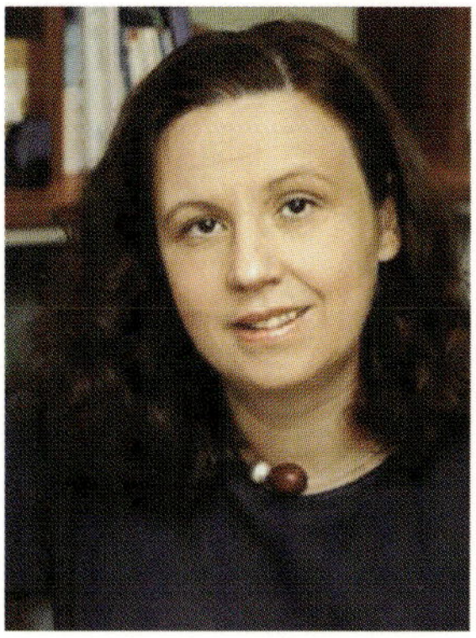

„Gibt's das auch wo zum Nachlesen?"

Das höre ich oft nach einem ersten Gespräch mit einem Diabetiker, der mit vielen Fragen zu uns gekommen ist. Da sind wir zusammen gesessen, haben vieles besprochen, miteinander Strategien überlegt, wie's vielleicht bald ein bisschen besser gehen könnte mit dem Diabetes ...

Ich freue mich sehr, dass es nun auch ein österreichisches Buch gibt, in dem Sie erste Antworten auf viele Fragen finden können:

- Vielleicht hat Ihnen Ihr Arzt gerade gesagt, dass Ihr Blutzucker zu hoch ist, dass Sie Diabetiker sind. Und Sie wollen jetzt wissen, was das überhaupt ist!
- Oder Sie werden schon wegen erhöhten Blutzucker-Werten behandelt, haben aber das Gefühl: „Da kenn ich mich nicht so recht aus ..."
- Vielleicht stehen Sie gerade in einer Buchhandlung, haben dieses Buch in die Hand genommen, weil Sie neugierig sind: Ein Ihnen lieber Mensch ist mit der Diagnose Diabetes nach Hause gekommen und Sie wollen nun mehr darüber wissen.
- Vielleicht sind Sie gerade in einer Diabetes-Schulung und suchen ein Buch, in dem Sie das Gehörte nochmals zusammengefasst finden.
- Und vielleicht sind Sie ja einer der vielen, vielen Diabetiker, die meinen: „Bei mir klappt das alles sowieso nicht ..."

Sie sind also auf der Suche nach Informationen über Diabetes – recht haben Sie! Wenn es nun einmal so ist, dass bei Ihnen der Zucker-Stoffwechsel nicht so funktioniert wie bei einem Gesunden, dann müssen Sie selbst so gut wie möglich darüber Bescheid wissen, was da im Körper passiert und welche Möglichkeiten es heute gibt, Ihnen zu helfen. Damit Sie selbst entscheiden können, was Sie nun tun wollen – in Ihrem persönlichen Leben, in der Behandlung mit Tabletten oder Insulin. Ja, Sie entscheiden selbst, jeden Tag: Ob Sie Ihren Blutzucker selbst messen, ob Sie Ihre Tabletten nehmen, ob und wie viel Insulin Sie spritzen, was Sie essen, ob Sie zuhause bleiben, spazieren gehen oder Sport machen. Ihr Arzt kann Ihnen aus seinem Wissen, seiner Erfahrung sagen, welche Behandlungsform er für Sie, für Ihr Leben, als die geeignetste erachtet – herausfinden, ob das wirklich das Richtige für Sie ist, können nur Sie selbst.

Das ist auch für mich als Ärztin das Besondere an chronischen Erkrankungen, wie Diabetes:

Wenn jemand eine akute Erkrankung hat, z. B. eine Lungenentzündung, dann verschreibe ich ein Medikament – ich kann erklären, wie es genau wirkt, aber nötig ist das für die Heilung nicht. Wenn der Patient sein Medikament so wie empfohlen nimmt, wird er meist schnell wieder gesund!

Bei der Behandlung von Diabetes kann das nicht funktionieren. Da Ihr Verhalten, Ihr Lebensrhythmus dauernd Ihren Blutzucker-Spiegel beeinflusst, gibt es nicht die „beste Tablette für jeden Diabetiker" – es gibt nur individuelle Lösungen – und die können so unterschiedlich sein, wie wir Menschen halt sind:

- Da gibt's die alte Dame, die mithilfe ihrer „Zuckertabletten" bestens zurechtkommt, aber wenn sie alle 14 Tage mit ihrer Freundin spazieren geht, gibt's jedesmal unangenehme Unterzuckerungen. Ich habe ihr empfohlen, an diesen Tagen weniger Tabletten zu nehmen, aber sie möchte lieber mit ihrer Freundin erst noch einen Kaffee mit Krapfen genießen und so ihre Unterzuckerung verhindern!
- Da gibt's die 45-jährige Managerin, die 125 Kilogramm wog und die endlich nach Wochen mit Durst und Müdigkeit zum Arzt ging: Blutzucker über 300! Sie hat sich entschieden, dies als Anlass zu nehmen, an ihrem ungesunden Lebensstil nun wirklich etwas zu ändern, und sie wollte „so wenig Tabletten wie nur möglich" nehmen. Sie hat mit kleinen täglichen Spaziergängen begonnen, nun, zwei Jahre später, hat sie über 40 Kilogramm abgenommen und ist zur schlanken, gesunden, durchtrainierten Marathon-Läuferin geworden!
- Da gibt's den 50-jährigen Lehrer, der aus einer „kugelrunden Familie" kommt und der es (noch) nicht schafft, Gewicht abzunehmen. Deshalb stellt er seinen Diabetes mit Insulin abends und Tabletten tagsüber ein, nimmt täglich vier verschiedene Medikamente gegen seinen hohen Blutdruck und die erhöhten Fettwerte. Er kommt regelmäßig zu den Kontrolluntersuchungen, erreicht Normalwerte und hat so sein Risiko für Herzinfarkt und Schlaganfall trotz Diabetes so gut wie ihm nur möglich reduziert!

- Da gibt's den 55-jährigen Gärtner, der seit 15 Jahren Diabetiker ist. Schon nach vier Jahren haben bei ihm die „Zuckertabletten" nicht mehr gut gewirkt und er wurde auf „zweimal täglich Insulin spritzen" eingestellt. Nur leider: An manchen Tagen gab es sehr sehr hohe Werte und an anderen Tagen, oft gerade bei der meisten Arbeit, schwere Unterzuckerungen, vor denen er und seine Frau sich immer mehr fürchteten. Einige Male war er fast bewusstlos. Daher hat er sich entschieden zu lernen, wie man seinen Zucker selbst steuern kann, und spritzt nun ein Langzeit-Insulin zur Basis-Versorgung und zusätzlich zu jedem Essen schnell wirkendes Insulin. Jedes Mal entscheidet er selbst, wie viel er davon braucht, je nachdem, was er gerade arbeitet, wie hoch sein Blutzucker ist und was er isst. „Am Anfang war das schon kompliziert und er hatte recht viel zu lernen, aber jetzt läuft's und im Urlaub hab ich das erste Mal das Buffet genießen können. Ich weiß ja jetzt, wie viel Insulin ich wofür brauche. Beim Arbeiten gibt's keine Unterzuckerungen mehr, ich muss nicht mittendrin aufhören, um mittagessen zu gehen! Und das Allerbeste: Der Zucker-Langzeitwert ist endlich runtergegangen, wir hatten schon solche Angst, dass der hohe Zucker die Augen oder die Niere angreift!"

Alle diese Menschen haben Verantwortung für sich übernommen: Sie haben die Diabetes-Einstellung, die für ihr jeweiliges Leben am besten passt und die ihnen die Möglichkeit gibt, gute Zuckerwerte zu erreichen und so möglichst lange gesund zu bleiben.

Diese Buch kann mithelfen, dass auch Sie „Ihre" Diabetes-Einstellung finden. Es soll Ihnen zeigen, dass es viel über Diabetes zu wissen gibt, und es soll Sie dazu bewegen, sich um eine gute Diabetes-Schulung und -Betreuung in Ihrer Nähe umzusehen. Dabei hilft Ihnen der Adress-Teil. Denn eine Schulung ERSETZEN kann und will dieses Buch nicht!

Die Autoren kommen alle aus der Praxis und begleiten schon viele Jahre lang Diabetiker – hören Sie ihnen einfach zu!

Dr. Susanne Pusarnig

Praktische Ärztin & Wahlärztin – Diabetes-Betreuung
1230 Wien, Ketzergasse 435–437
Tel.: 01-888 67 23 oder 0699-17 88 72 25
E-Mail: ordination@pusarnig.at Internet: www.pusarnig.at

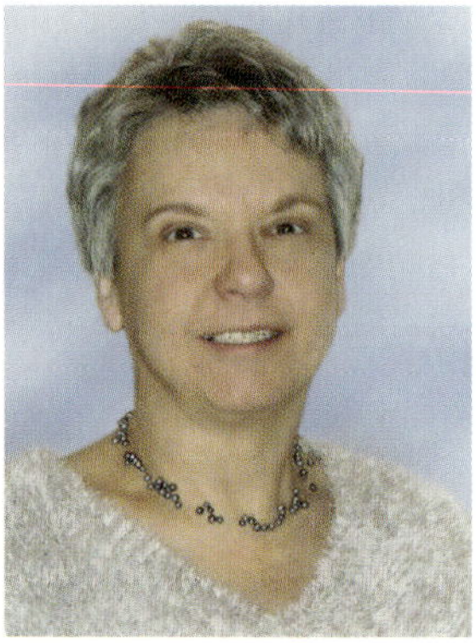

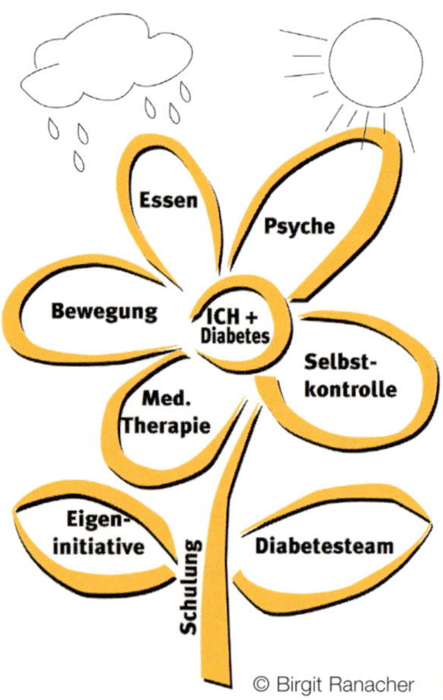

© Birgit Ranacher

Liebe Leserinnen und Leser!

Als Herausgeberin dieses großen österreichischen Diabetes-Ratgebers möchte ich Ihnen die Wertigkeit dieses Buches bewusst machen:

Seit vielen Jahren sind die fünf Säulen der Diabetestherapie bekannt:

- Schulung und psychologische Beratung
- Ernährung
- Bewegung
- Selbstkontrolle
- Medikamente

Das Ziel der Diabetestherapie ist, auch Sie als Betroffene in das Behandlungskonzept einzubinden und Sie zum Diabetesexperten zu schulen. Sie selbst sollen in allen Aspekten des Diabetes Bescheid wissen, denn „Do it yourself" ist bei Diabetes, der uns ja ständig begleitet, absolut notwendig.

Die Diabetesblume, konzipiert von Diätassistentin Birgit Ranacher, der Autorin vom „Österreichischen Diabetiker-Backbuch" und „Desserts für Diabetiker", stellt alle Bereiche symbolisch dar.

In diesem Buch sind alle Bereiche der Diabetestherapie ausführlich behandelt – der erste Teil informiert Sie über die Themen „Was ist Diabetes?", über die wichtige Selbstkontrolle, notwendige Medikamente, Folgeschäden und deren Verhütung und richtiges Verhalten in Sondersituationen. Die große Bedeutung der körperlichen Aktivität, die leider noch vielen Betroffenen zu wenig bewusst ist, wird Ihnen ausführlich und anschaulich von Mag. Günter Schagerl ans Herz gelegt. Der Rezeptteil macht Ihnen mit schmackhaften und für DiabetikerInnen empfehlenswerten Gerichten Appetit. Im Kapitel „Balsam für die Seele" habe ich mich bemüht, Ihnen zu helfen mit Ihrem Diabetes in Einklang und Harmonie zu leben.

In meiner mehr als 40-jährigen Diabeteszeit habe ich selbst erfahren, wie wichtig und hilfreich eine Diabetikerschulung ist. Endlich habe ich verstanden, welche Vorgänge ich meinem Körper ablaufen und wie ich meinen Insulinmangel selbst gut ausgleichen kann. Mit diesem Wissen wurde ich auch motiviert, meinen Diabetes als Teil meines Ichs zu akzeptieren und mit ihm in Frieden zu leben.

Natürlich kann und will dieses Buch keine Schulung ersetzen. Wenn Sie noch keine Schulung besucht haben, soll es Sie mit den wichtigsten Informationen versorgen und neugierig machen. Erkundigen Sie sich beim Verband der Österreichischen DiabetesberaterInnen oder bei den Selbsthilfegruppen (Anhang), wo Sie in Ihrem Wohnbereich eine Diabetikerschulung besuchen können.

Für jene, die bereits geschult sind, dient das Buch zum Nachlesen, Auffrischen und Aktualisieren des Wissens und – wie ich sehr hoffe – zu einem neuerlichen Motivationsschub, wieder aufmerksam auf ihre gesunde Lebensführung und ihren Diabetes zu achten.

Ich wünsche Ihnen viel Freude und Interesse beim Lesen dieses Buches und ein erfülltes Leben ohne diabetische Turbulenzen!

Dr. Helga Grillmayr
Psychologin, Diabetesberaterin und Diabetikerin seit 41 Jahren

Psychologische Diabetesberatung
1030 Wien, Hörnesgasse 16/6
Tel.: 01-713 04 08 und 0699-11 71 53 48
E-Mail: hegrill@aon.at

Was ist Diabetes mellitus?

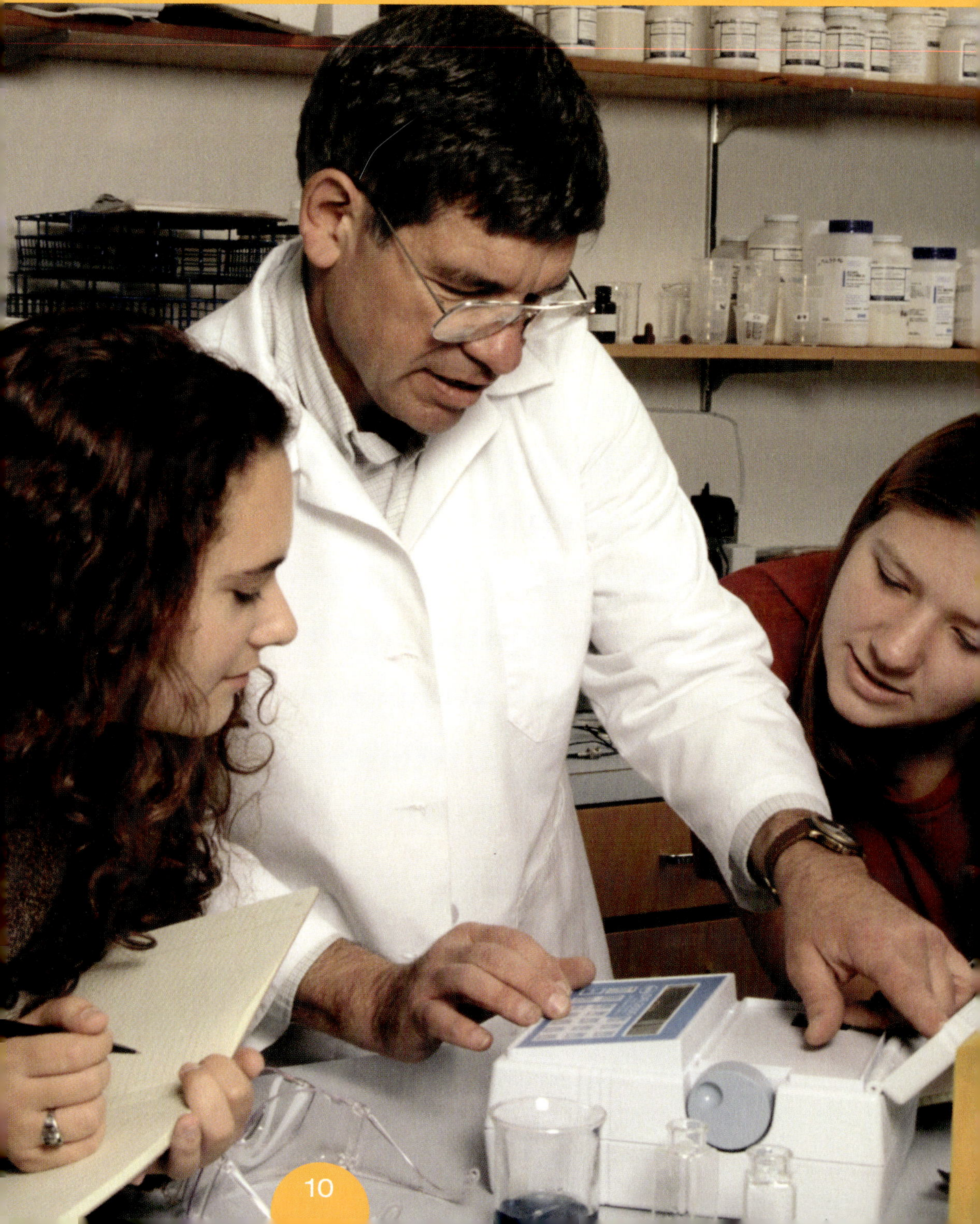

Was ist Diabetes mellitus?

Die Wörter „Diabetes mellitus“ bedeuten vermehrte Ausscheidung von zuckerhaltigem Urin – wörtlich: „honigsüßer Durchfluss“.

Diabetes mellitus, bekannt als Zuckerkrankheit, ist eine chronische Stoffwechselerkrankung, gekennzeichnet durch dauernde Erhöhung der Blutzuckerkonzentration. Der erhöhte Blutzuckerspiegel kann durch Insulinmangel und/oder durch die verminderte Wirksamkeit des vorhandenen Insulins (= Insulinresistenz) verursacht werden.

Drei bis fünf Prozent der Bevölkerung sind von Diabetes betroffen, davon sind ein Zehntel Typ-1-Diabetiker und neun Zehntel Typ-2-Diabetiker.

Was ist Stoffwechsel?

Der Körper – im Wesentlichen die Leber – ist in der Lage, alle Nährstoffe wie Kohlenhydrate, Fette und Eiweiß in die jeweils anderen umzuwandeln = Stoffwechsel. Der wesentliche Regulator für den Kohlenhydratstoffwechsel ist das Insulin.

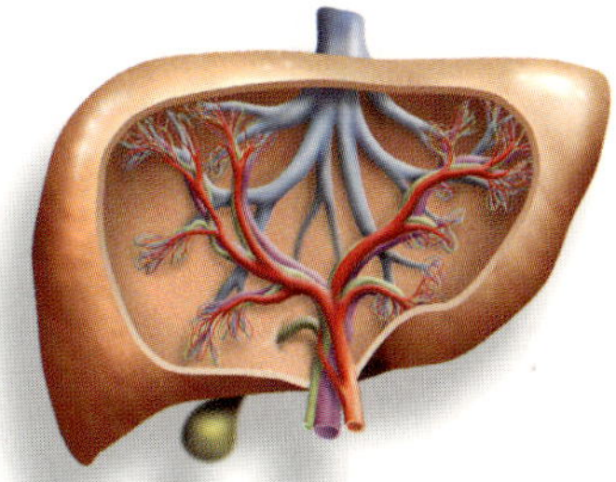

Die Leber ist am stärksten am Stoffwechsel beteiligt.

Wie kommt der Zucker ins Blut?

Durch die Nahrung gelangen Kohlenhydrate in den Magen und Darm und werden dort zu einzelnen Traubenzuckerbausteinen verdaut. Sie wandern weiter, direkt in die Blutbahn. Somit steigt der Blutzucker. Die Blutbahn ist der Transportweg, über welchen das Blut die dringend notwendige Energie zu den Zellen bringen kann.

Was ist Insulin und wie wirkt es?

Insulin ist ein Hormon (Botenstoff). Es wird in den Beta-Zellen, welche sich in der Bauchspeicheldrüse (Pankreas) befinden, gebildet. Es sorgt dafür, dass der Blutzuckerspiegel in einer bestimmten Höhe (60–140 mg%) bleibt.

Mithilfe des Insulins wird der Zucker aus der Blutbahn in die Zellen abtransportiert. Dadurch sinkt der Blutzucker. Ein Teil der Energie gelangt auch in die Leber und wird dort in Form von Glykogen gespeichert.

Wozu brauchen wir Kohlenhydrate?

Alle Zellen brauchen Zucker als Energiequelle. Kohlenhydrate sind die wichtigsten Energielieferanten für Muskel- und Gehirnzellen und dienen deren Funktionen.

Mithilfe unserer Nahrung gelangt unser Körper an Zucker als Energiequelle.

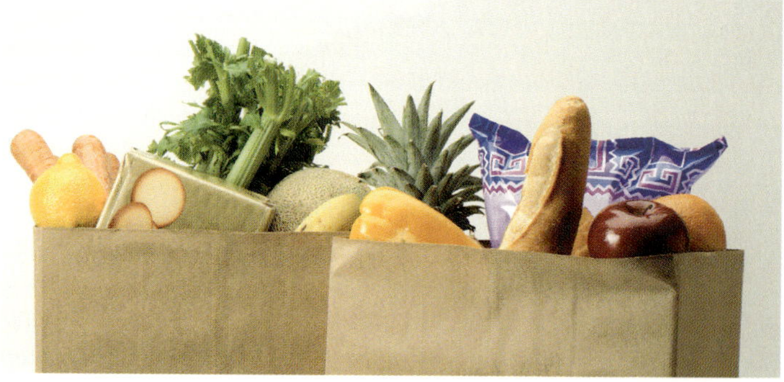

Wie entstehen erhöhte Blutzuckerwerte?

Bei Insulinmangel oder wenn das Insulin nicht mehr ausreichend wirkt (= Insulinresistenz), kann der Zucker nicht in die Zellen eingeschleust werden.

Der Zucker bleibt im Blut „liegen“ und die Zellen erhalten keine Energie. Die Folge: Der Blutzucker ist hoch, die Leber baut den in ihr als Zucker (Glykogen) gespeicherten Energievorrat ab und gibt ihn ins Blut. Der Blutzuckerspiegel steigt weiter.

Wenn alle Glukosereserven aufgebraucht sind, wird Eiweiß aus den Muskelzellen und Fett aus den Fettzellen abgebaut – die Folge: ungewolltes Abnehmen, Müdigkeit und Kraftlosigkeit.

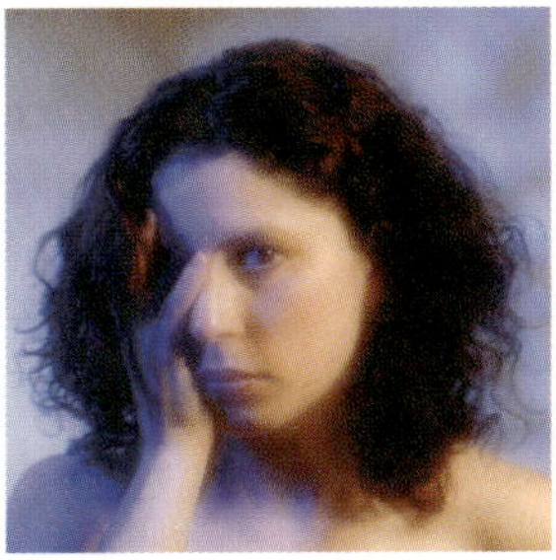

Sind alle Glukosereserven aufgebraucht, fühlt man sich müde und kraftlos.

Mit dem Glukosetoleranztest diagnostiziert man Diabetes!

Das ist eine Blutzucker-Belastungsmethode, bei der nüchtern eine Zuckerlösung mit 75 g Glukose (Traubenzucker) in 400 ml Wasser verabreicht wird. Zur Auswertung wird neben dem Nüchternblutzucker der Zweistundenwert herangezogen.

Ab wann spricht man von Diabetes?

Das Blut gibt darüber Auskunft, ob man an Diabetes erkrankt ist.

Folgende Werte beziehen sich auf venöses Plasma:

	normale BZ-Werte	erhöhte BZ-Werte	Diabetes
nüchtern	unter 100	unter 126	über 126
nach dem Essen	unter 140	unter 180	über 180

Welche Diabetestypen gibt es?

Typ-1-Diabetes

wurde früher Jugenddiabetes genannt. Die insulinproduzierenden Zellen in der Bauchspeicheldrüse (Langerhan'sche Inselzellen) werden durch eine Autoimmunerkrankung zerstört. In kürzester Zeit muss der Typ-1-Diabetiker Insulin spritzen (= Insulinmangeldiabetes).

Typ-2a-Diabetes

= normalgewichtiger Diabetiker, dessen Bauchspeicheldrüse nicht mehr ausreichend Insulin produziert. Dies basiert auf einem natürlichen Alterungsprozess. Manchmal können Tabletten – für kurze Zeit – die Insulinproduktion noch anregen. Sinnvoll aber ist es, die Bauchspeicheldrüse durch rechtzeitiges Insulinspritzen zu entlasten.

Typ-2b-Diabetes

= übergewichtiger Diabetiker, dessen Insulin durch das Übergewicht nicht wirken kann. Meist besteht ein metabolisches Syndrom. Erste Maßnahmen sind die Umstellung der Ernährungsgewohnheiten und mehr Bewegung. Gelingt die Gewichtsabnahme nicht oder dauert die Erkrankung mehrere Jahre, kann sich ein absoluter Insulinmangel entwickeln, sodass Insulin gespritzt werden muss.

Warum haben ausgerechnet Sie Diabetes?

- Möglichkeit der erblichen Vorbelastung
- bequemer, zu guter Lebensstil (Übergewicht, Bewegungsmangel) bei Typ-2-Diabetes
- ausgelöst durch ein dramatisches Erlebnis wie Unfall, schwere Erkrankung, Schock

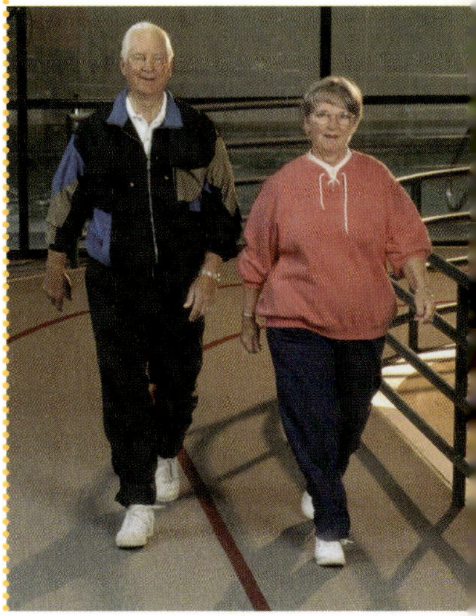

Ein zu bequemer, zu guter Lebensstil kann Typ-2-Diabetes auslösen.

Gibt es in Ihrer Familie weitere Diabetiker?

Die genaue Rolle der Vererbung bei der Entstehung von Diabetes ist noch nicht bekannt, fest steht jedoch, dass die Bereitschaft zur Vererbung in der Familie liegt.

Es ist immerhin bei einem Drittel der Verwandten ersten Grades mit einem Typ-2-Diabetes zu rechnen, bei Töchtern mit Typ-2-diabetischen Müttern sogar mit der Hälfte. Sind beide Elternteile Typ-2-Diabetiker, so liegt das Risiko der Kinder bei 60 Prozent.

Nahe Verwandte von Typ-2-Diabetikern können mit Bewegung und gesunder Ernährung dem „Diabetes davonlaufen"! Regelmäßige Kontrolle beim Arzt!

Ihre Töchter und Enkeltöchter sind besonders in der Schwangerschaft gefährdet, Diabetes zu bekommen (Gestationsdiabetes). Es besteht die Gefahr einer Risikoschwangerschaft.

Was ist das metabolische Syndrom?

Übergewicht stellt bei ca. 70 Prozent einen wesentlichen Faktor für die verminderte oder fehlende Insulinempfindlichkeit dar. Die Kombination von Übergewicht, erhöhtem Blutdruck, erhöhter Harnsäure (= Gicht), erhöhten Blutfetten, das metabolische Syndrom, wird manchmal als Vorstufe von Typ-2b-Diabetes bezeichnet. Durch das metabolische Syndrom wird das Risiko für Herz-Kreislauf-Erkrankungen wesentlich erhöht.

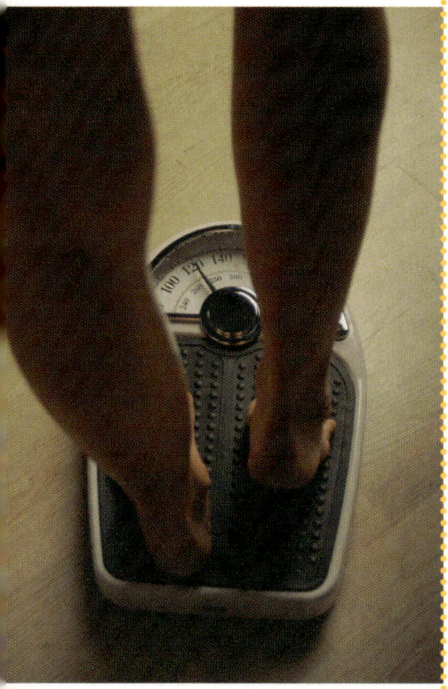

Übergewicht durch falsche Ernährung ist eine der Ursachen für den Typ-2-Diabetes.

Ursachen im Detail

- Übergewicht durch Fehlernährung
- Bewegungsmangel
- erhöhter Blutdruck durch Übergewicht, Stress, übermäßigen Genuss von Kaffee, Alkohol und Nikotin, zu salzhaltige Nahrung
- erhöhte Harnsäurewerte (Durch zu hohen Fleischkonsum lagert sich das Eiweiß-Abbauprodukt Harnsäure in den Gelenken ab. Die Folge sind Schmerzen in den betroffenen Gelenken = Gicht.)
- erhöhte Blutfette durch zu hohen Fettkonsum und zu wenig Ballaststoffe in der Nahrung

Diabetikerschulung

„Am Anfang dachte ich:
Das schaffe ich nie!
Aber Schritt für Schritt
wurde ich sicherer.“

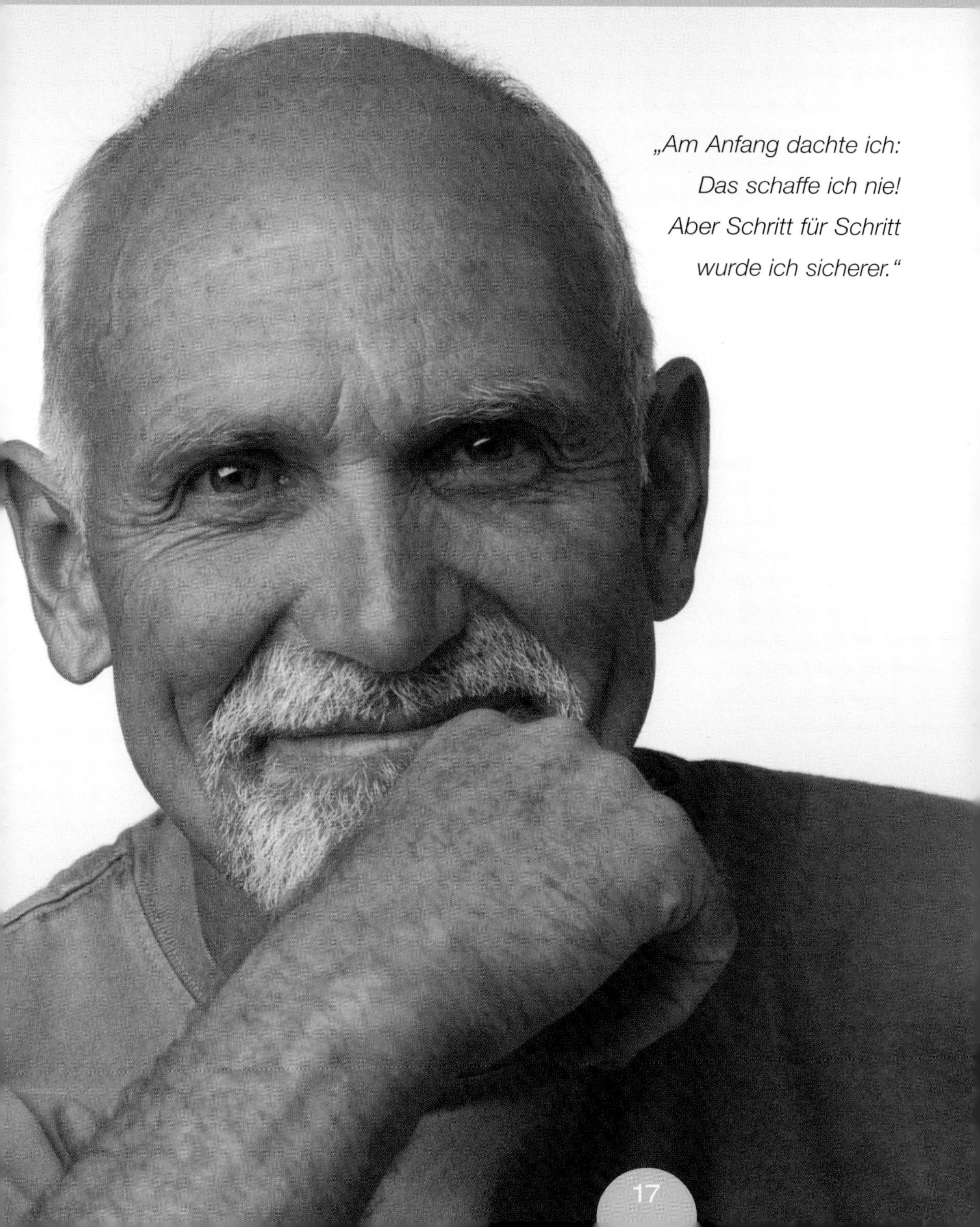

Nicht für die Schule – für das Leben lernen wir!“

Jeder Diabetiker hat ein Recht auf eine Diabetikerschulung!

Jeder Mensch mit Diabetes soll Antwort auf die Frage erhalten: „Wie kann ich mit dieser Veränderung gut leben?“ In der Diabetikerschulung bekommen Sie Antworten darauf.

In Italien beschlossen 1989 die Weltgesundheitsorganisation WHO und zahlreiche Vertreter der Gesundheitsbehörden Europas die „St. Vincent Deklaration“ (auch Österreich!). Ziel dieses Beschlusses soll die Reduktion der Schlaganfälle, Herzinfarkte, Amputationen, Erblindungen und Nierenversagen durch Diabetes sein. Deswegen ist eine der Hauptforderungen: Durchführung von Training/Schulung für Patienten und Angehörige!

Warum ist Schulung so wichtig?

„Am Anfang dachte ich: Das schaffe ich nie! Aber Schritt für Schritt wurde ich sicherer.“

Die St.-Vincent-Deklaration deutet es schon an: Diabetes ist nicht nur „a bisserl Zucker“, sondern wird mittlerweile als „die Epidemie“ des 21. Jahrhunderts bezeichnet. Man schätzt, dass es allein in Österreich über eine halbe Million Betroffene gibt, und die Zahl steigt weiter.

Die Diagnose betrifft immer mehr jüngere Menschen. Wird diese chronische Erkrankung nicht ernst genommen, kann das schwer wiegende Folgen haben. Zu viele Menschen leiden an den Spätschäden. Heilung ist derzeit zwar noch nicht möglich, aber eine gute Behandlung. Diese fordert Ihre aktive Mitarbeit.

Was können Sie lernen?

Schulung ist Teil der Behandlung.

Zuerst einmal treffen Sie in den Kursen Menschen, die ebenfalls erhöhte Blutzuckerwerte und somit ähnliche Fragen, Sorgen und Ängste haben. Gleichzeitig lernen Sie unterschiedliche Möglichkeiten kennen, damit umzugehen und sich im Alltag zurechtzufinden.

„Wie spritzt man Insulin? Gibt es dafür einfache Geräte? Kann ich noch zum geliebten Kegelabend gehen? Wie viel Insulin brauche ich für mein Stück Geburtstagstorte? Hat Butter oder Margarine mehr Kalorien? Warum soll ich immer Traubenzucker eingesteckt haben? Was ist ein HbA1c-Wert? Wieso untersucht mein Hausarzt meine Füße mit einer merkwürdigen Stimmgabel?“

Ziel für jeden Einzelnen muss es sein, die optimale, persönliche Therapie und einen akzeptablen Weg dorthin zu finden.

Wenn Sie die Zusammenhänge kennen und verstehen, ist es möglich, richtig zu handeln und sich entsprechend zu verhalten oder vorzubeugen. Somit ist die Schulung Teil der Behandlung!

Wer übernimmt die Verantwortung für Ihre Gesundheit?

Schulung soll auch helfen, eventuell notwendige Verhaltensänderungen zu erkennen, alte Gewohnheiten zu überdenken und neue Wege zu einem gesünderen Leben zu finden.

Gesundheit ist ein hohes Gut. Dieses gilt es zu erhalten. Die Verantwortung dafür kann Ihnen niemand abnehmen. Natürlich ist es beim Typ-2-Diabetes einfacher, nur eine Tablette zu schlucken, und schon bleibt oder wird man gesund. Aber gibt es diese Wunderpille? Sind ein täglicher Spaziergang und ein Apfel nicht viel gesünder?

All diese Fragen mit Ihnen gemeinsam zu durchdenken und in Einklang mit Ihrem Leben zu bringen ist die Aufgabe einer guten Diabetikerschulung. Das gibt Sicherheit, Zufriedenheit und Lebensqualität.

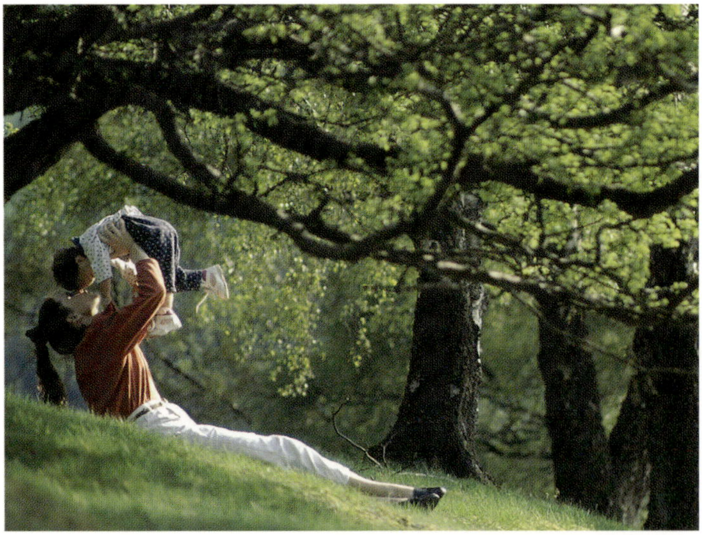

Essen & Trinken

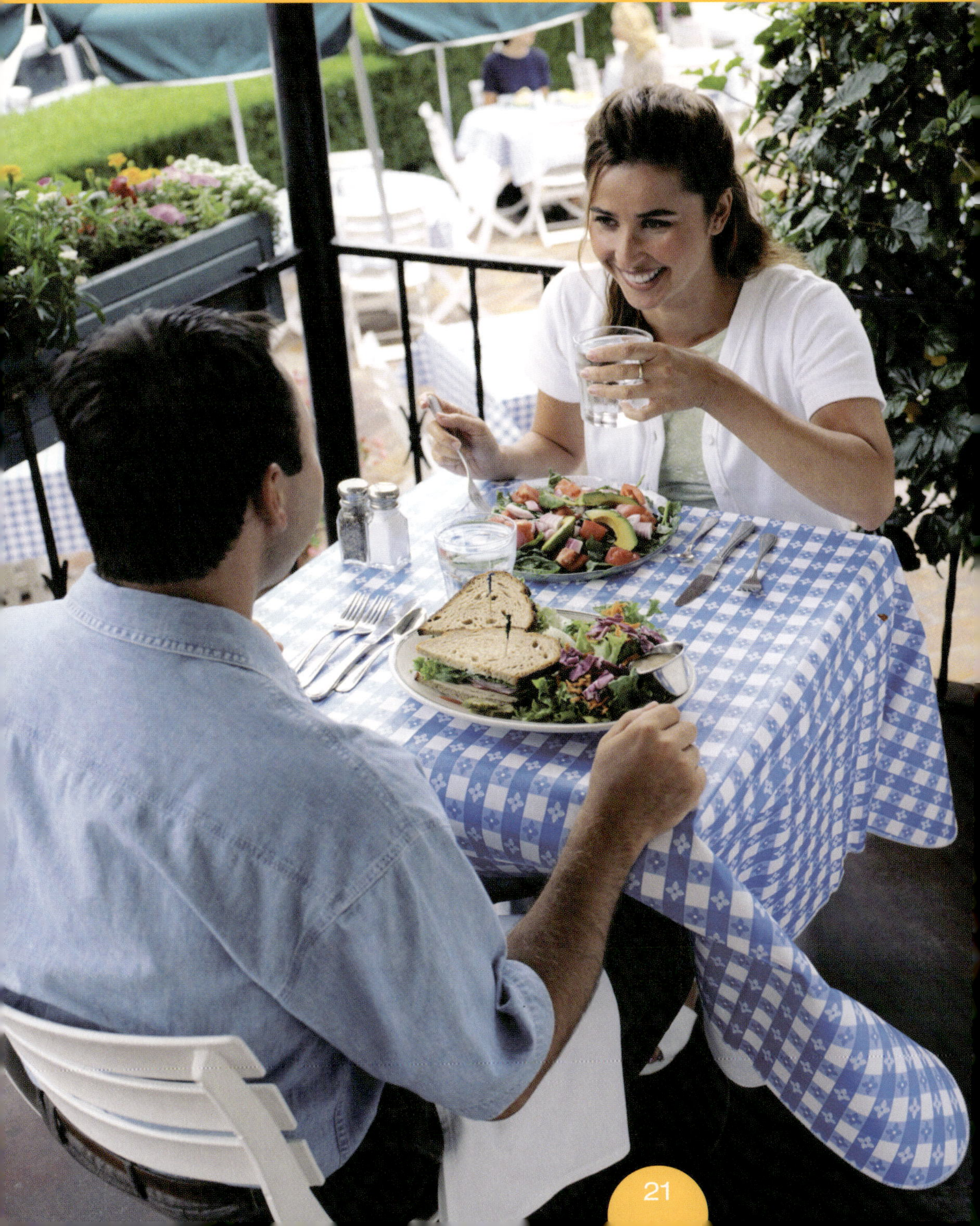

Essen & Trinken bei Diabetes

600.000 Österreicher leiden an Diabetes.

In Österreich leiden derzeit etwa 600.000 Menschen an Diabetes mellitus und somit ist die Erkrankung sehr ernst zu nehmen. Eine rechtzeitige Behandlung ist notwendig, um eventuell auftretende Folgeerkrankungen vermeiden zu können.

Gesunde Lebensführung und notwendige Medikamente schützen vor Folgeschäden!

Durch das Einhalten gewisser Richtlinien gerade auch auf dem Gebiet der Ernährung können Folgeerkrankungen und auch Spätschäden des Diabetes weitgehend verhindert werden.

Die optimale Ernährung des Diabetikers entspricht einer abwechslungsreichen, ausgewogenen Mischkost.

Ziel bei der Therapie ist es, Wohlbefinden, Genuss und Lebensqualität zu erreichen.

Der Schlüssel zum Erfolg liegt in der richtigen Auswahl der Nahrungsmittel, der regelmäßigen Bewegung und, wenn notwendig, der Einnahme der entsprechenden Medikamente bzw. von Insulin.

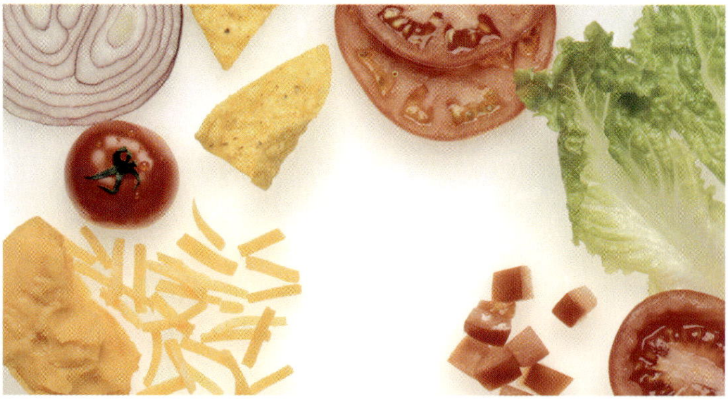

Die richtige Ernährung bei Diabetes mellitus

Ziel jedes Diabetikers soll das Erreichen des Normalgewichtes sein.

Bei vorhandenem Übergewicht empfiehlt es sich abzunehmen.

Zur Beurteilung des Körpergewichts dient der Body Mass Index (BMI), den man folgendermaßen berechnet:

$$\text{BMI} = \frac{\text{Körpergewicht in kg}}{(\text{Körpergröße in m})^2}$$

Bei einem Körpergewicht von 70 kg und einer Körpergröße von 1,72 m errechnet sich der BMI: 70 : (1,72 x 1,72) = 23,7

Der wünschenswerte Bereich für den BMI liegt zwischen 18,5 und 25.

Wenn der BMI einen Wert von 30 überschreitet, sollte dringend mit einer Gewichtsreduktion begonnen werden.

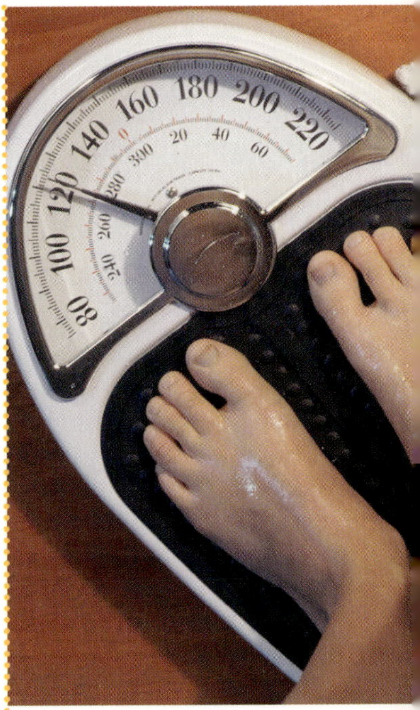

Kohlenhydrate, Fett und Eiweiß

Die Nahrungsmittel, die wir täglich zu uns nehmen, bestehen aus den drei Grundnährstoffen Eiweiß (EW), Fett (F) und Kohlenhydrate (KH). Sie versorgen unseren Körper mit der notwendigen Energie (kcal).

Kohlenhydrate

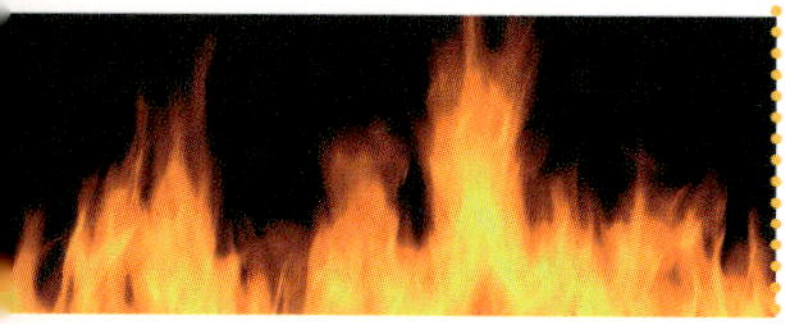

50 % Kohlenhydrate pro Tag ergeben die richtige Menge an „Brennstoff" für den Körper.

1 g Kohlenhydrat liefert dem Körper 4 kcal.

50 Prozent der täglich konsumierten Lebensmittel sollen in Form von Kohlenhydraten gegessen werden. Sie sind enthalten in

- Honig, Marmelade, Limonaden, Zucker
- Obst und Obstsäften
- Brot, Gebäck, Getreideprodukten, Teigwaren, Reis, Knödeln etc.
- Kartoffeln, Gemüse und Salaten
- Hülsenfrüchten
- Milch und Milchprodukten
- zuckerhältigen Speisen und Getränken

Kohlenhydrate sind aus vielen verschiedenen Zuckermolekülen aufgebaut, die je nach Art, Komplexibilität und Länge unterschiedlich schnell ins Blut übergehen.

Abhängig vom Ballaststoffgehalt der Nahrungsmittel steigt der Blutzucker unterschiedlich rasch und unterschiedlich hoch an.

Blutzucker beeinflussende Faktoren

- Art der Kohlenhydrate
- Zusammensetzung der einzelnen Lebensmittel
- Verarbeitungsgrad
- Flüssigkeitszufuhr

Einteilung der Kohlenhydrate

Monosaccharide oder Einfachzucker sind

- Traubenzucker
- Fruchtzucker
- Schleimzucker

Sie haben einen sehr raschen Blutzuckeranstieg zur Folge. Abhängig vom Ballaststoffgehalt des Lebensmittels steigt der Blutzucker unterschiedlich an. Beispiel: Obst enthält Fruchtzucker – durch den hohen Ballaststoffgehalt im Obst wird dieser verzögert freigesetzt.

Achtung! Obstsorten wie Weintrauben, Zwetschken, Kirschen und Weichseln enthalten größere Mengen an Traubenzucker und lassen im Vergleich zu anderen Obstsorten den Blutzucker rascher ansteigen. Im Dörrobst ist der Zucker sehr konzentriert enthalten – schon bei kleinsten Mengen steigt der Blutzucker an.

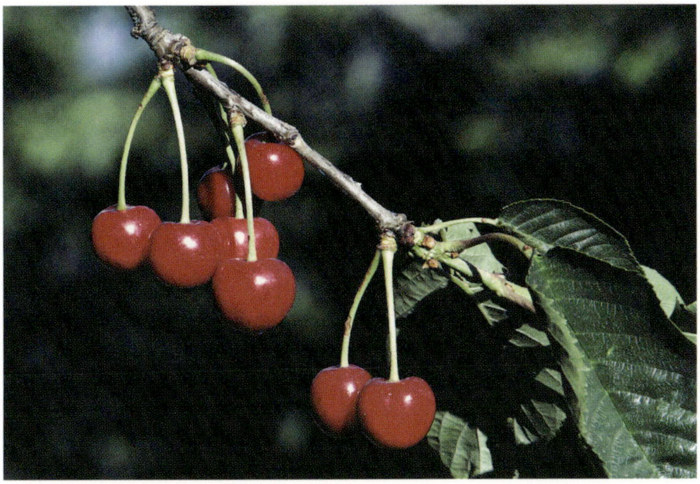

Weichseln und Kirschen enthalten größere Mengen an Traubenzucker und lassen den Blutzucker rasch ansteigen.

Disaccharide oder Zweifachzucker sind

- ○ Haushaltszucker, Honig
- ○ Malzzucker
- ○ Milchzucker

Sie werden ebenfalls sehr rasch resorbiert und sollten daher nur selten und in „verpackter" Form verwendet werden.

> **Exkurs**
>
> Bei Hypoglykämien ist es lebensnotwendig, rasch resorbierbare Kohlenhydrate zuzuführen! Geeignet zur Behandlung von Hypos:
>
> - ○ Traubenzucker
> - ○ Apfelsaft
> - ○ Limonaden

Polysaccharide oder Vielfachzucker sind

- ○ Stärke (Getreide, Kartoffeln, Reis, Hülsenfrüchte ...)
- ○ Ballaststoffe
- ○ Glykogen

Lebensmittel mit einem hohen Ballaststoffgehalt lassen den Blutzucker nur sehr langsam und gleichmäßig ansteigen.

Ballaststoffe

Ballaststoffe sind unverdauliche Nahrungsbestandteile. Je mehr Ballaststoffe in einem Lebensmittel enthalten sind, umso langsamer wird es verdaut, umso langsamer steigt der Blutzucker an und umso höher ist der Sättigungswert.

Ein weiterer Vorteil von Ballaststoffen ist die cholesterinsenkende Wirkung.

Ballaststoffe senken Ihren Cholesterinwert auf natürliche Weise.

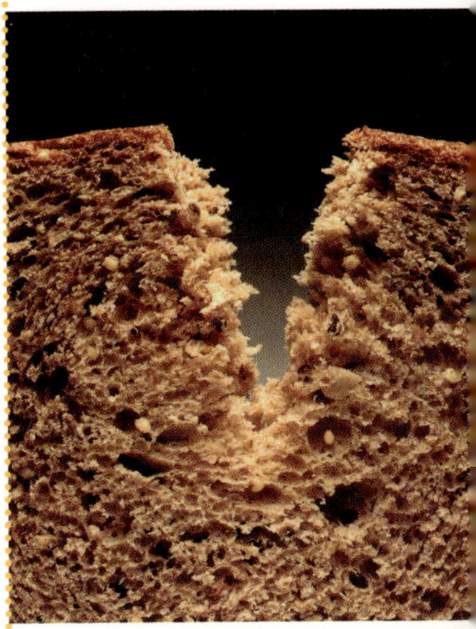

Ballaststoffe sind enthalten in

- Vollkornprodukten
- Gemüse
- Obst
- Hülsenfrüchten
- Kartoffeln

Der tägliche Ballaststoffbedarf liegt bei mindestens 30–40 g.

Während es für nicht insulinpflichtige Diabetiker vollkommen ausreichend ist, täglich die richtigen Kohlenhydrate auf 5 bis 6 Mahlzeiten aufgeteilt zu essen, muss der insulinpflichtige Diabetiker kohlenhydratreiche Lebensmittel in Broteinheiten (BE) berechnen.

Was sind Broteinheiten und wie berechnet man sie?

Broteinheiten (BE) geben an, wie viel Gramm Kohlenhydrate in einem Lebensmittel enthalten sind.

1 BE = 10–12 g KH

Die Menge der BE, die ein Diabetiker pro Tag essen darf, ist vom täglichen Kalorienbedarf abhängig! Ausgehend vom täglichen Gesamtkalorienbedarf wird die Broteinheiten-Menge ermittelt. Diese werden dann, abhängig vom persönlichen Blutzuckerverhalten, gleichmäßig auf den Tag verteilt.

Kohlenhydrat-Austauschtabellen geben Auskunft über den Kohlenhydratgehalt von Lebensmitteln.

100 g Äpfel entsprechen 1 Broteinheit.

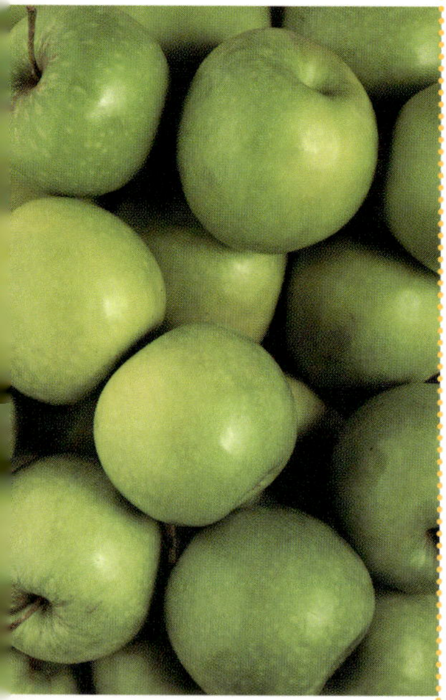

Beispiele

25 g Mischbrot	= 1 BE
30 g Vollkornbrot	= 1 BE
70 g Kartoffeln	= 1 BE
1/4 l Vollmilch	= 1 BE
100 g Apfel	= 1 BE

Insulinpflichtige Diabetiker müssen folgende Lebensmittel in BE berechnen:

- Getreide und Getreideprodukte (Brot, Gebäck, Getreideflocken, Mehle ...)
- Beilagen (Reis, Teigwaren, Kartoffeln, Knödel, Nockerln ...)

- Obst, Obsterzeugnisse (Kompotte)
- Obst- und Gemüsesäfte
- flüssige Milchprodukte wie Milch, Joghurt ...
- Zuckermais
- Zucker (in „versteckter“ Form)
- Zuckeraustauschstoffe (nicht empfehlenswert!)
- Diabetikersüßigkeiten laut Etikette

Achtung!
Diabetikersüßigkeiten haben meist einen hohen Energie- und Fettgehalt.

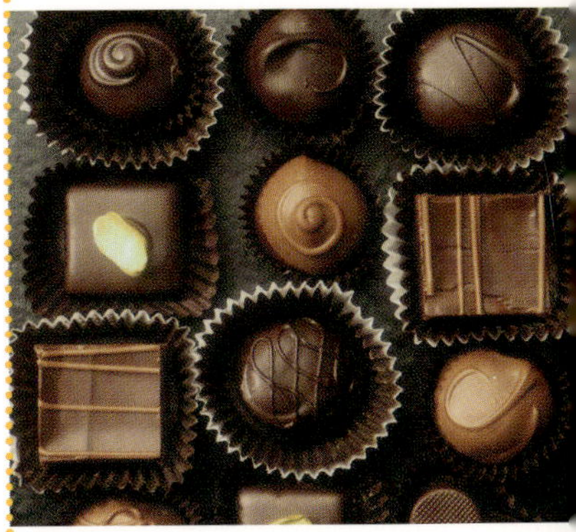

Diabetikersüßigkeiten haben meist einen hohen Energie- und Fettgehalt.

Nicht zu berechnen sind:

- Gemüse und Salate
- Hülsenfrüchte
- Pilze
- Nüsse
- Fisch
- Fleisch, Wurst (Vorsicht: auf den Fettgehalt achten!)
- Käse & Topfen
- Eier
- Butter, Margarine, Öle (trotzdem sparsam verwenden!)
- Süßstoffe

Für Lebensmittel, die nicht in der KH-Austauschtabelle enthalten sind, wie z. B. Fertigprodukte, lassen sich die Broteinheiten berechnen. Auf fast allen Lebensmittelverpackungen finden sich Angaben zu den Inhaltstoffen und Nährstoffen.

Zum Beispiel fertiges Trockenmüsli

100 g enthalten: 300 kcal
10 g EW
60 g KH
8 g F

So ermitteln Sie die BE-Menge!

Ermittlung der BE-Menge

100 g =

60 g KH : 12 (weil 1 BE = 10–12 g KH) = 5 BE
100 g : 5 BE = 20 g (= 1 BE)

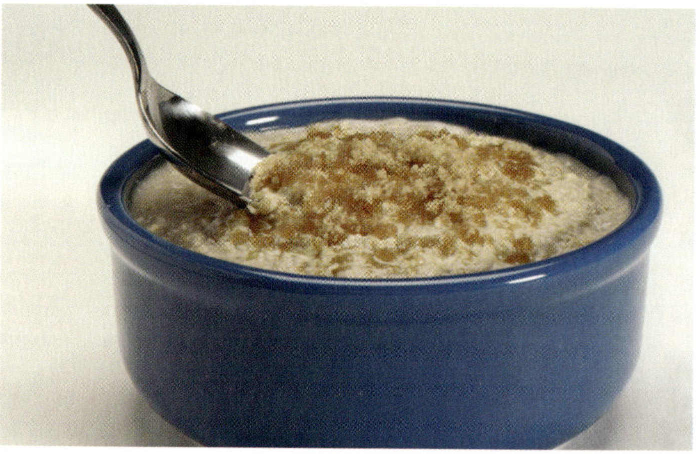

Fett macht fett

Bei Fett auf die Menge und Qualität achten! Fett enthält doppelt so viele Kilokalorien (kcal) wie Kohlenhydrate oder Eiweiß (1 g Fett enthält 9 kcal). Es ist sichtbar enthalten in Öl, Butter, Margarine, Schmalz oder Kokosfett und in versteckter Form in Fleisch, Wurst, Käse, Milch und Milchprodukten, Nüssen, Sauerrahm, Schlagobers, Oliven und dergleichen.

Um einer Gewichtszunahme vorbeugen zu können oder eine Gewichtsreduktion zu erzielen, ist es von großer Wichtigkeit, bei der Verwendung von Fetten auf die Menge zu achten.

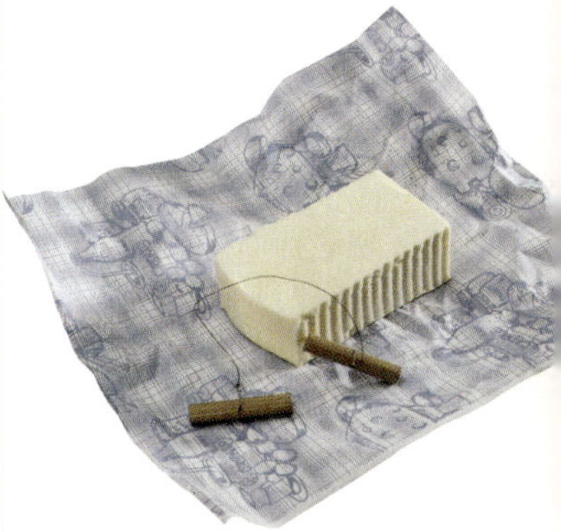

Achten Sie bei der Verwendung von Fetten unbedingt auf die Menge.

Die Qualität der Fette

Gesättigte Fettsäuren

sind vor allem in tierischen Fetten enthalten sowie im Kokosfett. Sie erhöhen die Blutfettwerte (Cholesterin) und steigern das Atheroskleroserisiko (Gefäßverkalkung).

Ungesättigte Fettsäuren

sind vorwiegend in pflanzlichen Fetten enthalten sowie in Fischfett. Sie wirken sich günstig auf die Blutfette aus und besitzen eine sehr gute Fettqualität, da sie Linolsäure enthalten.

Einfach ungesättigte Fettsäuren

sind enthalten in Olivenöl, Erdnussöl, Rapsöl und in kleinen Mengen im Schmalz.

Sie verhindern die Entstehung von Atherosklerose und steigern geringfügig das „gute“ Cholesterin (HDL).

Mehrfach ungesättigte Fettsäuren

sind enthalten in Distelöl, Sonnenblumenöl, Maiskeimöl, Kürbiskernöl ... Sie sind reich an Linolsäure.

Sparsam bei der Verwendung von Fett

	Normalgewicht	Übergewicht
Gesamtfettmenge	60–80 g	50 g
Streichfett	15–20 g (1–2 TL)	Verzichten!
Kochfett	15–20 g (1–2 EL)	10–15 g (max. 2 EL)
Verstecktes Fett	30–40 g	30–40 g

Die oben dargestellte Tabelle gibt Auskunft über den täglichen Fettbedarf einer Person. Die Gesamtfettmenge richtet sich nach dem tatsächlichen Kalorienbedarf und kann sich demnach geringfügig ändern.

Bevorzugen Sie magere Produkte.

Um das versteckte Fett und somit die gesättigten Fettsäuren möglichst gering zu halten, ist es wichtig, auf magere Produkte zurückzugreifen.

Das bedeutet:

- mageres Fleisch (egal von welchem Tier: Filet, Schlegel, Huhn ohne Haut ...)
- magere Wurst (Krakauer, Putenextra, Schinken, Kalbspariser, Putenfrankfurter ...)
- magerer Fisch (Heilbutt, Dorsch, Hecht, Scholle, Barsch, Zander, Renke, Forelle)
- magerer Käse (bis 35 % F. i. T.)
- magere Milchprodukte (Buttermilch, Joghurt [1 %], Magermilch)
- wenig Süßigkeiten, wenig Eidotter (max. 2–3/Woche)

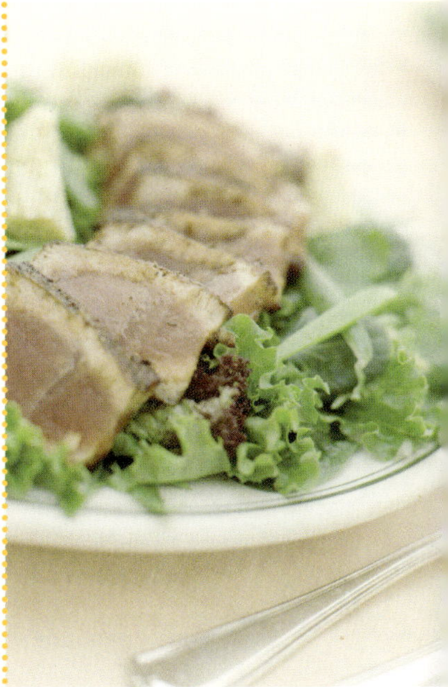

Fettreiche Produkte sind nicht verboten, sollten aber selten verzehrt werden.

Praktische Tipps zum Fett-Einsparen

- fettarme Lebensmittel bevorzugen
- nur 2–3-mal pro Woche Fleisch oder Wurst essen (Portionsgröße ca. 100–120 g)
- Brot dick und Auflage dünn (im Belag befindet sich meist das versteckte Fett!)
- 1–2-mal pro Woche Fisch essen
- fettarme Zubereitungsmethoden auswählen (dünsten, kochen, grillen, in wenig Pflanzenöl anbraten), selten panieren oder in Fett ausbacken
- viele Ballaststoffe essen
- selten Alkohol trinken (kann die Blutfette negativ beeinflussen)

Fettgehalt verschiedener Lebensmittel

ungünstig:	**Fett in g**
1/4 l Joghurt 3,6 %	9 g
100 g Salami	43 g
1 Paar Frankfurter	24 g
100 g Gervais 65 % F. i. T	25 g
125 g Brathuhn mit Haut	23 g
1 Croissant	12 g
1 Stk. Schwarzwälder Kirschtorte	24 g
100 g Blätterteig	25 g

günstig:	**Fett in g**
1/4 l Joghurt 1 %	2,5 g
100 g Krakauer	6 g
1 Paar Putenfrankfurter	11 g
100 g Topfen 10 % F. i. T.	2,4 g
125 g Hühnerbrust ohne Haut	1,2 g
1 Kornspitz	5 g
1 Stk. Biskuit-Obsttorte	3 g
100 g Strudelteig	5 g

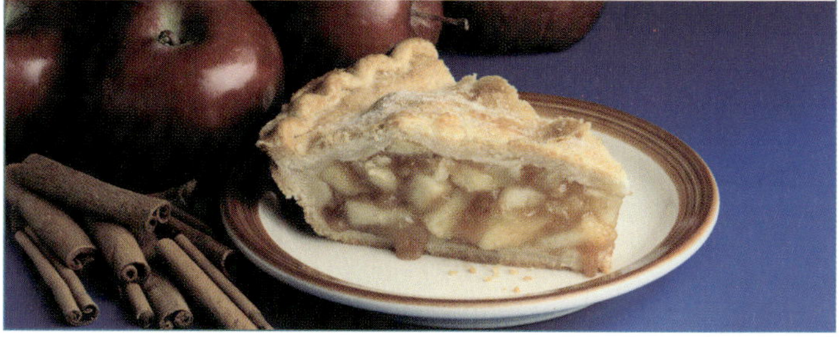

Eiweiß

Eiweiß wird für den Aufbau unseres Körpers (Muskeln), für das Immunsystem etc. benötigt. Beim Eiweiß unterscheidet man tierisches und pflanzliches Eiweiß. Das tierische Eiweiß in Fleisch, Fisch, Wurst, Käse, Milch, Eiern und Milchprodukten ist besonders hochwertig – es reichen geringe Mengen, um den täglichen Bedarf zu decken. Pflanzliches Eiweiß in Gemüse, Getreide und Getreideprodukten, Hülsenfrüchten, Nüssen und Kartoffeln soll hingegen häufiger gegessen werden.

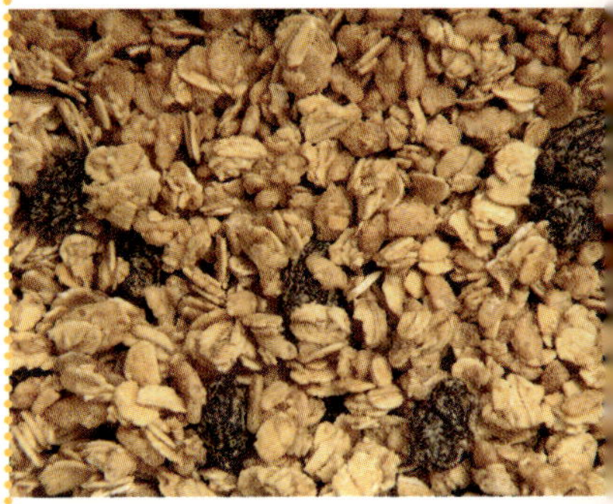

Essen Sie mehr pflanzliche statt tierische Eiweiße.

Flüssigkeit, Getränke und Alkohol

Täglich sollen ca. 1,5 bis 2 Liter Flüssigkeit getrunken werden, um den Flüssigkeitshaushalt im Körper im Gleichgewicht zu halten.

Verbraucht der Körper mehr Flüssigkeit (starkes Schwitzen, Fieber, Durchfall, Erbrechen), muss dementsprechend auch mehr getrunken werden, um einer Austrocknung des Körpers vorzubeugen.

Viele Getränke haben einen hohen Gehalt an Kilokalorien, der sehr oft unterschätzt wird, und sind aus diesem Grund zum Durstlöschen eher ungeeignet.

Bei Getränken mit einem hohen Anteil an Zucker wie z. B. Bier, Fruchtsäfte und Gemüsesäfte, müssen außerdem die Kohlenhydrate/BE berücksichtigt werden.

Geeignete Getränke für Diabetiker sind

- Kaffee (nicht mehr als 3 Tassen/Tag)
- ungesüßter Tee
- Mineralwasser, Leitungswasser
- Light-Limonaden
- selbst gemachter Eistee mit Süßstoff

Ungeeignete Getränke sind

- Sirup, Limonaden
- Fruchtsäfte, Gemüsesäfte
- Eistee
- Instantgetränke
- Energy-Drinks
- Milch- oder Molkegetränke
- „Wellness"-Getränke (Mineralwässer mit Geschmacksstoffen und Zuckerzusatz)

***Achtung!** Alkohol nie in großen Mengen und nie auf leeren Magen trinken!*

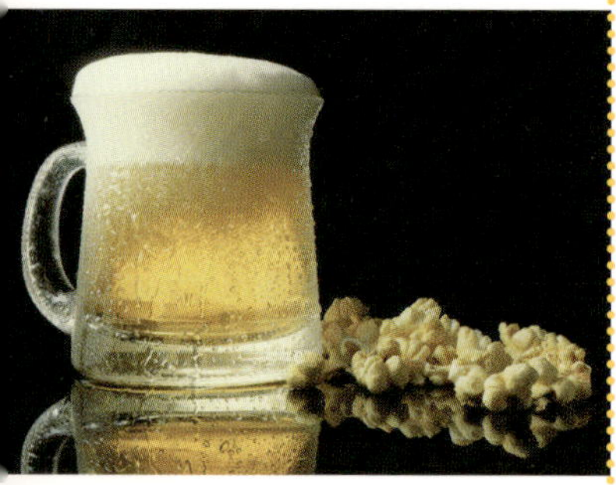

Alkohol

Alkohol hat die Eigenschaft, den Blutzucker kurzfristig zu senken, um ihn dann wieder ansteigen zu lassen. Werden große Mengen Alkohol getrunken, besteht weiters die Gefahr einer Unterzuckerung.

Alkohol ist kontraindiziert bei erhöhten Triglyceriden, erhöhten Leberwerten, hohem Blutdruck, erhöhter Harnsäure, bei der Einnahme bestimmter Medikamente und einer Entzündung der Bauchspeicheldrüse.

Light-, Diät- und Diabetikerprodukte

Viele Lebensmittel werden als Light- oder Diätprodukte bezeichnet, was aber nicht immer „light" im Sinne von kalorienreduziert bedeutet. Light- oder Diät-Produkte können kalorienreduziert, fettreduziert, zuckerreduziert, salzreduziert, linolsäurereich, ballaststoffreich, kohlensäurearm, koffeinarm oder nikotinarm sein. Aus der Palette der „Light-, Diät- und Diabetikerprodukte" sind folgende als günstig zu beurteilen:

- Light-Getränke
- Diät-Milchprodukte
- Minarinen
- fettreduzierte Wurst
- Süßstoffe

Alle anderen Light-, Diät- oder Diabetiker-Produkte sind immer kritisch zu betrachten, weil sie meist einen sehr hohen Fettgehalt aufweisen und keinesfalls zuckerfrei sind (z. B. Diabetikerschokolade, Diabetikereis, Diabetikerhonig, Diabetikerwaffeln ...).

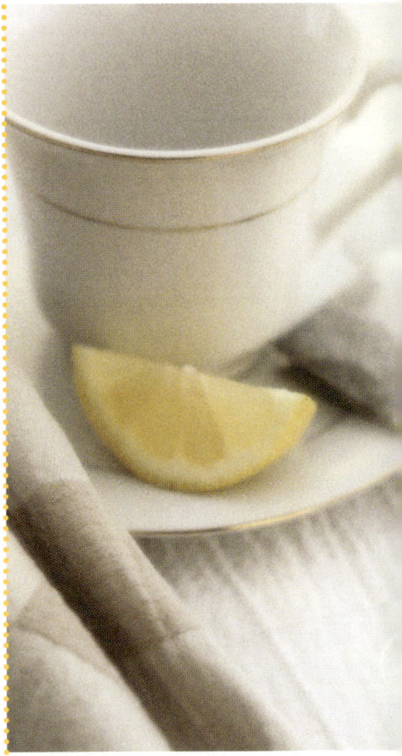

Trinken Sie viel ungesüßten Tee, vermeiden Sie jedoch eher so genannte „Wellness"-Getränke.

Zuckerersatzstoffe (Süßstoffe)

Diabetiker sollen zum Süßen von Getränken keinen Zucker verwenden, sondern, wenn notwendig, auf Süßstoffe ausweichen. Diese beeinflussen den Blutzucker nicht und sind noch dazu kalorienfrei.

z. B. Kandisin, Süßli, Hermesetas, Natreen, Schneekoppe, Canderel, Assugrin gold, Candisin royal ...

Zuckeraustauschstoffe-Polyalkohole

Dazu zählen Sorbit, Xylit, Mannit, Maltit, Isomalt und Fruktose.

Sie sind vor allem in Diabetikerprodukten enthalten und können Blähungen und Durchfall verursachen. Zuckeraustauschstoffe sind nicht kalorienfrei und lassen den Blutzucker ansteigen.

Zusammenfassung

Die wichtigsten Informationen zum Nachlesen:

- Verwenden Sie ballaststoff- und kohlenhydratreiche Lebensmittel zum Satt-Essen.
- Bringen Sie Farbe auf den Teller – fünfmal am Tag Obst und Gemüse!
- Achten Sie bei Fett auf die Menge und die Qualität.
- Kleine Mengen Zucker sind nicht mehr tabu.
- Beachten Sie Diabetikerprodukte kritisch
- Achten Sie auf ausreichende Flüssigkeitszufuhr.
- Essen Sie fünf bis sechs kleine Mahlzeiten pro Tag, um den Blutzucker konstant zu halten.
- Halten Sie einen Essrhythmus ein.
- Statt den Aufzug zu verwenden lieber Treppen steigen, denn durch Bewegung wird der Blutzucker gesenkt. Ab einem Blutzucker von 250 keinen Sport mehr betreiben, da genau das Gegenteil erreicht wird.

Treppensteigen statt Aufzug fahren!

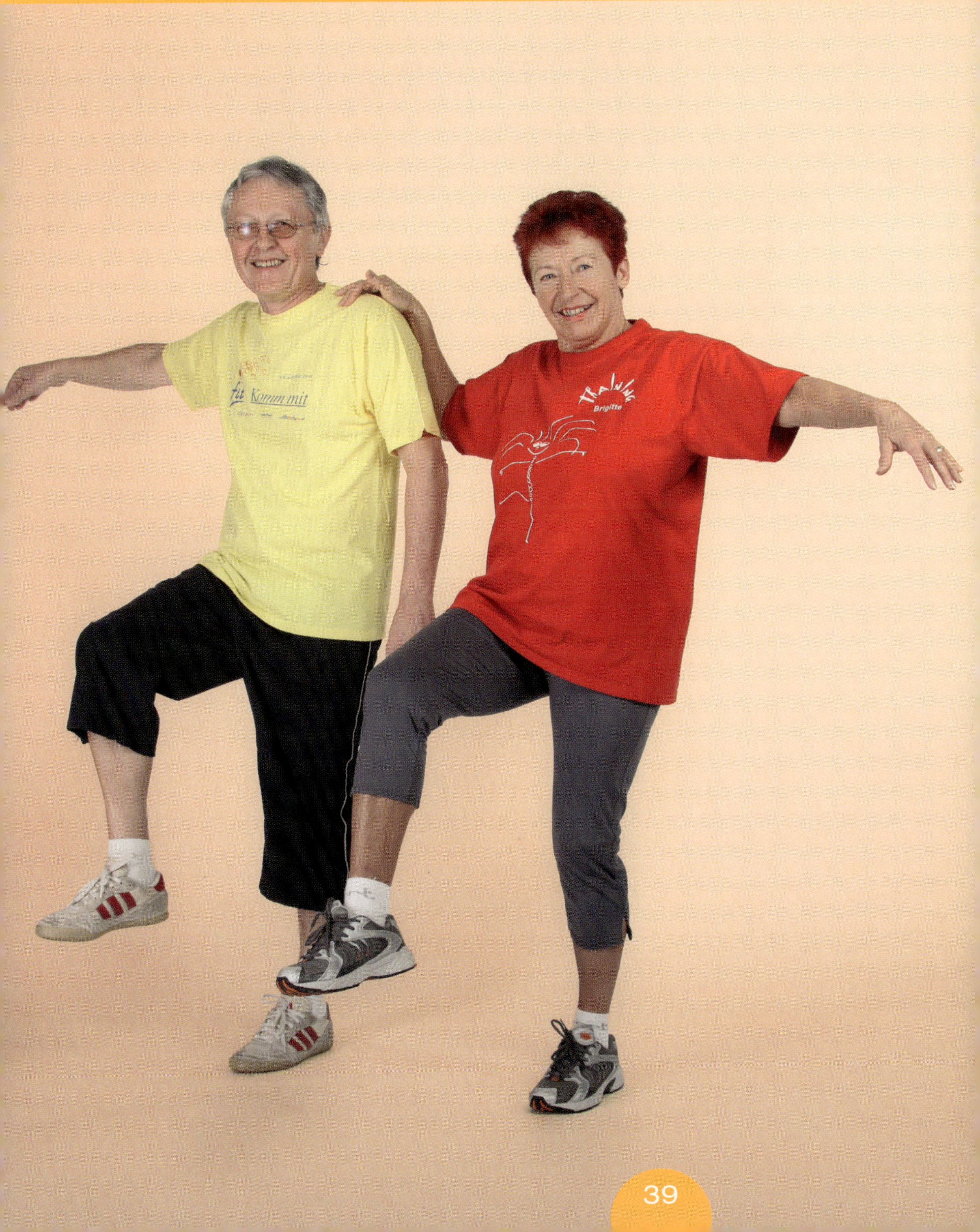
fit Komm mit
Brigitte

Bewegungsmangel als Krankheitserreger

Bewegungstraining ist Therapie und Prävention.

Die Abnahme der Muskelmasse und bauchbetontes Übergewicht gehen oft Hand in Hand mit der Entwicklung des Typ-2-Diabetes bzw. des metabolischen Syndroms. Adipositas und Muskelschwund sind Ausdruck eines über Jahre andauernden Bewegungsmangels. Die weiteren Auswirkungen fehlender Bewegungsreize werden erst nach und nach sichtbar und sind aber dann – wie beim Typ-2-Diabetes – meist ernste gesundheitliche Störungen. Eine ursächliche Therapie und Prävention ist daher Bewegungstraining. Die wissenschaftlichen Belege dafür wurden gerade in den letzten Jahren ausreichend geliefert, sodass die große Bedeutung eines bewegungsfreundlichen Lebensstiles für jeden Diabetiker nicht mehr anzuzweifeln ist. Die Prävention muss daher bereits im Kindesalter mit der täglichen Bewegungsstunde beginnen. Forschungsergebnisse weisen nach, dass Bewegung alleine die Neuerkrankungsrate an Typ-2-Diabetes reduziert.

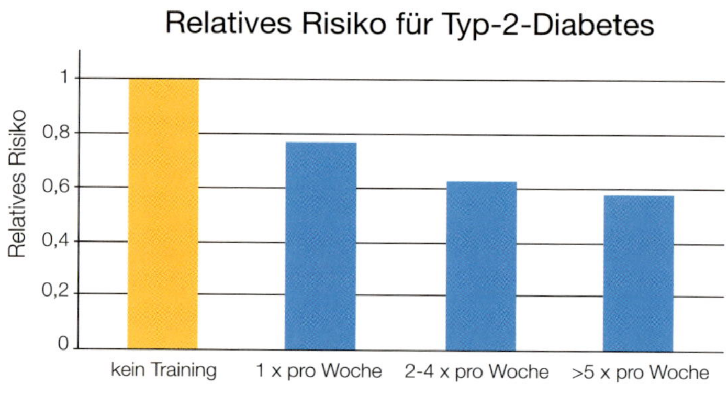

Dass „Bewegungsmangel“ der wirklich entscheidende Grund für Übergewicht ist, zeigen Ernährungsstudien. In den letzten 25 Jahren blieb die Pro-Kopf-Zufuhr an Kalorien konstant oder nahm sogar ab, während starkes Übergewicht in der Bevölkerung anstieg. Diese Zunahme der Adipositas ging gesichert mit dem Anstieg des Bewegungsmangels einher.

Ebenso lässt sich ein Zusammenhang der Adipositas mit dem Ausmaß des Fernsehkonsums sowohl bei Kindern als auch bei Erwachsenen nachweisen.

Kurios, aber nicht unlogisch: Typ-2-Diabetes geht in manchen „Entwicklungsländern“ Hand in Hand mit der Zunahme des Automobilverkehrs. Dort fährt man immer weniger mit dem Rad oder geht weniger zu Fuß, da man sich das Auto leisten kann.

Ein weiteres beeindruckendes Beispiel bieten die in Mexiko und den USA lebenden Pima-Indianer. Die amerikanischen Stammesbrüder nehmen täglich durchschnitttlich 500 Kalorien mehr zu sich als die mexikanischen Stammesgenossen und bewegen sich viel weniger. Sie sind dadurch auch um 26 Kilogramm schwerer. Der Body Mass Index der mexikanischen Indianer liegt bei 25, jener der amerikanischen bei 33. Die Folge: Jeder zweite (!) von ihnen ist zuckerkrank. Obwohl die Veranlagung zumindest zu 50 % mitentscheidet, ob Diabetes-Typ-2 auftritt, ist sie nicht wichtiger als ausreichende Bewegung und richtige Ernährung. Gegenüber schlanken Personen haben stark Übergewichtige ein um den Faktor 20 erhöhtes Risiko für Typ-2-Diabetes.

Pima-Indianer in Mexiko und in den USA mit Diabetes.

So entsteht Typ-2-Diabetes

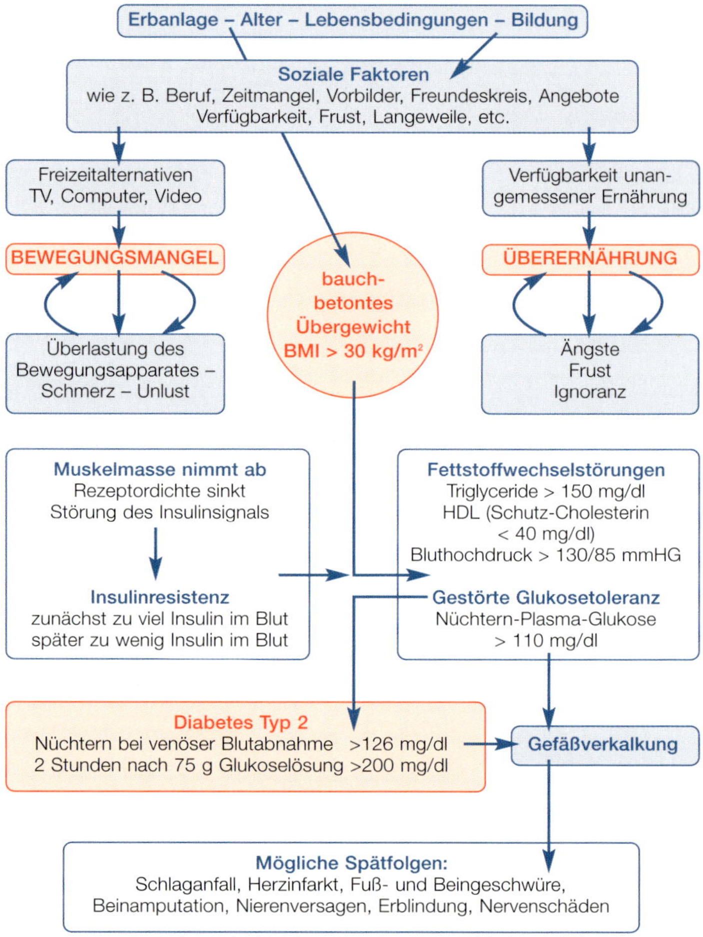

Auch der Typ-1-Diabetiker zieht enormen Nutzen aus körperlicher Aktivität, denn die Trainingswirkungen beziehen sich auf sämtliche Systeme des Organismus. Besonders der gefäßschützende Effekt ist von lebensentscheidender Bedeutung.

Aktive Vorbilder

„Für mich sind diese Trainingseinheiten wie Streicheleinheiten. Ich fühle mich danach leichter und der Zucker geht auch runter. Die Trainingstage kann ich in meinen Aufzeichnungen über die Medikamenteneinnahme ablesen. Ich bleibe dabei, denn mit 51 hatte ich einen Herzinfarkt. Das genügt."

„Meine Zuckerwerte vor und nach dem Training sprechen eine eindeutige Sprache." So formulieren aktive Diabetiker ihre Begeisterung über die Trainingswirkungen, wenn sie richtig trainieren.

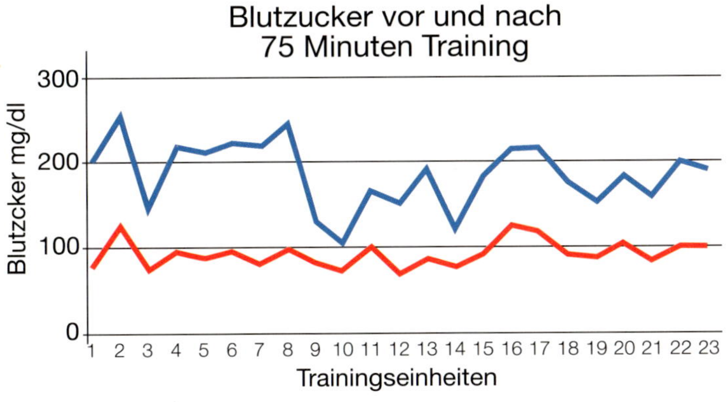

Ein 82-jähriger Mann, seit mehr als 30 Jahren Diabetiker und 20 Jahre Teilnehmer an Diabetikerschulungen, geht zweimal die Woche zum Training. Früher musste er alle drei Monate ins Spital zur Kontrolle, jetzt reicht einmal pro Jahr. Sein Geheimnis: „Viele Pensionisten haben keine Zeit fürs Training. Ich nehme sie mir. Alles andere wird danach eingeteilt."

Zeit nehmen, Zeit haben. Wer keine Zeit hat, wird sie im Krankenhaus haben müssen. Gesundheit braucht Zeit.

„Glauben Sie, dass ich wirklich nur wegen meines Zuckers komme? Ich brauche jemanden zum Reden. Zu Hause fällt mir die Decke auf den Kopf. Wenn ich bei den Zuckermessungen beim Training sehe, wie der Wert runtergeht, und ich anschließend das Essen genießen darf, dann schwebe ich wie auf Wolken.

So vielseitig hilft Bewegung

Gäbe es Bewegung nicht, man müsste sie erfinden!

Gäbe es Bewegung nicht, man müsste sie erfinden. Müsste man sie erfinden, wäre sie unbezahlbar. So vielfältig sind ihre positiven körperlichen, seelischen und sozialen Wirkungen. Bewegung wirkt vielseitiger auf die Gesundheit als jedes andere Medikament. Gesundheitliche Risikofaktoren werden abgebaut und gleichzeitig Schutzfaktoren aufgebaut. Für den Diabetiker wichtig: Bewegung erhöht die Insulinsensibilität und spart Insulin.

Die hier aufgelisteten Trainingswirkungen sollen den Nutzen und Sinn körperlicher Aktivität Punkt für Punkt vor Augen führen. Später widmen wir uns der Aufgabe, wie wir den ersten Schritt sowie weitere tatsächlich unternehmen.

Herz-Kreislauf

- Die Herzfrequenz in Ruhe und bei Belastung sinkt.
- Die Leistungsfähigkeit des Herz-Kreislauf-Systems steigt.
- Der Sauerstoffverbrauch des Herzmuskels sinkt.
- verbesserte Blutgefäßversorgung des Herzmuskels

- Erhöhter Blutdruck sinkt.
- Ernsthafte Rhythmusstörungen nehmen ab.
- Die Fließeigenschaften des Blutes werden günstiger.
- Die Anzahl der kleinen Blutgefäße steigt (Kapillardichte).
- gesteigerte Gehirndurchblutung
- verbesserte arterielle und venöse Durchblutung
- Die arteriosklerotischen Prozesse werden verzögert oder sogar rückgebildet.
- geringere Herz-Kreislauf-Erkrankungs- und Sterblichkeitsrate um 30–40%
- Therapie mit Ausdauertraining reduziert das Wiedererkrankungs- und Komplikationsrisiko deutlicher als High-Tech-Versorgung ohne Ausdauertraining und ist gleichzeitig um bis zu 40 % kostengünstiger.

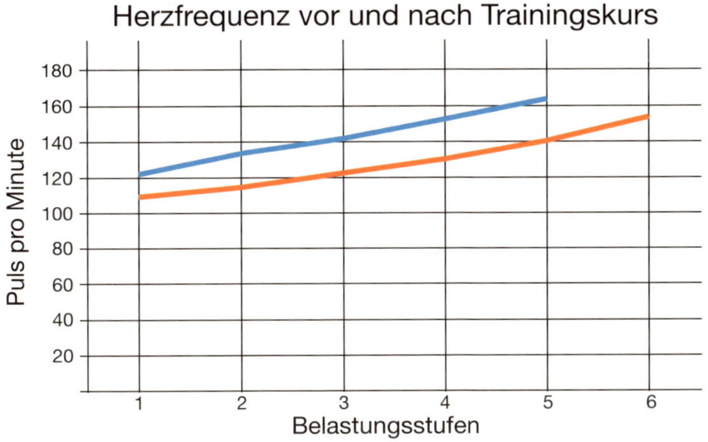

Das trainierte Herz schlägt pro Jahr über 10 Millionen Schläge weniger oft als das untrainierte Herz.

Atmung

- Das Lungenvolumen steigt.
- erhöhte maximale Sauerstoffaufnahme
- verbesserte Sauerstoffversorgung bei reduzierter Atmungsarbeit
- Das Risiko für Erkältungskrankheiten sinkt.

Stoffwechsel

- Erhöhte Triglyceride sinken.
- Das „böse“ LDL-Cholesterin sinkt.
- Das „gute“ HDL-Cholesterin steigt.
- erhöhter Energieverbrauch in Ruhe
- verbesserte Fettverbrennung
- Die Appetit- und Gewichtsregulation wird unterstützt (Fettabbau).
- gesteigerte Insulinempfindlichkeit, verbesserte Insulinwirkung,
- geringere Insulinausschüttung
- verminderter Insulinbedarf
- verbesserte Glukosetoleranz
- Der Langzeitzuckerwert (HbA1c) sinkt um durchschnittlich 10–20 %.
- verbesserter Ausscheidungsstoffwechsel (Kochsalz)
- Erhöhte Harnsäure sinkt.

Wie eindrucksvoll dreimal 45 Minuten Ausdauertraining pro Woche auf Typ-2-Diabetiker mit einem BMI > 30 innerhalb von zwei Monaten wirken kann, belegen folgende Zahlen:

- Abnahme des HbA1c von 8,5 auf 6,2
- Zunahme der Insulinempfindlichkeit um 46 %
- Abnahme des Bauchfetts um 48 %.

Wenn schon Übergewicht nicht zu vermeiden ist, weil zum Beispiel eine starke Veranlagung vorliegt, dann ist körperliche Aktivität eine Art Schutzschild, um das Sterblichkeitsrisiko erheblich zu mindern.

Verdauung

- geringeres Gallensteinrisiko
- verbesserte Darmpassage

Bewegungsapparat

- Muskelmasse und Insulinrezeptordichte nimmt zu.
- verbesserte Stützfunktion der Muskulatur
- Die Energiespeicher (Glykogen) in der Muskelzelle steigen.
- verbesserte Insulinempfindlichkeit der Muskelzelle
- höhere Knochendichte, geringeres Osteoporoserisiko
- verbesserte Beweglichkeit, Kraft, Koordinationsfähigkeit (Sturzprophylaxe)
- erhöhte Belastbarkeit der Gelenke, Sehnen und Bänder

Durch die Summe der Wirkungen auf den Bewegungsapparat wird Rückenproblemen und Überlastungsschäden (Arthrosen) vorgebeugt.

Nervensystem

- verbesserte Erholungsfähigkeit
- gesteigerte Schlafqualität
- weniger Kopfschmerzen und Wetterfühligkeit
- gesteigerte Aufmerksamkeit und Lernfähigkeit
- verbesserter Stressabbau
- gesteigerte Stresstoleranz und Frustrationstoleranz

Immunsystem

- erhöhte Widerstandskraft gegen Infektionskrankheiten
- geringeres Risiko für manche Krebsformen (Brust-, Darmkrebs)

Hormonsystem

- gesteigerte Insulinwirksamkeit
- verringerte Ausschüttung von Stresshormonen

Seelischer Nutzen

- höhere Selbstwirksamkeit
- gesteigertes Selbstwertgefühl
- mehr Selbstvertrauen
- besseres Körperselbstbild
- weniger Spannungen und Ängste
- positivere Stimmungslage

Kognitiver Nutzen

- mehr Wissen über richtiges Trainingsverhalten
- mehr Wissen über den Trainingsnutzen (Sinn)
- realistischere Erwartungshaltungen

Sozialer Nutzen

- neue Freunde, Kontakte und Gesprächspartner
- Erhalten der Mobilität und Selbstständigkeit im Alter

Gesamt

- erhöhte Leistungsfähigkeit (Ausdauer, Kraft, Beweglichkeit, Koordination)
- verbesserte Erholungsfähigkeit
- verzögerte Alterungsprozesse
- geringere Krankheitsanfälligkeit
- verbessertes Wohlbefinden
- höhere Lebensqualität
- höhere Lebenserwartung

Diese vielen körperlichen, seelischen und sozialen Wirkungen ergeben eine gesteigerte Leistungs-, Erholungs- und Kontaktfähigkeit. Gesundheit, Fitness und Wohlbefinden sind der Lohn gezielter und regelmäßiger „Bewegungsinvestitionen“. Sie sind durch keine andere Maßnahme ersetzbar! Die aktiven Schritte beeinflussen entscheidend die Lebensqualität und Lebenserwartung. Die Beweger unter den Diabetikern haben mehr „Kraft fürs Leben“.

Bewegungsbarrieren überwinden

Wenn Sie noch nicht zu den bewegungsfreudigen Menschen gehören, dann werden Ihnen sicher die folgenden Gründe bekannt vorkommen?

- Ich habe keine Zeit. Arbeit, Familie, Hobbys, Haus und Garten warten.
- Ich finde Sport zu anstrengend, mir geht schnell die Luft aus.
- Ich bin zu müde, heute freut mich gar nichts.
- Ich bin schon zu alt.
- Ich habe gesundheitliche Probleme.
- Ich finde kein geeignetes Sportangebot.
- Ich finde keinen Spaß daran.
- Ich fange morgen an.
- Ich habe niemanden, der mich motiviert.
- Ich mache genug Bewegung.
- Ich fürchte mich vor Verletzungen.
- Ich halte es mit Churchills „No sports", der Fitnesswahn ist Unsinn.
- Ich will mich nicht blamieren.
- Ich finde den Trainer inkompetent und unsympathisch.
- Ich habe Sport nie positiv erlebt und dann gar nicht mehr probiert.
- Ich finde das Wetter zu heiß, schwül, regnerisch, kalt, windig, eisig.

Das Diabetes-Fit-Rezept

Um diese und weitere Bewegungshürden zu überwinden ist ein Anlauf für den **1. Schritt** notwendig. Motto: Jetzt starte ich wirklich. Dazu sollen die bisherigen Fakten, Nutzwert und Argumente gedient haben.

Damit Ihre Bewegungskarriere aber erfolgreich weiterläuft und nicht vorzeitig im Sande verläuft, dient mein Diabetes-Fit-Rezept, das aus weiteren fünf Schritten besteht:

2. Schritt: Der Diabetes-Fit-Coach oder Diabetes-Fit-Workshop

3. Schritt: Das Ja vom Arzt

4. Schritt: Das Diabetes-Fit-Tagebuch

5. Schritt: Meine Diabetes-Fit-Partner

6. Schritt: Die Diabetes-Fit-Pyramide

Hinweise und Tipps

Planen Sie den ersten Schritt, das Morgen-Fang-Ich-an-Syndrom lauert. Hier zehn bewährte Tipps für den ersten Trainingstag.

- Tragen Sie den Starttermin in den Kalender ein.
- Erzählen Sie möglichst vielen über den Start Ihres Diabetes-Fit-Trainings. Wer will dann schon kneifen?
- Bereiten Sie den Einstieg technisch gut vor, also achten Sie auf die Ausrüstung, Öffnungszeiten, Zustand der Laufwege, Witterung und lassen Sie sich wenn notwendig noch beraten etc.

- Platzieren Sie einen kurzen, positiv formulierten formelhaften Vorsatz gut sichtbar überall dort, wo Sie sicher darüber stolpern (z. B. in den Eiskasten, zum Telefon, zu den Haustürschlüsseln, in die Hosentasche. Der Satz könnte lauten: „Fit – komm mit am ...“
- Verabreden Sie sich mit einem zuverlässigen Partner, der Ihnen helfen will und gleiche Ziele hat ...
- Lassen Sie sich vom Sportpartner zwei Stunden vorher anrufen, damit Sie nicht vergessen können.
- Nehmen Sie sich nur sicher bewältigbare Aufgaben vor, damit das Erfolgserlebnis garantiert ist.
- Stellen Sie sich die Bewegungseinheit bildhaft positiv vor.
- Treten Sie sich selber in den Allerwertesten, wenn Sie in der letzten Sekunde kneifen wollen.
- Stellen Sie sich eine positive Belohnung unmittelbar nach dem Training in Aussicht z. B. das Wohlbefinden, die gute Stimmung, das herrliche Getränk, die Dusche, eine Massage oder ...

Bevor Sie allerdings wirklich starten, sollten Sie sich beraten lassen, entweder durch einen Diabetes-Fit-Coach, Ihren Arzt oder bei einer der Info-Veranstaltungen über die vielfältigen Aspekte eines erfolgreichen Diabetes-Fit-Trainings. Denn jeder (Miss-)Erfolg hat seine Ursachen.

Entscheidend ist die Trainingsfreigabe vom Arzt. Er muss das grüne Licht geben. Mehr als die Hälfte aller Diabetiker hat gesundheitliche Veränderungen, die beim Training berücksichtigt werden müssen.

Dennoch: Keine körperliche Aktivität aus Angst oder Unwissenheit ist ein Kunstfehler und inakzeptabel. Der versierte Arzt wird Ihnen den Weg weisen, mit welcher Belastungsintensität (Herzfrequenz) Sie sich belasten dürfen. Sie werden erstaunt sein, wie gering die Belastung sein soll und dass Sie gleichzeitig schon wirksam ist. Grundregel dazu: Zu jeder Zeit soll man sich mit seinem Partner problemlos in ganzen zusammenhängenden Sätzen unterhalten können (Plaudertempo). Subjektiv werden richtige Belastungsintensitäten in der Regel mit „mäßig leicht" bewertet.

Ein Diabetes-Fit-Tagebuch wird Ihnen weiters helfen, Ihre speziellen Erfahrungen im Zuckermanagement festzuhalten und daraus zu lernen.

Geeignete Bewegungspartner sollen Ihre Regelmäßigkeit des Trainings unterstützen, Sicherheit und gleichzeitig Tipps bei der Trainingsgestaltung geben. Am besten schließen Sie sich einer Diabetes-Fit-Bewegungsgruppe an.

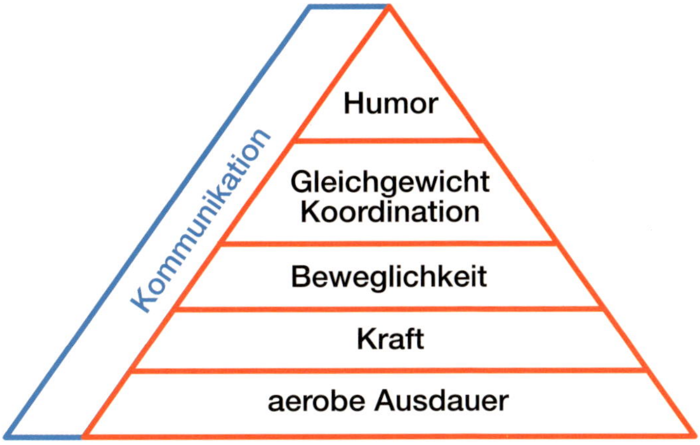

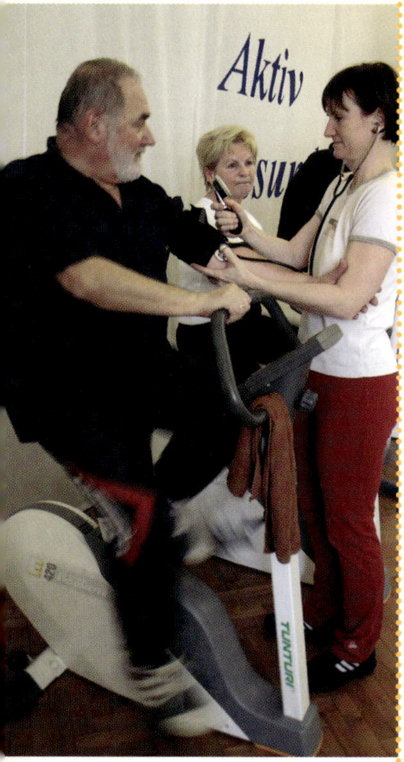

Das Training selbst sollte – der Diabetes-Fit-Pyramide entsprechend – hauptsächlich Ausdauertraining und Kräftigungsübungen enthalten. Übungen zur Verbesserung von Beweglichkeit und Koordination bzw. Gleichgewichtsvermögen ergänzen. Anzustreben ist ein Ausdauertraining (Gehen, Nordic-Walking in allen Varianten, Radfahren, Training auf dem Ergometer oder Crosstrainer, Schwimmen, Tanzen, flottes Rasenmähen, intensivere Gartenarbeit etc.) zwei- bis viermal pro Woche über 30–60 Minuten nach schrittweisem Aufbau und jeweils einem Tag Pause dazwischen.

Die Weltgesundheitsorganisation empfiehlt täglich 30 Minuten flottes Gehen. Als Minimaleinheit gelten rund 15 Minuten pro Trainingseinheit. Auf alle Fälle ist zumindest einmal pro Woche Training einer völligen Inaktivität vorzuziehen. Dabei ist allerdings besonders auf die zugeführten Sport-BE und gegebenfalls Insulineinheiten zu achten. Wie überhaupt das Zuckermanagement die Berücksichtigung des Trainings auch noch Stunden danach verlangt. Grundsätzlich ist das Messen des Blutzuckers vor, während und nach dem Training dringend empfohlen, um den IST-Zustand zu erkunden und darauf (noch) reagieren zu können. Traubenzucker ist griffbereit mitzuführen.

Ein zweimal wöchentliches Krafttraining ist für den Diabetiker sicher von großem Nutzen, wenn es durchführbar ist und mögliche Einschränkungen ausgeschlossen sind. Wichtig: Vermeiden Sie Pressatmung und beachten Sie den Blutdruck sowie Herz- und Augenzustand.

Kräftigungsübungen mit dem Theraband

Zum Veranschaulichen nachstehend ein paar einfache Kräftigungsübungen mit dem Theraband.

- Ausgangsposition ist bei allen Übungen die Schrittstellung.
- Das Theraband sicher in der Hand fixieren.
- Die Bewegung langsam ausführen, in der Endposition gegen den Widerstand des Bandes zwei Atemzüge lang verharren, dann langsam wieder in die Ausgangsposition zurückkehren. Dann die Übung wiederholen.

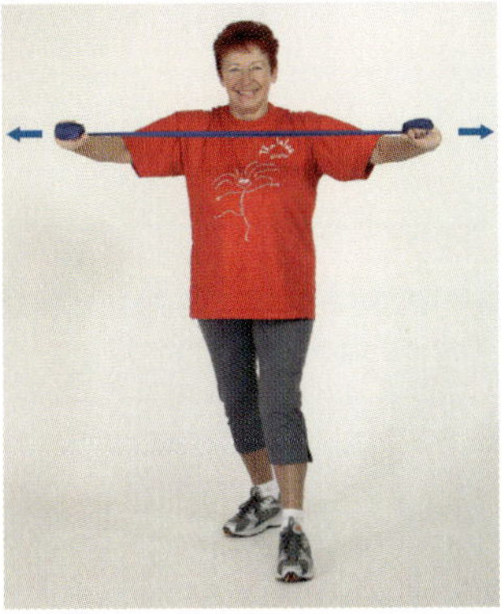

Armstrecker und Rückenmuskulatur: Ziehen Sie vor der Brust das Theraband langsam auseinander.

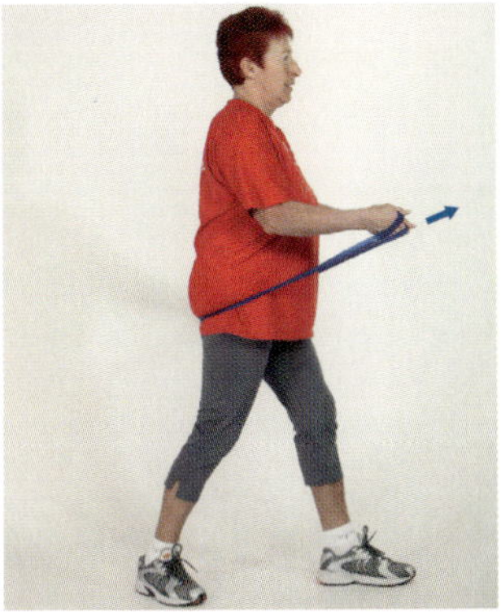

Armbeuger und Schultermuskulatur: Ziehen Sie wie abgebildet das Theraband nach vorn.

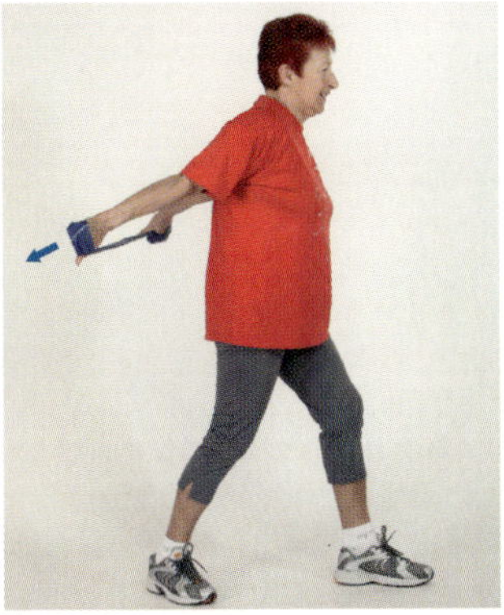

Schulter und Rückenmuskulatur: Ziehen Sie hinter dem Rücken wie abgebildet das Theraband auseinander

Humor und Ermutigung ist ein unterschätzter und entscheidender Trainingsbestandteil. Wer beim Training gelacht hat, nimmt eine positive Stimmung mit und wird es wiederholen: Mäßig, aber regelmäßig. Fit – komm mit. Gesund aktiv. Aktiv gesund.

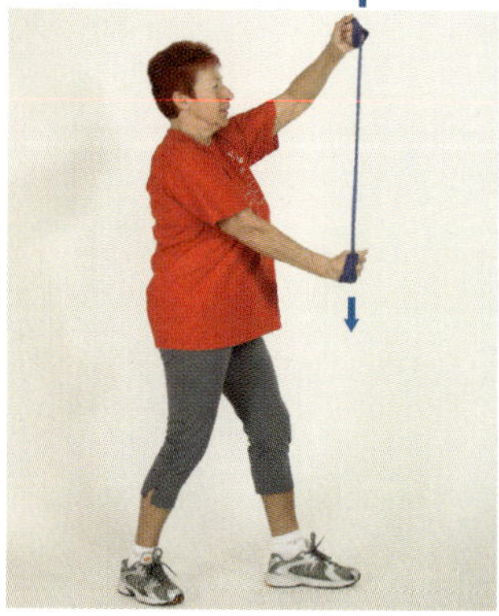

Armstrecker und Schultermuskulatur: Ziehen Sie das Theraband senkrecht auseinander.

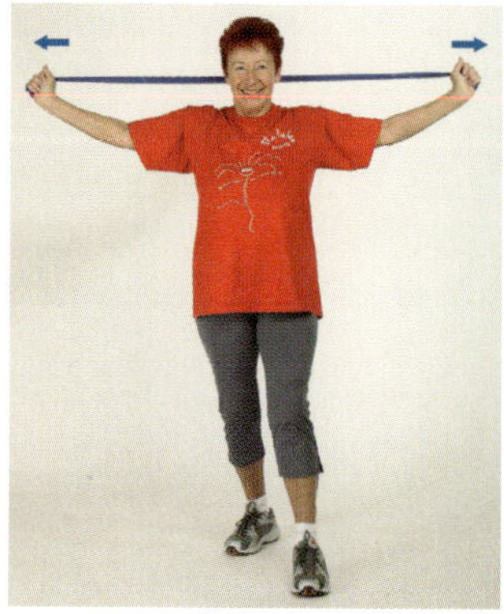

Arm-, Schulter- und Rückenmuskulatur: Ziehen Sie hinter dem Kopf das Theraband auseinander.

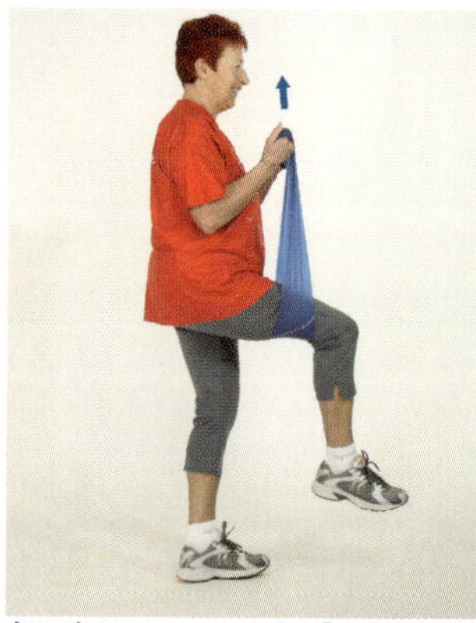

Armbeuger und Gleichgewichtsvermögen: Ziehen Sie das Theraband mit beiden Händen nach oben und leisten Sie gleichzeitig mit dem Oberschenkel Widerstand.

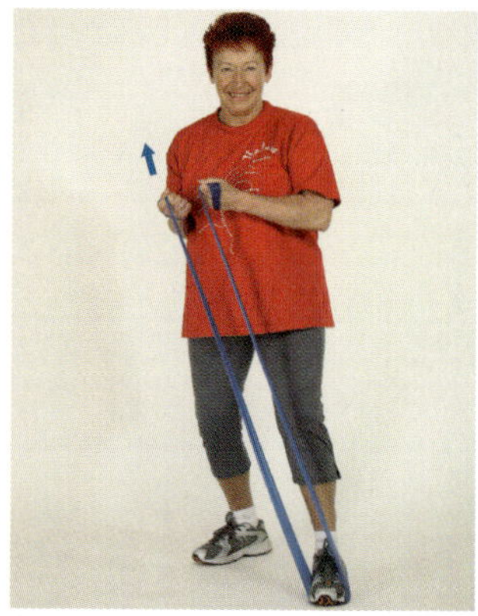

Armbeuger, Brust- und schräge Bauchmuskulatur: Ziehen Sie mit beiden Armen das Theraband nach schräg-oben.

Weitere umfangreiche Details zum Was und Wieviel im Training, Tipps, um „sicher fit“ zu werden, Anleitungen und Programme eines erfolgreichen Diabetes-Fit-Trainings lesen Sie in „Diabetes fit. Mit Bewegung besser leben.“

Medikamente

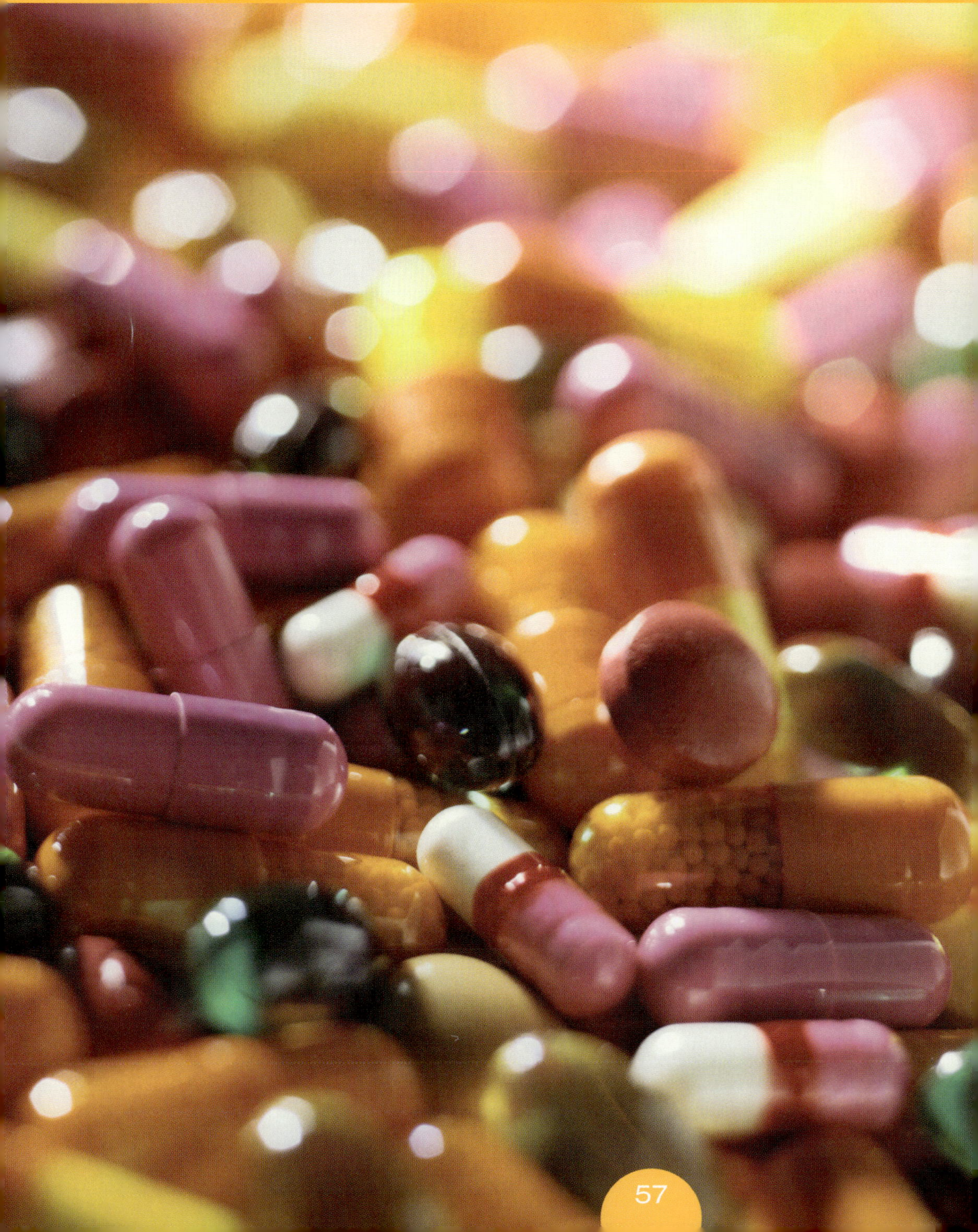

Wann wird Ihnen Ihr Arzt zu Medikamenten raten?

Für Typ-1-Diabetiker ist Insulin von Beginn an lebensnotwendig.

Wenn es trotz Ihrer Bemühung um Bewegung und richtige Ernährung nicht gelingt, den Blutzuckerwert im Zielbereich zu halten, können Tabletten unterstützend wirken. Trotzdem bleiben aber nach wie vor körperliche Aktivität und eine vernünftige Ernährung die wichtige Basis Ihrer Stoffwechseleinstellung.

Welche Medikamente stehen zur Auswahl?

Tabletten der jeweiligen Gruppen haben verschiedene Inhaltsstoffe und wirken daher unterschiedlich. Der Arzt wählt die Medikamente und deren Dosis individuell nach Ihren Bedürfnissen.

Es sind auch Kombinationen der verschiedenen Tabletten untereinander oder mit Insulin möglich.

Wie wirken die einzelnen Medikamentengruppen?

1. Sulfonylharnstoffe

Handelsnamen: *Amaryl®*, *Minidiab®*, *Glurenorm®*, *Diamicron 30MR®*

Sulfonylharnstoffe werden bei Insulinmangel des Typ-2-Diabetes eingesetzt. Sie verstärken die Freisetzung von Insulin aus Ihrer Bauchspeicheldrüse. Dadurch wird der Blutzucker gesenkt.

Diese Tabletten können nur dann wirken, wenn die Bauchspeicheldrüse noch imstande ist, eine gewisse Menge an Insulin zu produzieren. Die körpereigene Insulinproduktion wird auch beim Typ-2-Diabetes mit den Jahren geringer, daher kann eine Umstellung auf Insulin nach einigen Jahren der Tabletteneinnahme notwendig werden.

Manche Arten von Medikamenten können die Wirkung von Sulfonylharnstoffen aufheben oder verstärken (z. B. Kortison, Rheuma- und Schmerzmittel, blutdrucksenkende Medikamente, wasserausscheidende Tabletten). Besprechen Sie dies mit Ihrem Arzt.

Diese Tabletten steigern den Insulinspiegel über den ganzen Tag. Deshalb sollten Sie Ihre Mahlzeiten regelmäßig einnehmen, um Unterzuckerungen zu vermeiden.

Die Einnahme soll unmittelbar vor oder zu den Mahlzeiten erfolgen.

Nebenwirkungen: Hypoglykämien
Gegenanzeige: schwere Erkrankungen der Leber und Nieren

1. a) Glinide

Handelsname: *Novonorm®*, *Starlix®*

Dieses Medikament setzt nur kurzfristig und vermehrt Insulin aus der Bauchspeicheldrüse frei. Es wird daher jeweils zu den Hauptmahlzeiten eingenommen und wirkt gegen einen zu starken Blutzuckeranstieg nach dem Essen.

„Seit der Schulung finde ich mich im Dschungel meiner Tabletten zurecht!“

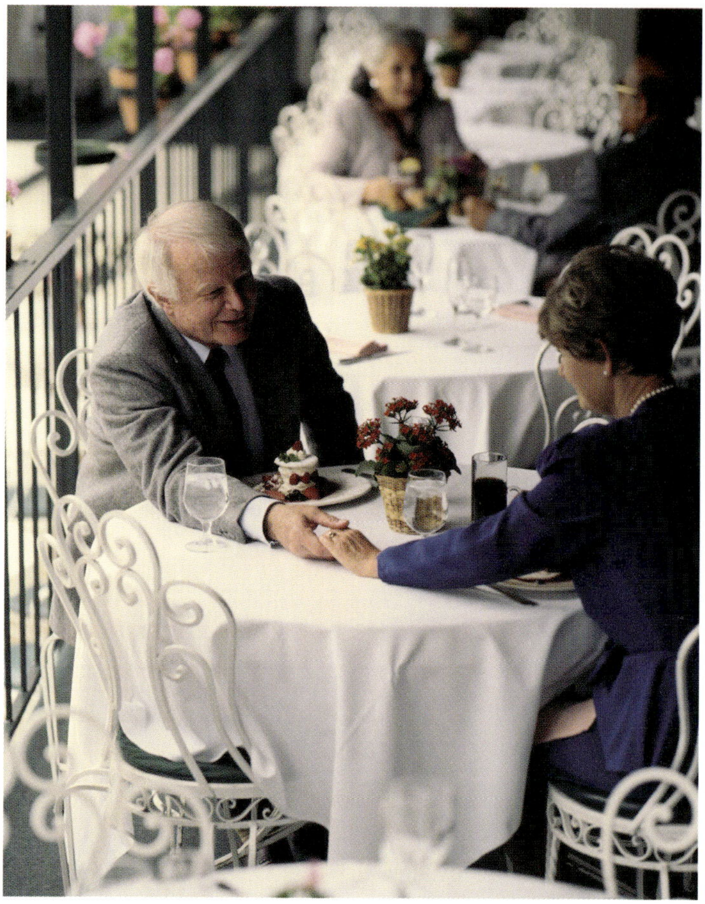

2. Biguanide (Metformin)

Handelsnahmen: *Glucophage®, Diabetex®, Metformin®, Meglucon®,*

Diese Medikamente wirken über die Leber. Sie vermindern die Zuckerausschüttung durch die Leber ins Blut, daher steigt der Zuckerspiegel nicht so stark an. Ebenso lassen sie das Insulin im Körper besser wirken. Metformine können keine Unterzuckerungen verursachen. Zur besseren Wirksamkeit und Verträglichkeit sollten Sie diese Tabletten nach dem Essen einnehmen.

Nebenwirkungen: Bauchschmerzen, Blähungen und Durchfälle, jedoch meist nur zu Therapiebeginn. Die Dosis soll daher gering begonnen und daraufhin langsam gesteigert werden.

Gegenanzeige: Einschränkung der Leber- und Nierenfunktion

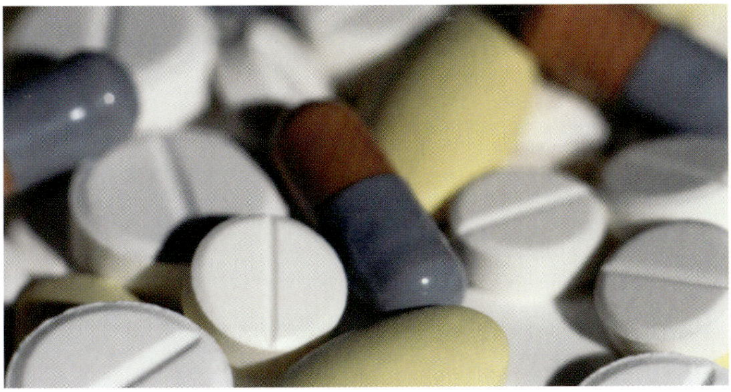

3. Resorptionsverzögerer

Handelsnamen: *Glucobay®, Diastabol®*

Sie verzögern die Aufspaltung der Kohlehydrate zu Einfachzucker im Darm. Der Blutzuckerspiegel steigt daher nach den Mahlzeiten weniger stark an. **Achtung:** Sollten Sie dieses Medikament in Kombination mit einem Sulfonylharnstoff einnehmen, müssen Sie im Fall einer Unterzuckerung reinen Traubenzucker zu sich nehmen! Andere Zuckerarten und Lebensmittel würden zu langsam wirken. Die Einnahme soll mit dem ersten Bissen der Nahrung erfolgen.

Nebenwirkungen: Bauchschmerzen, Blähungen, Durchfälle

Gegenanzeige: schwere Leberschäden

4. Glitazone (Sensitizer)

Handelsnamen: *Actos®, Avandia®*

Sie wirken der Insulinunempfindlichkeit (Resistenz) der Körperzellen entgegen. Das Insulin kann daher besser wirken. Die Einnahme wird unmittelbar vor oder zu den Mahlzeiten empfohlen.

Nebenwirkungen: Gewichtszunahme, Wasseransammlung im Gewebe (Ödeme)

Gegenanzeige: Herzschwäche

Sie brauchen Insulin?

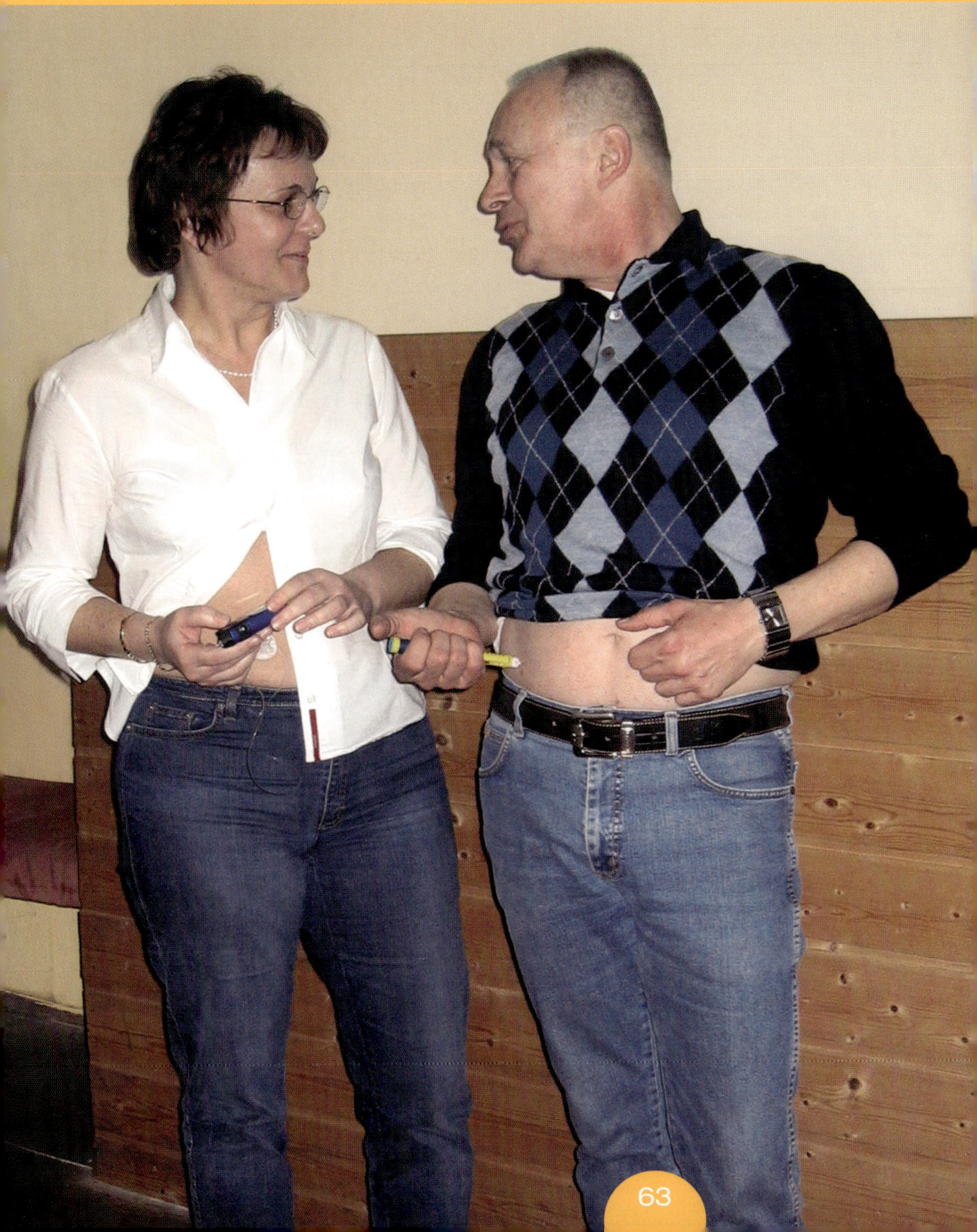

Der Weg des Insulins

Für Typ-1-Diabetiker ist Insulin von Beginn an lebensnotwendig. Wenn beim Typ-2-Diabetes mit der jetzigen Therapie keine zufrieden stellende Blutzuckereinstellung mehr möglich ist, wird Ihnen der Arzt zu einer Insulintherapie raten.

Im Jahr 1922 haben zwei kanadische Forscher den ersten Diabetiker mit Insulin erfolgreich behandelt. Früher wurde es aus Rinder- oder Schweinebauchspeicheldrüsen gewonnen. Heutzutage erfolgt die Produktion gentechnisch durch drei Pharmafirmen. Die Wirkung ist dem menschlichen Insulin vollkommen gleich. Insulin muss nach wie vor gespritzt werden.

Welche Insulinarten gibt es, und wie wirken diese?

Heute werden alle Insuline gentechnisch hergestellt.

Normalinsulin
(kurz wirkendes Insulin oder Altinsulin)
Actrapid®, Lilly Normal®, Insuman Rapid®
Normalinsulin ist immer eine klare Flüssigkeit.

Insulinanaloga oder Analog-Insulin ist ein gegenüber dem Humaninsulin chemisch verändertes Insulin. Es hat eine andere Aminosäurenzusammensetzung und wirkt ähnlich dem normalen Insulin.

Kurzzeitinsulinanalogon
Novo Rapid®, Humalog®, Apidra®
Auch diese sind klar.

Verzögerungsinsulin (Langzeitinsulin)
Insuman basal®, Insulatard®, Lilly basal®
Das Insulin ist an einen Verzögerungsstoff gebunden, welcher sich nach längerem Liegen am Boden des Fläschchens oder der Ampulle absetzt. Vor Gebrauch muss es unbedingt gemischt werden, dadurch wird es milchig-trüb.

Mischinsulin (Kombinationsinsulin)
Novo Nordisk Mixtard®, Insuman Comb®, Lilly Profil®
Dies sind Mischungen aus Normal- und Verzögerungsinsulin.

Humalog Mix®, Novo Mix®
Dies sind Mischungen aus Kurzzeitanalogon und Verzögerungsinsulin.

Mischinsulin ist milchig-trüb.

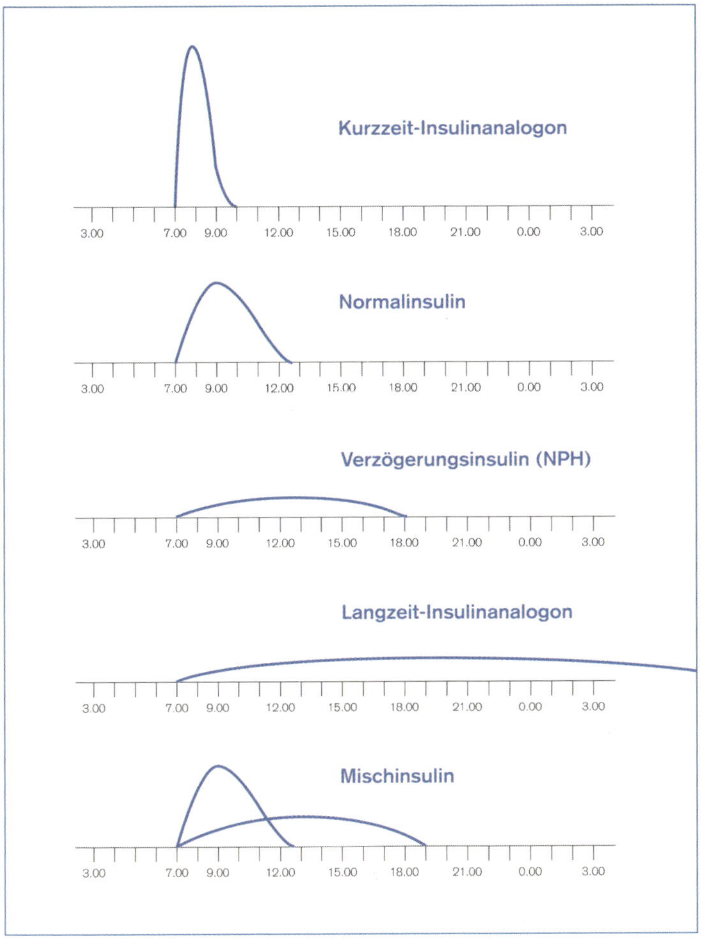

Insulin gibt es in verschiedenem Wirkverlauf.

Langzeit Insulinanalogon
Lantus®, Levemir®
Dieses Insulin ist klar.

Inhalations-Insulin
Exubera® (voraussichtliche Einführung 2006)

Insuline sind je nach Wirkung und Mischung farblich gekennzeichnet.

Insulinart	Wirkungseintritt	Wirkungsdauer
Normalinsulin (Altinsulin)	15–30 Minuten	4–6 Stunden
Kurzzeitinsulinanaloga	sofort	2–3 Stunden
Verzögerungsinsulin	ca. 1 Stunde	12–14 Stunden
Mischinsulin	ca. 30 Minuten	10–12 Stunden
Langzeitinsulinanaloga	ca. 2 Stunden	bis zu 24 Stunden

Wie sollen Sie Ihr Insulin lagern?

Insulin gehört immer lichtgeschützt aufbewahrt. Die gerade in Verwendung befindliche Insulinampulle können Sie bei Zimmertemperatur lagern. Die restlichen Insulinampullen geben Sie in den Kühlschrank (am besten in die Kühlschranktür oder ins Gemüsefach bei 2–8 °C). Achten Sie auch auf das Ablaufdatum.

Insulinstrategien

Es gibt verschiedene Insulintherapien.

Konventionelle Insulintherapie

Dabei wird Mischinsulin verwendet. Es wird in der Regel ein- bis zweimal täglich gespritzt. Ein nahezu regelmäßiger Lebensrhythmus ist erforderlich und die Blutzuckereinstellung ist schwieriger zu steuern.

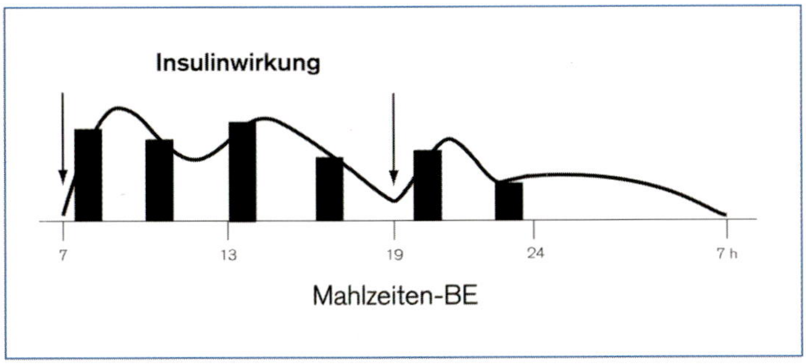

Konventionelle – intensivierte Insulintherapie

Es wird Mischinsulin und Normalinsulin oder ein Kurzzeitinsulinanalogon verwendet. Der Betroffene kann seinen Tagesablauf freier gestalten.

Prandiale Insulintherapie – Funktionelle Insulintherapie – Basis Bolus Therapie

Hier wird Normalinsulin oder ein Kurzzeitinsulinanalogon zur Hauptmahlzeit gespritzt. Verzögerungsinsulin wird bei Bedarf meist ein- bis zweimal gespritzt. Diese Therapie ermöglicht eine optimale Blutzuckereinstellung. Man kann seinen Tagesablauf frei gestalten, die Essensmenge variieren und den Blutzucker öfter korrigieren.

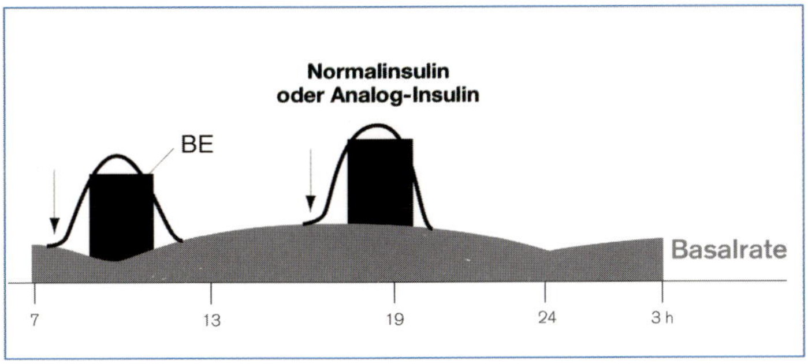

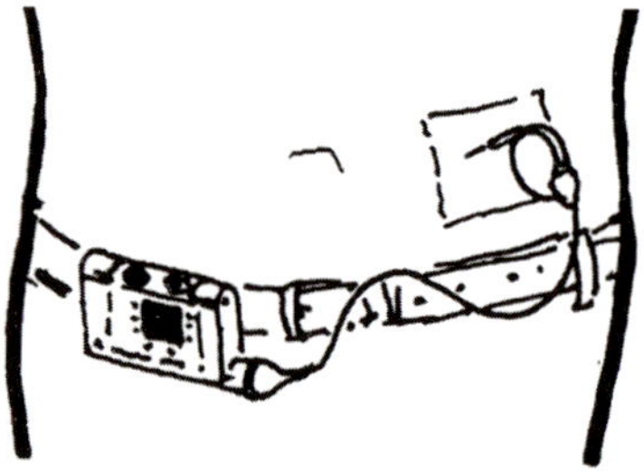

FIT (Funktionelle Insulintherapie)

Dies ist die optimale Therapie für insulinabhängige Diabetiker und kann auch mit einer Insulinpumpe durchgeführt werden. Die Insulinpumpe enthält eine Patrone mit kurz wirkendem Insulin, das mithilfe eines kleinen Motors über einen Katheter in das Unterhautfettgewebe abgegeben wird. So wird über den Tag gleichmäßig verteilt immer wieder eine ganz kleine Menge Insulin abgegeben (Basalrate). Dadurch kann die Basisversorgung eines Nichtdiabetikers über 24 Stunden – noch besser als bei FIT mit Spritzen oder Pens – nachgeahmt werden, denn die Basalrate kann nach den individuellen Bedürfnissen maßgeschneidert programmiert und bei Änderung des Insulinbedarfs auch entsprechend angepasst werden. Wichtig ist dies vor allem während der Nacht (DAWN-Phänomen) und am Morgen – Ausschlafen ist bei guten Blutzuckerwerten möglich. Die variable Gestaltung der Basalrate (prozentuelle Senkung) bringt bei sportlicher oder anderer körperlicher Aktivität den großen Vorteil, keine bzw. weniger „Sport-BEs" essen zu müssen und Unterzuckerungen zu vermeiden. Wenn man eine Mahlzeit essen will, ruft man über die Bedienknöpfe der Pumpe zusätzlich eine Menge Insulin zur Abdeckung der Kohlenhydrate und gegebenenfalls für die Korrektur des Blutzuckers ab (Bolus).

Können Sie Insulin und blutzuckersenkende Tabletten kombinieren?

Das ist bei Typ-2-Diabetes durchaus möglich. Welches Insulin und welche Medikamente verwendet werden, entscheidet der Arzt.

Wohin spritzen Sie Ihr Insulin?

Am besten in das Unterhautfettgewebe (subkutan). In Ausnahmesituationen kann es auch in den Muskel (intramuskulär) gespritzt werden. Dadurch erreicht man eine schnellere Wirkung. In die Vene (intravenös) spritzt ausschließlich der Arzt.

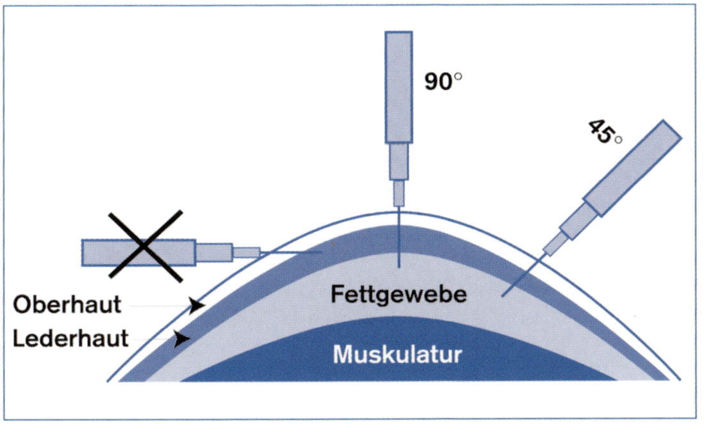

Wichtige Hinweise zu den Spritzstellen:

- Die Spritzstellen bei jeder Injektion wechseln. Bei häufigem Verwenden der gleichen Stelle kann es zu Verhärtungen und zur Bildung von übermäßigem Fettgewebe kommen. Dies hat zur Folge, dass das Insulin zu langsam und nicht vollständig aufgenommen werden kann.
- Spritzen Sie auch nie in Narben, Krampfadern oder blaue Flecken.
- Wärme kann die Insulinaufnahme beschleunigen und Kälte die gegenteilige Wirkung hervorrufen.

Wohin spritze ich mein Insulin?

Geeignete Spritzstellen

Oberarm
Hier erfolgt die Insulinaufnahme mittelschnell. Man muss aber darauf achten, nicht in den Muskel zu spritzen.

Bauch
Die Insulinwirkung tritt hier am schnellsten ein. Es sollte aber nicht unmittelbar neben den Nabel gespritzt werden.

Hüfte
An der Hüfte hat man das meiste subkutane Fettgewebe. Das Insulin wirkt hier langsamer.

Oberschenkel
Insulininjektionen wirken hier am langsamsten, aber genauso gut.

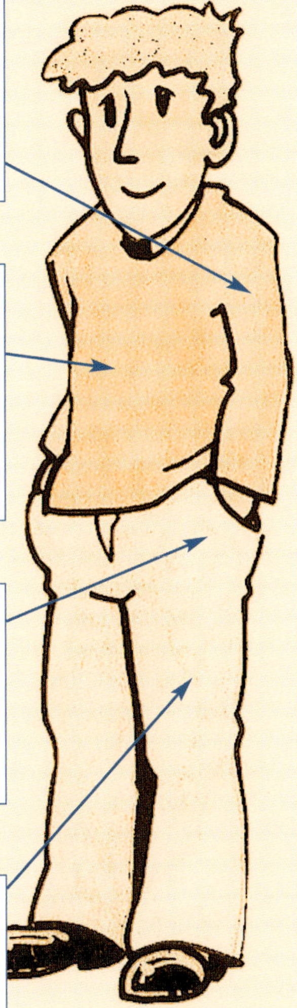

Spritzhilfen

Womit spritzt man Insulin?

Es gibt heute zur Verabreichung von Insulin Injektionsgeräte, die man auch PEN nennt. Sie haben die Form und Größe von einem Kugelschreiber. Die Handhabung des Pens ist einfacher und bequemer als eine Einmalspritze. Allerdings sollten Sie immer einige Einmalspritzen in Reserve haben, falls ein Pen nicht funktionieren sollte. Die Anwendung des Pens wird Ihnen von der Schulungsschwester oder von Ihrem Arzt genau gezeigt, lesen Sie aber auch die Gebrauchsanweisung durch.

Insulininjektion mit dem Pen

- Pen 20-mal kippen (bei Verwendung von Verzögerungsinsulin)
- Nadeldurchgängigkeit mit einer IE prüfen
- Dosis einstellen
- Spritzstelle freimachen
- Kappe abnehmen
- Nadel einstechen
- Dosierknopf bis zum Anschlag drücken
- einige Sekunden warten
- Nadel herausziehen
- Kappe schließen

Ampullenwechsel

Die Ampulle nicht bis zum letzten Tropfen leer spritzen.

- ○ Nadel abschrauben
- ○ Pen auseinander schrauben
- ○ Kolbenstange zurückstellen
- ○ neue Ampulle einsetzen
- ○ Pen zusammenschrauben
- ○ neue Nadel aufsetzen
- ○ Spritzbereitschaft prüfen

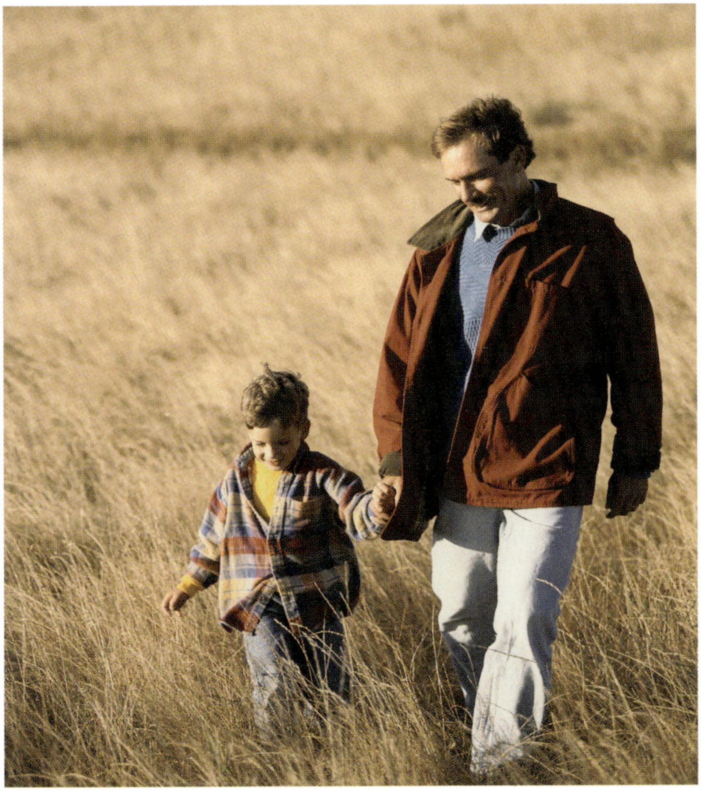

„Mir geht es seit der Umstellung auf Insulin um vieles besser. Ich wollte es meiner Schulungsschwester nicht glauben."

Nadelwechsel

Alle Hersteller empfehlen die Einmalverwendung. Untersuchungen haben aber ergeben, dass eine Mehrfachverwendung (wenn keine Hygieneprobleme, akute Erkrankungen, offene Wunden an den Händen oder verminderte Infektabwehr vorliegen) zu keinen Infektionen oder Hautveränderungen führt. Eine regelmäßige Kontrolle der Einstichstelle wird empfohlen.

Einmal-Pen

Hier ist die Ampulle eingeschweißt, dadurch entfällt der Wechsel. Über Rezept erhalten Sie gleich fünf Stück aus der Apotheke.

Vor jeder Injektion und bei jedem Nadelwechsel den Pen auf seine Durchgängigkeit mit einer Insulineinheit (IE) überprüfen.

Hat man zwei verschiedene Insuline, so muss man die Spritzhilfen genau kennzeichnen, um das Insulin und die Dosierung nicht zu verwechseln.

Zu Hause ist eine Desinfektion der Einstichstelle nicht notwendig. Voraussetzung ist aber eine normale Körperhygiene.

Unterzuckerung (Hypoglykämie)

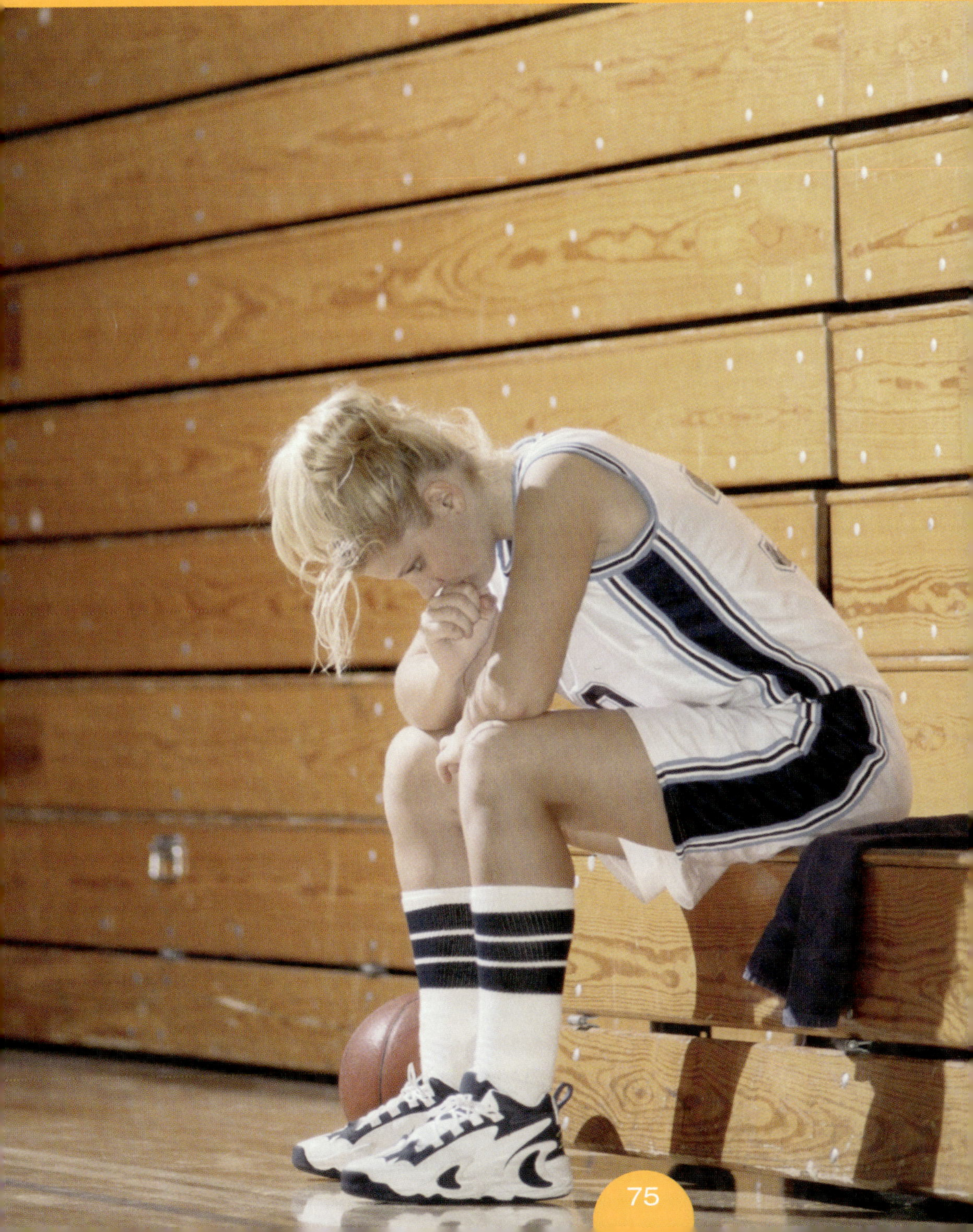

Was versteht man unter einer Unterzuckerung?

hypo = zu wenig
glyk = Zucker
aemie = im Blut

Wenn der Zucker unter 50 mg% sinkt, spricht man von einer Unterzuckerung oder Hypoglykämie. Jedoch können bereits bei höheren Blutzuckerwerten Unterzuckerungsanzeichen auftreten („leichte Unterzuckerung“).

Sinkt der Blutzucker in einen Bereich, in dem Fremdhilfe benötigt wird, spricht man von einer „schweren Unterzuckerung“.

Die Unterzuckerungszeichen entstehen, weil der Körper Stresshormone produziert, die den Zucker wieder ansteigen lassen. Auch durch Zuckermangel im Gehirn können solche Anzeichen (siehe Seite 81 ff.) auftreten.

Sind Unterzuckerungen gefährlich?

Gelegentliche leichte Unterzuckerungen lassen sich vor allem bei einer guten Blutzuckereinstellung nicht immer vermeiden und sind akzeptabel. Bei schweren Unterzuckerungen besteht die Gefahr, sich z. B. bei einem Sturz zu verletzen!

Welche Ursachen führen zu einer Unterzuckerung?

Zu viel Insulin

- zu viel Insulin gespritzt (zu viele IE eingestellt)
- doppelt gespritzt
- zu hohe Insulindosis berechnet
- Abenddosis mit Morgendosis verwechselt
- zu frühe Nachkorrektur; falscher Korrekturfaktor
- geringerer Insulinbedarf durch eine stärkere Gewichtsabnahme oder durch Medikamente (z. B. Schmerzmedikamente, Absetzen von Cortison ...)
- Verwechslung verschiedener Insulinarten untereinander
- Insulin nicht richtig durchgemischt (Misch-, Verzögerungsinsulin)
- beschleunigte Insulinaufnahme durch ein warmes Bad, Spritzen ins Muskelgewebe, Massieren der Spritzstelle ...

Zu hohe Dosis von Zuckertabletten (die die Insulinproduktion anregen)

- doppelte Einnahme bzw. zusätzliche Tabletteneinnahme
- veränderte Dosis durch stärkere Gewichtsabnahme
- Wechselwirkung zu anderen Medikamenten (z. B. Schmerzmedikamente ...)

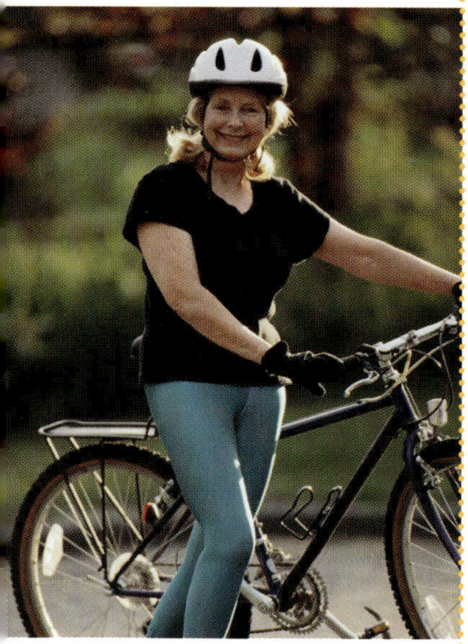

Außergewöhnliche körperliche Bewegung/Sport

Dazu gehören z. B. Gartenarbeit, Hausputz, Holzarbeit, Radfahren, Schwimmen, Kegeln, Tanzen, Sex. Bewegung führt:

- zu einem vermehrten Energieverbrauch
- zu einer besseren Insulinwirkung (kann je nach Dauer und Intensität längere Zeit anhalten)
- zu einem geringeren Insulinbedarf
- zu einem Muskelauffülleffekt (Durch länger dauernde Bewegung werden die Zuckerspeicher geleert. Im Ruhezustand erfolgt deren Auffüllung, vor allem in der Nacht.)

Zu wenige Kohlenhydrate

- zu langer Spritz-Ess-Abstand, zu spät gegessen
- zu wenige BEs bzw. Kohlenhydrate gegessen
- falsche Schätzung der BEs
- Zwischenmahlzeiten ausgelassen
- Erbrechen und/oder Durchfall
- erhöhter Kohlenhydratbedarf bei körperlicher Aktivität bzw. Sport

Übermäßiger Alkoholkonsum

- bewirkt eine verzögerte Magenentleerung (bei hochprozentigem Alkohol)
- führt zu einer Blockade der Zuckerproduktion und Ausschüttung des Speicherzuckers der Leber (Die Gefahr von nächtlichen Unterzuckerungen ist erhöht).

Wie können Sie Unterzuckerung vermeiden?

Insulin

- genaue Dosierung des Insulins
- Blutzuckerkorrektur mit Normalinsulin erst nach vier Stunden bzw. bei *Humalog* und *NovoRapid* nach drei Stunden
- gutes Durchmischen von Misch-, Verzögerungsinsulin
- genaue Kennzeichnung der Pens bei zwei verschiedenen Insulinen
- Achtung auf veränderten Insulinbedarf (Bewegung, Gewichtsabnahme, Alkohol ...)

Zuckertabletten (welche die Insulinproduktion anregen)

- genaue Dosierung einhalten
- Tabletteneinnahme nicht willkürlich erhöhen
- richtige Dosisanpassung in außergewöhnlichen Situationen (bei körperlicher Aktivität, Alkohol, Gewichtsabnahme)

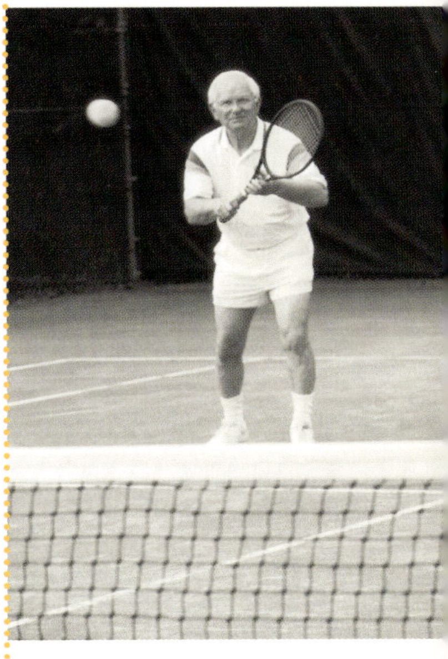

Körperliche Bewegung/Sport

- rechtzeitig Insulindosis oder Tabletten reduzieren
- zusätzliche Kohlenhydratzufuhr (Sport-BE vor und während der Ausübung)
- nach länger andauernder Aktivität höhere Spätwerte anstreben
- häufigere Blutzuckerkontrollen

Kohlenhydrate

- zu langen Spritz-Ess-Abstand vermeiden
- gute Kenntnisse über Kohlenhydrate aneignen
- Mahlzeiten sollen mit Tabletteneinnahme oder Insulintherapie übereinstimmen
- erhöhten Kohlenhydratbedarf bei Sport oder körperlicher Bewegung ausgleichen

Alkohol

- übermäßigen Alkoholkonsum vermeiden
- hochprozentigen Alkohol meiden
- zusätzliche Kohlenhydrate zuführen
- eher im Rahmen einer Mahlzeit trinken
- höheren Spätwert anstreben

Wie erkennt man eine Unterzuckerung?

Durch Ausschüttung von Stresshormonen

- Schweißausbruch (kalter Schweiß)
- Blässe
- Zittern
- Herzklopfen
- Nervosität, Unruhe
- Kribbeln der Lippen
- weiche Knie
- Gefühl, einen „Rausch" zu haben und für andere wie betrunken zu wirken!

Durch Zuckermangel im Gehirn

- Heißhunger
- Kopfschmerzen
- Sehstörungen
- Sprachstörungen
- Konzentrationsstörungen
- Störungen im Handlungsablauf
- Gedächtnis-, Gangstörungen
- Aggressivität, Traurigkeit, Euphorie
- Bewusstseinseintrübung
- Muskelkrämpfe
- Bewusstlosigkeit (Koma) – tritt bei Typ-2-Diabetiker eher selten auf

Die Anzeichen erlebt jeder Patient anders und sie können sich auch wieder verändern.

Nächtliche Unterzuckerungen können überschlafen werden. Albträume, unruhiger Schlaf, Kopfschmerzen beim Aufwachen, verschwitzt sein, sich schlapp und müde fühlen sind Hinweise darauf. Der Nüchternblutzucker kann dann erhöht sein, aufgrund der körpereigenen Gegensteuerung.

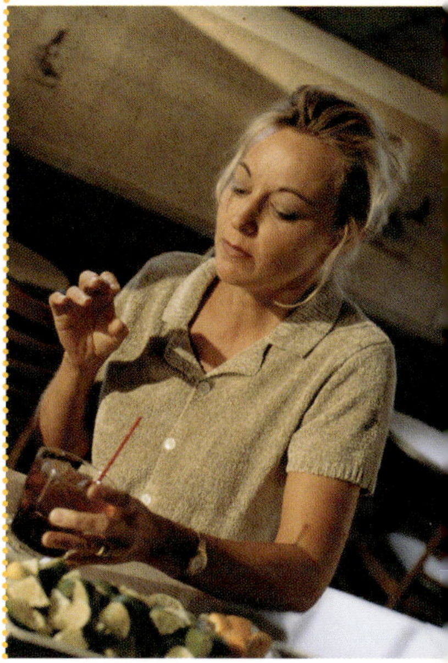

„Meinen Unterzucker verspüre ich zuerst durch Heißhunger, dann zittern mir die Hände."

Im Laufe der Zeit kann die Unterzuckerungswahrnehmung abnehmen, aber durch geeignete Schulungsprogramme und Training können die Symptome wieder gespürt werden.

Wie behandelt man Unterzuckerung richtig?

Gleich bei den ersten Anzeichen müssen Sie richtig reagieren!

Wichtig: *Erst essen, dann messen!*

1.) Die Behandlung sollte mit 1–2 BE rasch wirkenden Kohlenhydraten beginnen.

Rasch wirkende Kohlenhydrate:

- Traubenzucker (2 Blättchen Dextroenergeenwürfel = 1 BE)
- Fruchtsaft (1/8 l = 1 BE)
- Coca-Cola, Fanta ... (1/8 l = ca. 1 BE)
- Haushaltszucker (3 kleine Würfelzucker = 1 BE)
- Honig (15 g = 1 BE), Sirup (15 ml = 1 BE)
- Flüssigzucker (Jubin, 1 Tube = 2,6 BE, Wellbion, 1 Beutel = 1 BE, Carrero, 1 Beutel = 1 BE, verschiedene Größen von Barrybar und Isostar)

2.) Um einen weiteren Abfall des Blutzuckers zu vermeiden: 1–2 BE mittellangsam wirkende Kohlenhydrate.

Mittellangsam wirkende Kohlenhydrate:

- Weißbrot (20 g = 1 BE)
- Semmel (1 Semmel = 2 BE)
- Zwieback (2 Stück = 1 BE)
- Obst und Kompotte

Zu langsam wirkende Kohlenhydrate sind

- Schokolade, Süßigkeiten (wegen Fett und Zucker)
- Vollkornprodukte
- Milch, Milchprodukte
- fettreiche Nahrungsmittel (Wurst- und Butterbrot ...)
- Diabetikerprodukte

Diese Erstmaßnahmen sind bei Unterzuckerung ungeeignet!

Keine Kohlenhydrate enthalten (und daher nicht geeignet)

- Diätlimonaden (beinhalten Zuckeraustauschstoffe)
- „Light"-Getränke beinhalten nur Süßstoff – keinen Zucker

Richtiges Verhalten bei Bewusstlosigkeit

Bei Bewusstlosigkeit darf **nichts eingeflößt** und auch **kein Traubenzucker in die Wangentasche** gelegt werden. Durch den fehlenden Schluckreflex besteht Erstickungsgefahr.

Informieren Sie Ihre Angehörigen über diese Maßnahmen!

Wie soll erste Hilfe geleistet werden?

- Atemwege freimachen
- stabile Seitenlage (Vorsicht nach Stürzen)
- (Not-)Arzt oder Rettung anrufen (Glukose i. v.)
- *Glukagon* spritzen (wenn Angehörige darüber Bescheid wissen)

Glukagon ist ein Hormon, das in der Bauchspeicheldrüse gebildet wird. Es wirkt gegen das Insulin, indem der Speicherzucker aus der Leber in die Blutbahn abgegeben wird. Das Glukagon gibt es als

Trockensubstanz mit einer Fertigspritze (*Glukagen*®). Sie erhalten es in der Apotheke auf Rezept. Es wird wie das Reserveinsulin im Kühlschrank gelagert. Beachten Sie ebenfalls das Ablaufdatum.

Das Glukagon kann ins Fett- oder Muskelgewebe gespritzt werden. Danach sollte der Patient innerhalb von ca. zehn Minuten wieder zu Bewusstsein gekommen sein. Um einen weiteren Abfall des Blutzuckers zu vermeiden, müssen zwei bis vier BE gegessen werden. Blutzuckerkontrollen sind laufend notwendig.

Glukagon ist nach Alkoholgenuss (Zuckerspeicherentleerung ist durch Alkoholabbau blockiert), intensivem Sport und längerem Fasten (Zuckerspeicher sind leer) unwirksam.

Diabetikerausweis und Traubenzucker sollen Sie immer mitführen.

Bei anhaltender Bewusstlosigkeit muss unbedingt der (Not-)Arzt oder die Rettung gerufen werden. Eine Glukoseinfusion (Zuckerlösung) in die Vene ist dann notwendig.

Wichtig ist, dass Angehörige, Bekannte, Freunde, Kollegen über Hilfestellung bei Unterzucker informiert sind, um richtig handeln zu können.

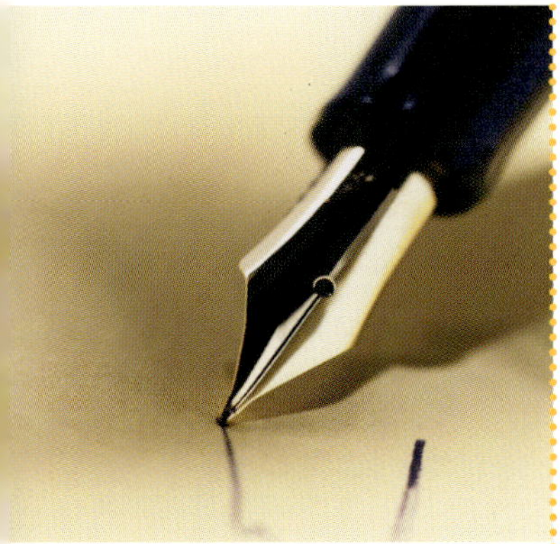

Dokumentation

Jede Unterzuckerung soll im Tagebuch vermerkt werden. Dadurch ist es leichter, mögliche Ursachen zu erforschen. Bei häufigen und vor allem „schweren Unterzuckerungen“ sollten Sie auf jeden Fall Ihren Arzt bzw. Ihr Diabetes-Team aufsuchen.

Erhöhter Blutzucker (Hyperglykämie)

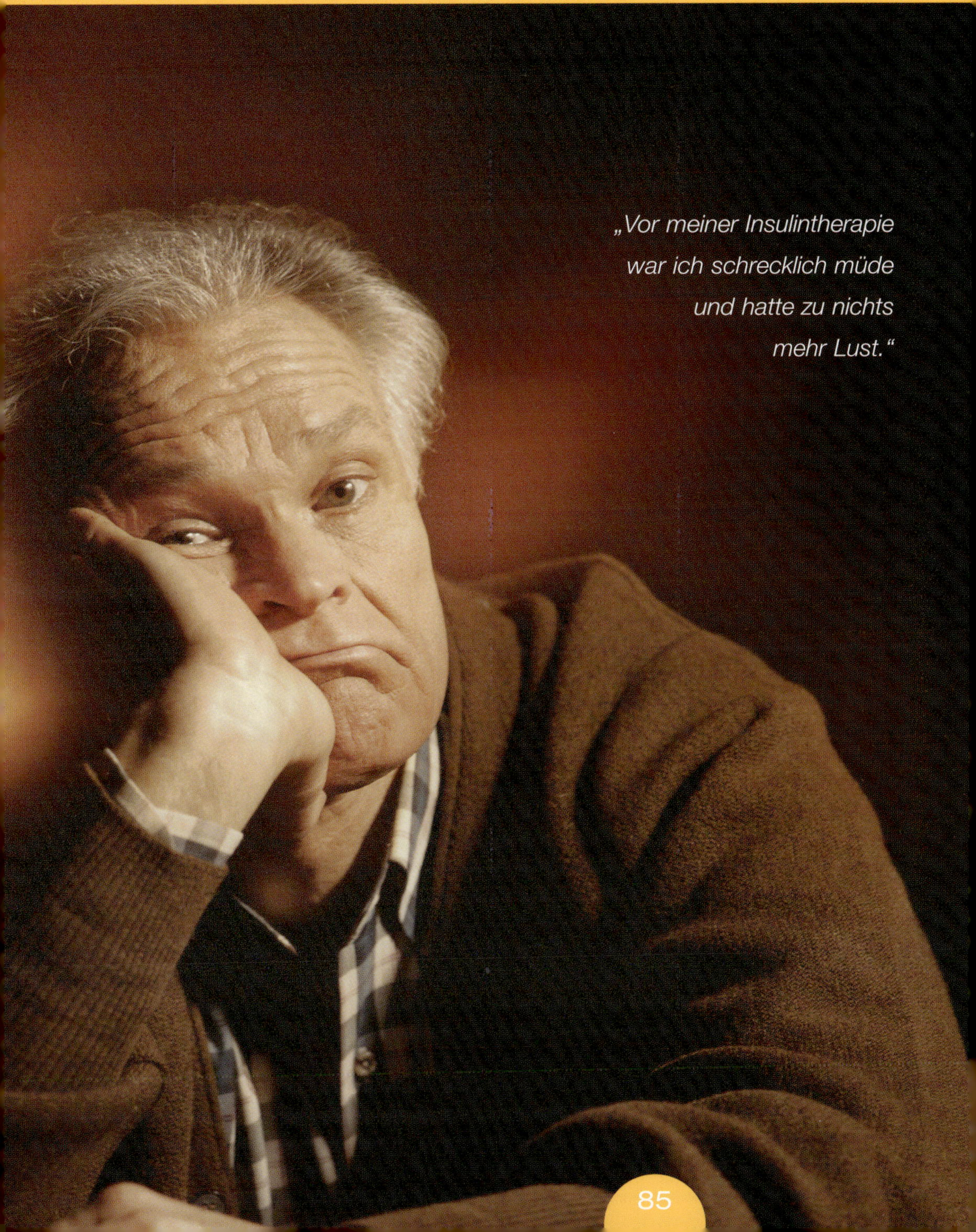

„Vor meiner Insulintherapie war ich schrecklich müde und hatte zu nichts mehr Lust."

Was versteht man unter erhöhtem Blutzucker?

hyper = zu viel
glyk = Zucker
aemie = im Blut

Von einem erhöhten Blutzucker oder Hyperglykämie spricht man, wenn der Blutzucker über den festgesetzten Zielbereich hinausgeht.

Welche Blutzuckerwerte sind anzustreben?

nüchtern ideal	nach dem Essen ideal
bis 125 mg% max.: 140 mg%	bis 160 mg% max.: 200 mg%

Diese Ziele sind abhängig vom Alter, der Diabetesdauer und eventuellen Komplikationen. Selbstverständlich wird Ihr Zielbereich individuell mit dem Arzt festgelegt.

Sind erhöhte Blutzuckerwerte gefährlich?

Häufige bzw. ständige und vor allem länger anhaltende erhöhte Blutzuckerwerte gefährden die Blutgefäße.

Welche Anzeichen können bei einem erhöhten Blutzucker auftreten?

Die Anzeichen treten individuell auf und können zum Teil gänzlich fehlen:

- Durst, trockener Mund bzw. Zunge
- häufiges Wasserlassen

- Abgeschlagenheit, Müdig- und Kraftlosigkeit
- Wadenkrämpfe und Nervenschmerzen in den Beinen
- Juckreiz, trockene Haut
- schlechtere Wundheilung
- häufige Infektionen (Pilzinfektionen, Harnwegsinfekte)
- Sehstörungen
- ungewollte Gewichtsabnahme (Flüssigkeitsverlust, Fett- und Muskelabbau)
- Austrocknung (kann zu Verwirrtheit führen)

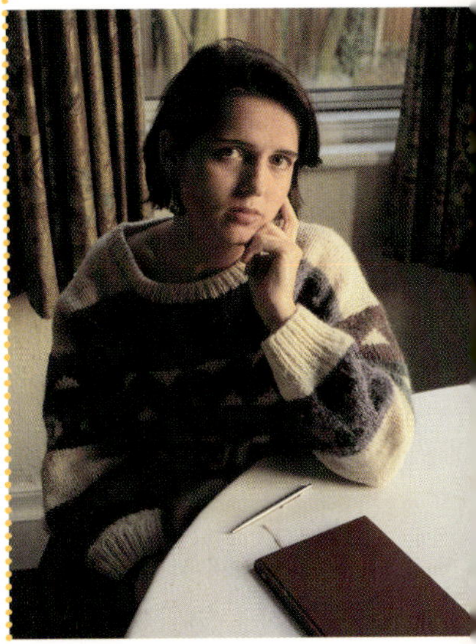

„Ich bin irgendwie ständig müde und kann mich zu nichts aufraffen."

Welche Ursachen haben hohe Blutzuckerwerte?

Sollten Ihre Blutzuckerwerte erhöht sein, kann das verschiedene Ursachen haben. Fragen Sie sich, welche auf Sie zutreffen könnten, und finden Sie Maßnahmen, um diese zu vermeiden.

Zu viele Kohlenhydrate

- empfohlenen Spritz-Ess-Abstand nicht eingehalten
- zu viele BEs und Kohlenhydrate gegessen
- falsche Schätzung der BEs und Kohlenhydrate
- weniger Bewegung als sonst

Zu geringe Tablettendosis

- vergessen, die blutzuckersenkenden Tabletten einzunehmen
- unregelmäßige Tabletteneinnahme

Zu wenig Insulin

- zu wenig Insulin gespritzt (zu wenige IE eingestellt)
- vergessen, das Insulin zu spritzen
- keine Korrektur gesetzt bei erhöhtem Wert
- unwirksames Insulin durch falsche Lagerung (Wärme, Kälte)

Weitere Ursachen

- gesteigerter Bedarf bei Abnahme der Eigeninsulinproduktion
- erhöhter Insulinbedarf bei Krankheit, Infekten, Entzündungen
- Medikamenteneinnahme (Kortison, Blutdrucktabletten, Hormontabletten ...)
- Gewichtszunahme
- Stress, Ärger
- fehlende Schulung/Beratung bzw. Wissen über die Erkrankung
- defekter Pen bzw. Blutzuckermessgerät
- seltene, unregelmäßige Selbstkontrollen (Blutzucker-, Harnzuckerkontrolle)

Treffen diese Ursachen nicht zu und ist Ihr Blutzucker ständig erhöht, muss die bisherige Diabetestherapie verändert werden. Sprechen Sie mit Ihrem Arzt darüber.

Was versteht man unter einer Stoffwechselentgleisung?

Nehmen Sie anhaltende Blutzuckerwerte um 300 mg% ernst, es besteht die Gefahr einer Stoffwechselentgleisung. Sie entsteht durch Insulinmangel, in weiterer Folge kommt es zu einem Salz-, Elektrolyt- und Wasserverlust.

Bei einem Typ-2-Diabetes kann dies vor allem im Rahmen einer schweren Infektion mit einem großen Flüssigkeitsverlust auftreten. Eine Übersäuerung (Acidose) des Körpers aufgrund eines ausgeprägten Insulinmangels tritt bei einem Typ-2-Diabetes eher selten auf.

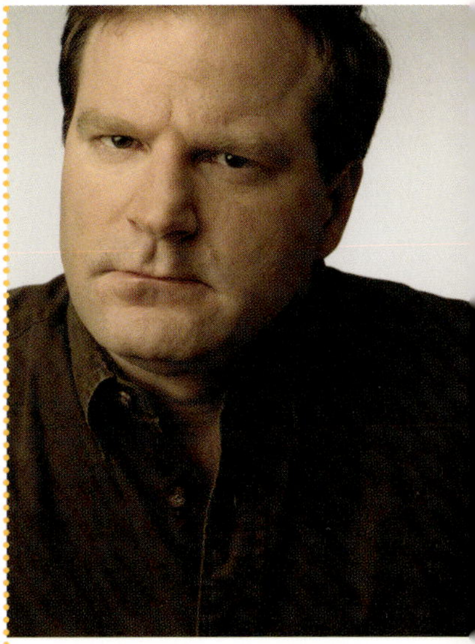

„Wenn ich mich wieder so richtig über meinen Vermieter ärgern muss, steigt mein Zucker."

Symptome, die auf eine Stoffwechselentgleisung hinweisen

- Austrocknung
- außergewöhnlich trockene Haut
- extreme Müdigkeit, energielos
- Verwirrtheit
- Übelkeit, Erbrechen
- Bauchschmerzen, evtl. Durchfall
- tiefe, schwere Atmung
- Atem riecht nach Azeton

Unbedingt notwendige Maßnahmen

- häufigere Blutzucker-, Harnzuckerkontrollen
- viel trinken (1 l Wasser/Stunde)
- keine körperliche Anstrengung
- zunächst nichts essen – erst, wenn der Blutzucker unter 200 mg% ist
- falls möglich eine Blutzuckerkorrektur mit Normalinsulin (Schulung)
- Insulin-Tablettendosiserhöhung nach Rücksprache mit Ihrem Arzt
- vorhandene Erkrankung behandeln (Infekt)

Wenn keine Verbesserung eintritt, suchen Sie rechtzeitig Ihren Arzt oder ein Krankenhaus auf.

Ohne diese Gegenmaßnahmen kann es zu einer Bewusstseinseintrübung und in weiterer Folge zu einem diabetischen Koma (Bewusstlosigkeit) kommen.

Selbstkontrolle

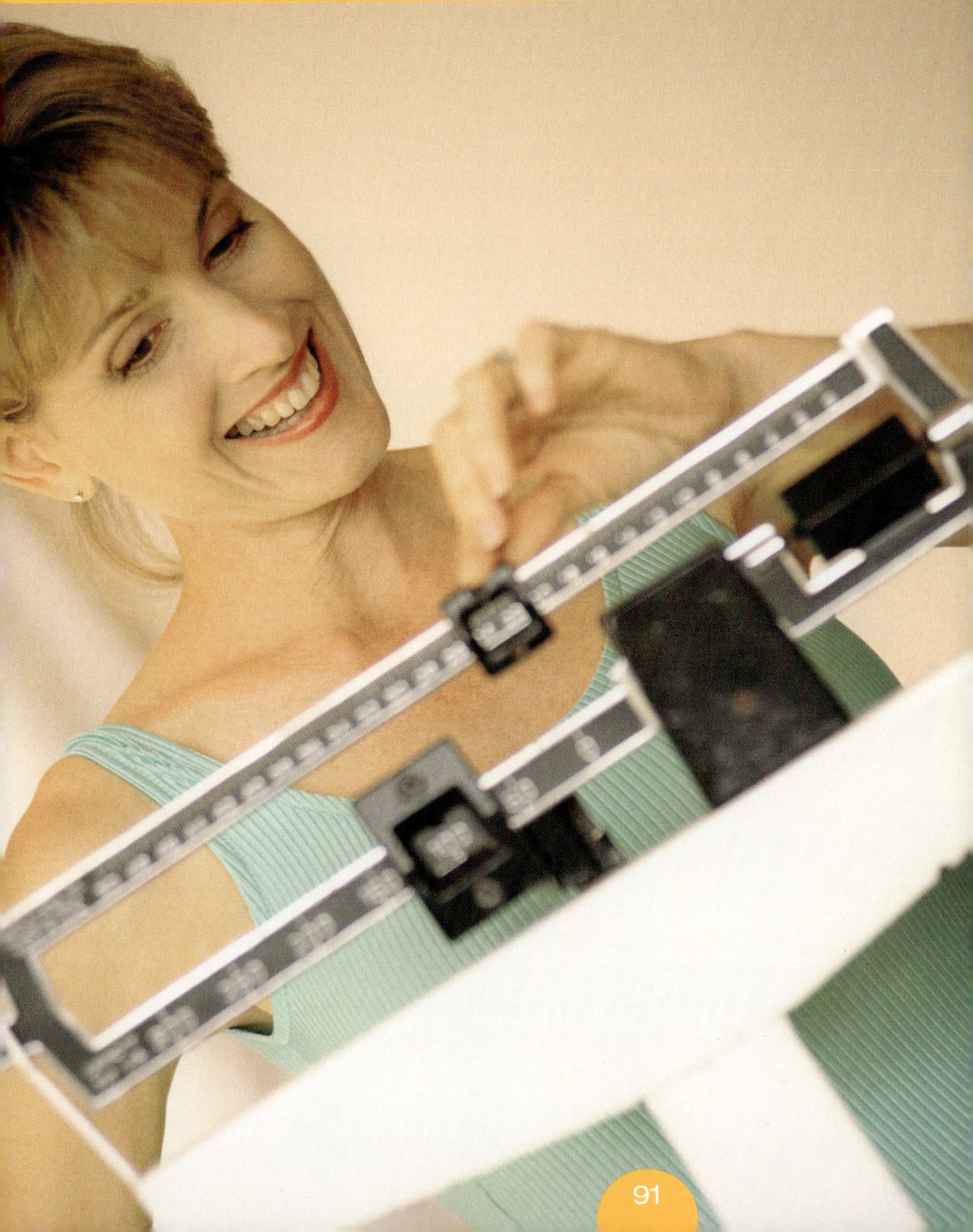

Warum sollen Sie Selbstkontrollen durchführen?

Kontrolliert wird: Blutzucker, Harnzucker, evtl. Azeton, Gewicht, Füße und Blutdruck

- Die Effektivität Ihrer derzeitigen Behandlung kann überprüft werden.
- Sie erhalten einen Überblick über Ihre momentane Stoffwechsellage.
- Eine gewisse Selbstständigkeit, Sicherheit und Unabhängigkeit im Alltag wird erreicht – Voraussetzung ist eine gute Schulung.
- Sie können selbst sehr viel zu Ihrer Blutzuckereinstellung beitragen.
- Sie können rechtzeitig auf Akutkomplikationen wie Unter-/Überzuckerungen reagieren.
- Spätfolgen an Gefäßen (Augen, Nieren, Nerven, Gehirn, Herz und Füßen) können vermieden bzw. reduziert werden. Krankenstände und Krankenhausaufenthalte werden seltener.

Dadurch erhöht sich Ihre Lebensqualität und Lebenserwartung.

Wie kommen Sie zu Ihrem Blutzuckermessgerät?

Ihr Arzt ist für die Verordnung des Gerätes und der Teststreifen zuständig und Ihre Krankenkasse für die Finanzierung und Bereitstellung. Es gibt verschiedene Blutzuckermessgeräte mit den dazugehörigen Stechhilfen auf dem Markt. Die Auswahl Ihres Blutzuckermessgerätes und die Einschulung darauf soll im Rahmen Ihrer Diabetesschulung erfolgen. Wählen Sie das Gerät, mit dem Sie am besten zurechtkommen. Prinzipiell: Lassen Sie sich den Gebrauch des Blutzuckermessgerätes von einer Diabetesberaterin zeigen!

Was können Sie selbst kontrollieren?

- Blutzucker
- Harnzucker
- Azetonkontrolle
- Blutdruck (siehe Kapitel Bluthochdruck)
- Gewicht (siehe auch Kapitel Ernährung)
- Füße (siehe Kapitel Fußpflege)

Blutzuckerkontrolle

Was sagt eine Blutzuckerkontrolle aus?
Sie erfahren die momentane Höhe des Zuckers im Blut.

Wer soll Blutzucker messen?
Die Blutzuckertestung wird vor allem von insulinpflichtigen Diabetikern durchgeführt. Unentbehrlich ist sie, wenn Sie Ihre Insulindosis – entsprechend dem Blutzucker – anpassen möchten. Wenn Sie blutzuckersenkende Medikamente nehmen, ist eine wöchentliche Kontrolle sinnvoll. Die Voraussetzung dafür ist eine gute Schulung.

Die Dokumentation Ihrer ermittelten Werte ist wichtig,

um Ursachen für Unter- oder Überzuckerungen leichter zu finden, und diese sind eine wichtige Grundlage für Therapieänderungen gemeinsam mit Ihrem Arzt.

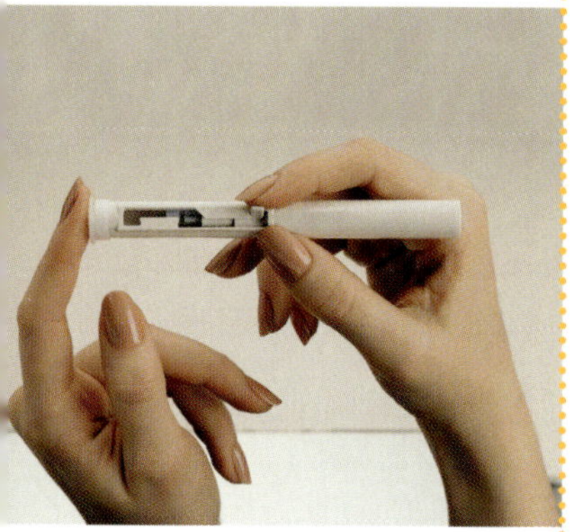

Wie messen Sie Ihren Blutzucker?

Vorbereitung

- ○ Blutzuckermessgerät
- ○ Stechhilfe
- ○ Tupfer, Papiertaschentuch (ohne Menthol oder Parfumzusatz)
- ○ saubere Hände:
  - Waschen Sie Ihre Hände mit Seife, um sie von Schweiß und anderen Substanzen, die die Messung des Blutzuckers beeinflussen können, zu befreien.
  - Warmes Wasser fördert die Durchblutung, sodass ein Blutstropfen leichter gewonnen werden kann.
  - Alkohol oder Hautdesinfektionsmittel sind nicht notwendig, sie können den Blutzuckerwert verfälschen.
- ○ Teststreifen bzw. Sensor erst unmittelbar vor der Messung aus der Teststreifendose nehmen bzw. die Schutzhülle entfernen
- ○ Bei einer neuen Teststreifenpackung müssen Sie das Gerät neu codieren, ansonsten kommt es zu falschen Blutzuckerwerten.

Durchführung

- ○ Einschalten: entweder durch Ein-/Ausschalttaste oder durch Einführen des Teststreifens/Sensors ins Gerät
- ○ aktuellen einprogrammierten Code überprüfen
- ○ Blutstropfen gewinnen:
  - Bei kalten Fingern Hände warm waschen, Fingergymnastik.

- Sie stechen seitlich mit der Stechhilfe in die Fingerbeere.
- Verwenden Sie alle zehn Finger, um Verhornungen zu vermeiden.
- Streichen Sie die Handfläche zu den Fingerspitzen hin aus und dann auch den jeweiligen Finger.
- Die Fingerkuppe nicht quetschen oder fest drücken, da das austretende Gewebewasser den Blutstropfen verdünnt.

○ Tragen Sie den gewonnenen Blutstropfen auf das Testfeld auf bzw. halten Sie den Sensor in den Blutstropfen, bis das Gerät genügend Blut hat und ein Signal gibt.

○ Warten Sie die Messzeit ab (von Gerät zu Gerät verschieden).

○ Vermerken Sie den Blutzuckerwert in Ihrem Tagebuch.

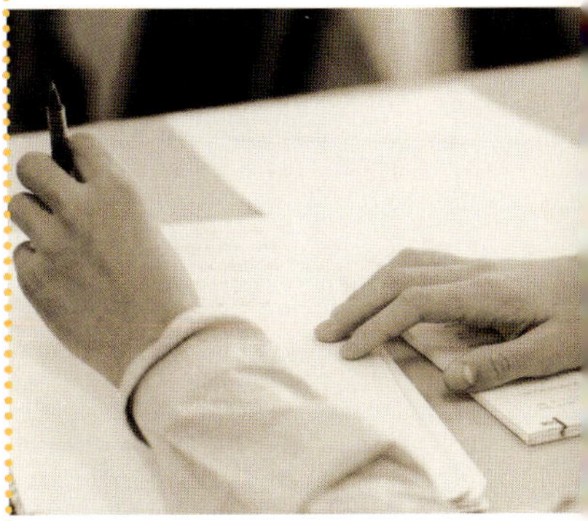

„Dadurch, dass ich meine Werte immer genau mitschreibe, habe ich einen guten Überblick."

Im Prinzip speichern die Blutzuckermessgeräte die gemessenen Blutzuckerwerte mit Datum und Uhrzeit. Dies kann aber die Dokumentation im Tagebuch nicht ersetzen. Die Speicherkapazität der Geräte ist begrenzt und ältere Werte gehen verloren.

Die Dokumentation mit Blutzuckerwert, Insulinmenge, Essensmenge und außergewöhnlichen Situationen erleichtert die Besprechung mit Ihrem Arzt (Dosisanpassung, mögliche Ursache für Unterzuckerungen ...).

Weiters sollen Wartung, Reinigung und Überprüfung mit Testlösungen regelmäßig durchgeführt werden, um Falschmessungen vorzubeugen. Dies erlernen Sie alles in einer Diabetikerschulung.

Alternative Blutstropfengewinnung

Bei einigen Blutzuckermessgeräten besteht die Möglichkeit, den Blutstropfen unter bestimmten Bedingungen alternativ durch Vakuumprinzip zu gewinnen. Dazu gibt es eigene Aufsätze für die Stechgeräte. Alternative Stichstellen wären z. B. Handballen, Unterarm ...

Eine andere Möglichkeit wäre es, den Blutstropfen aus dem Ohrläppchen zu gewinnen. Besprechen Sie mit Ihrem Diabetes-Team, ob dies bzw. wann es für Sie möglich ist.

Umgang mit den Teststreifen

- Teststreifen/Sensoren vor Feuchtigkeit, Licht, Wärme und Kälte schützen – in Originalteststreifendose aufbewahren und nach Gebrauch immer sofort verschließen
- nicht im Badezimmer aufbewahren (zu hohe Luftfeuchtigkeit)
- nach Öffnen der Packung: innerhalb der nächsten drei bis vier Monate verbrauchen
- Ablaufdatum beachten

Wann sollen Sie Ihre Lanzette wechseln?

- nach ca. drei- bis viermaliger Verwendung
- vor und nach Gebrauch durch eine andere Person

Die Entsorgung der gebrauchten Lanzette soll in einem Hartplastikbehälter erfolgen. Diesen gut verschließen und zum Restmüll geben.

Häufigkeit der Messung

Wie oft Sie messen, ist von Ihrer Behandlung abhängig. Sprechen Sie mit Ihrem Arzt darüber.

In der Einstellungsphase können mehrere Messungen notwendig sein z. B. ein bis zwei Stunden nach den Hauptmahlzeiten und in der Nacht (2.00 bzw. 3.00 Uhr nachts).

Genauso sind bei einer Krankheit häufigere Messungen notwendig, um eine Stoffwechselentgleisung zu vermeiden.

Mögliche Fehlerquellen

- zu kleiner Blutstropfen
- eine falsche Lagerung der Teststreifen/Sensoren z. B. im Badezimmer, Fensterbank (Sonne)
- abgelaufene Teststreifen/Sensoren
- die Teststreifendose ist nicht richtig verschlossen und schon lange in Verwendung
- falscher Code
- unsaubere Hände (Schweiß, Zucker ...)
- Drücken des Fingers bei der Blutstropfengewinnung
- bei zu wenig Blut – nochmaliges Auftropfen auf das Testfeld
- zu hohe oder zu niedrige Temperatur
- zu hohe Luftfeuchtigkeit
- in großer Höhe (Berg)
- starke Sonneneinstrahlung bei der Messung
- erhöhter Flüssigkeitsverlust z. B. bei Krankheit (Austrocknung)
- hohe Harnsäurekonzentration im Blut, erhöhte Zufuhr von Vitamin C
- elektromagnetische Felder (Mobiltelefon) können Fehlermeldungen am Blutzuckermessgerät auslösen
- mangelhafte Wartung und Reinigung des Messgerätes

„Direkt in die Fingerkuppe zu stechen tut mehr weh.“

Handys können am Blutzuckermessgerät Fehlermeldungen auslösen.

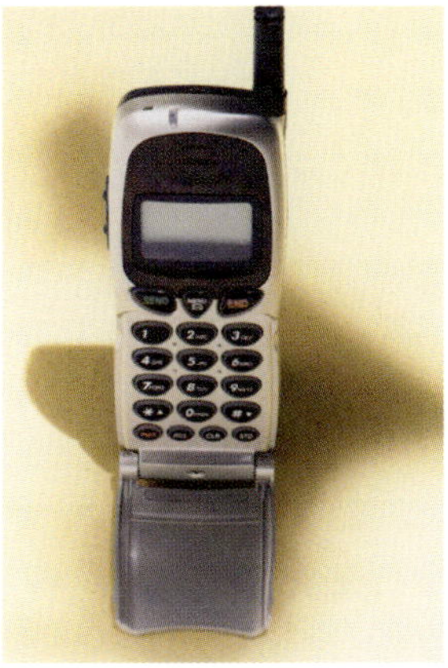

Gelingt es Ihnen, nur ein paar Kilogramm Übergewicht abzunehmen, ist das ein wesentlicher Beitrag zu Ihrer Gesundheit.

Gewicht

Kontrollieren Sie Ihr Gewicht

- einmal pro Woche auf Ihrer Waage
- zur gleichen Tageszeit (z. B. in der Früh gleich nach der Blasenentleerung)
- am besten ohne Kleidung
- Dokumentieren Sie Ihr aktuelles Gewicht.

Weiteres siehe Kapitel Gewichtsreduktion (Ernährung).

Zur Ermittlung Ihres Body Mass Index (BMI) verbinden Sie Ihre Körpergröße mit der Angabe Ihres Gewichtes. An der Schnittstelle mit der Skala in der Mitte können Sie Ihren BMI ablesen. Das angeführte Beispiel geht von einer Körpergröße von 167 cm bei einem Körpergewicht von 58 kg aus. Mit einem BMI von 21 entspricht das dem Normalgewicht.

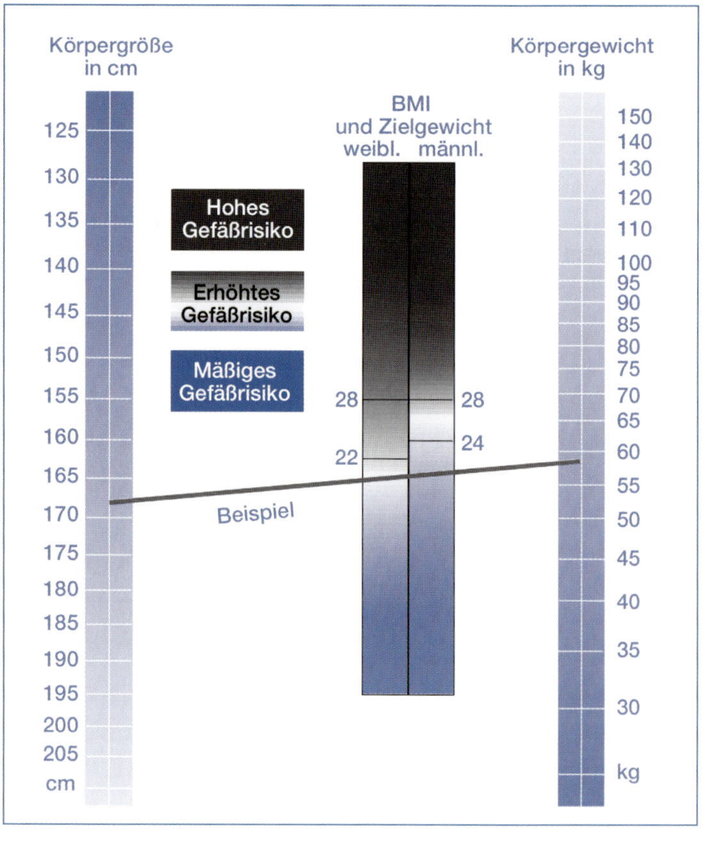

Harnzuckerkontrolle

Was bedeutet der Begriff „Nierenschwelle"?

Bei erhöhten BZ-Werten versucht die Niere durch verstärkte Harnbildung den überschüssigen Zucker aus dem Körper auszuschwemmen. Diese Grenze nennt man die Nierenschwelle. Sie liegt bei den meisten Menschen zwischen 160 mg% und 200 mg%, also im Durchschnitt bei ca. 180 mg%.

Im Alter und nach längerer Diabetesdauer kann die so genannte Nierenschwelle höher liegen.

Was sagt die Harnzuckerkontrolle aus?

Es handelt sich hierbei um einen Sammelwert (Zeitpunkt von der letzten Blasenentleerung). Der Harnzucker gibt nicht den momentanen Blutzuckerwert bekannt. Aus der Harnzuckerkontrolle kann man auch keine Unterzuckerung erkennen, denn bis zum Erreichen der Nierenschwelle hat man keinen Zucker im Harn.

Wer soll den Harnzucker testen?

Harnzuckertesten ist eine Selbstkontrollmöglichkeit für die meisten nichtinsulinpflichtigen Diabetiker mit gutem HbA1c-Wert.

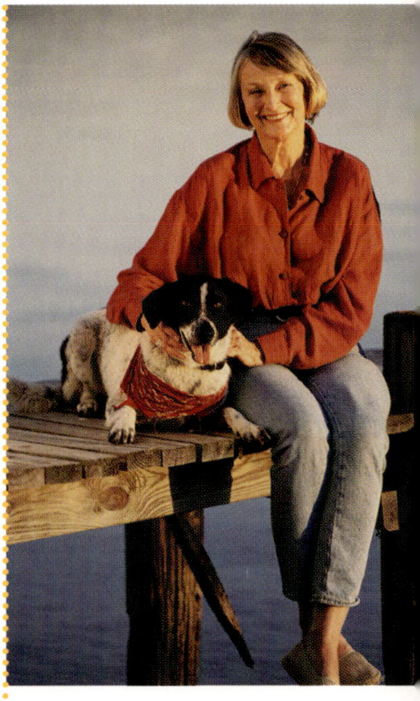

„Seit ich zehn Kilogramm abgenommen habe, fühle ich mich einfach leistungsfähiger."

Z. B. mit DiaburTest 5000 (Fa. Roche)

Wie messen Sie Ihren Harnzucker?

- Teststreifen unmittelbar vor der Testung aus der Teststreifendose nehmen (Teststreifendose sofort wieder gut verschließen)
- diesen kurz direkt in den Harnstrahl halten oder in den Harnbecher tauchen
- danach überschüssigen Harn am Becherrand bzw. WC-Rand abstreifen
- nach genau zwei Minuten (Uhr mit Sekundenzeiger) Ergebnis ablesen
- Teststreifenfarbe mit Farbe auf Teststreifendose vergleichen (gutes Seh- und Farbsehvermögen notwendig). Sie erhalten einen Prozentwert (neg. –5 %) – achten Sie auf eine gute Lichtquelle.
- Der ermittelte Wert soll auch im Tagebuch vermerkt werden.

Umgang mit den Teststreifen

- vor Feuchtigkeit schützen und Dose immer gut verschließen
- relativ rasch verbrauchen
- Testfeld nicht berühren
- Ablaufdatum beachten

Wann und wie oft ist Ihr Harnzucker zu testen?

- nüchtern und ein bis zwei Stunden nach der Hauptmahlzeit (vor der Mahlzeit soll die Blase entleert werden)
- anfangs täglich, bei stabilen guten Harnzuckerwerten zwei- bis dreimal/Woche (Harnzucker durchwegs negativ bzw. leicht positiv)
- In Ausnahmesituationen wie Krankheit oder bei anhaltend positivem Harnzucker ab 1 % testen Sie täglich alle zwei bis drei Stunden und suchen Sie rechtzeitig Ihren Arzt oder Ihr Diabetes-Team auf.

„Ein Marillenknödel mehr und schon verfärbt sich mein Teststreifen grün.“

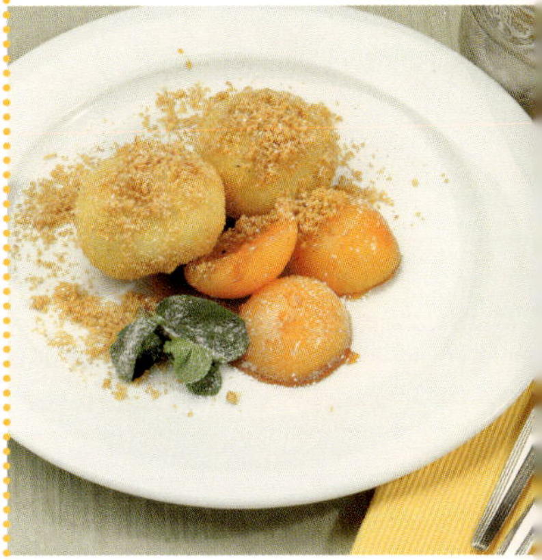

Azetonkontrolle

Wann wird Azeton bzw. Keton gebildet?

Azeton- bzw. Ketonkörper werden dann gebildet, wenn ein Insulinmangel besteht. Dadurch kommen die Körperzellen zu keinem Zucker und müssen stattdessen Fett verbrennen. Die Abbauprodukte dieser Energiegewinnung sind die Ketonköper, die den Körper übersäuern. Deswegen werden sie über den Harn und die Atemluft ausgeschieden. Typ-1-Diabetiker, Schwangere neigen eher zur Bildung von Ketonkörpern.

Wann sollten Sie Azeton testen?

Sprechen Sie mit Ihrem Arzt oder Diabetes-Team, ob und ab wann bei Ihnen eine Ketonkörpertestung erforderlich ist.

Sie sollen Azeton testen, wenn ein Hinweis auf einen Insulinmangel besteht, und zwar

- bei Blutzuckerwerten über 240 mg% für mehrere Stunden z. B. bei Krankheit ...
- vor körperlicher Aktivität, wenn der Blutzucker aus ungeklärten Gründen über 240 mg% liegt

Wenn Sie abnehmen, können Sie ebenfalls Ketonkörper im Harn haben. Dies ist jedoch ein gutes Zeichen, denn es beweist, dass Sie Fett abbauen. Der Harnzucker ist aber negativ.

Wo kann man Keton bzw. Azeton bestimmen?

- im Harn, meist in Verbindung mit Harnzucker-Teststreifen (*KetoDiaburTest 5000*)

Wie messen Sie Ihre Ketonkörper?

- siehe Harnzuckerkontrolle
- Nach einer Minute soll der Farbvergleich abgelesen werden.
- Die Angabe erfolgt in + (neg/+/++/+++).
- Ein positives Ergebnis gibt den Hinweis auf einen Insulinmangel. Dieser muss unbedingt ausgeglichen werden, um einer Stoffwechselentgleisung bzw. Übersäuerung des Körpers vorzubeugen. Gelingt das nicht, suchen Sie sofort Ihren Arzt bzw. das Krankenhaus auf.

Fußgesundheit

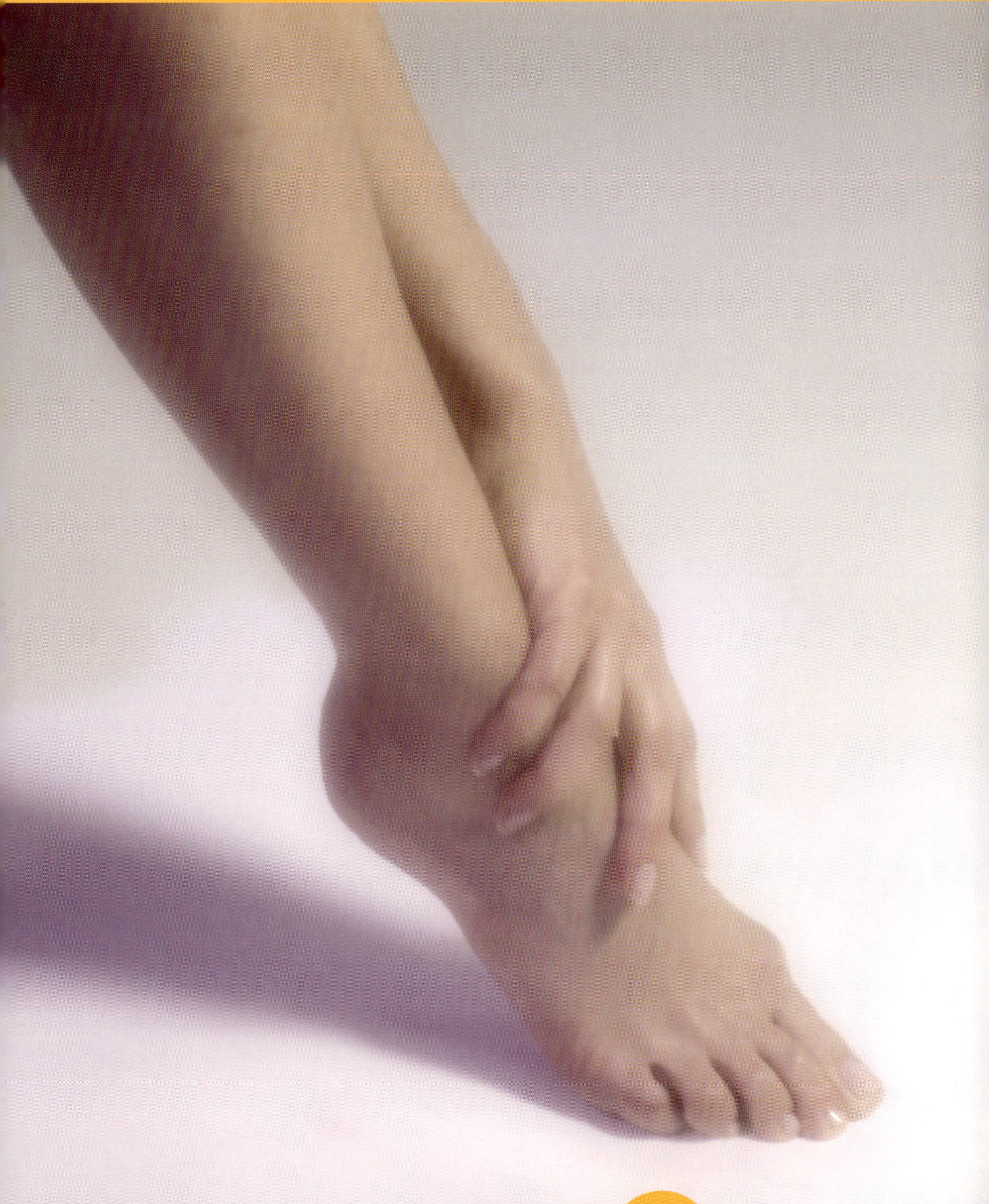

Behalten Sie Ihre Füße im Auge!

Damit aus den Füßen des Diabetikers keine diabetischen Füße werden!

Nehmen Sie Ihre Fußgesundheit aktiv in die Hand und befolgen Sie die wichtigsten Regeln zur Gesunderhaltung Ihrer Füße!

Warum ist Fußpflege bei Diabetikern ein so wichtiges Thema?

Das Thema Fußpflege ist in den letzten Jahren zu einem sehr wichtigen Thema geworden. Die Erfahrung im Umgang mit Diabetikern zeigt die Wichtigkeit der Vorbeugung durch richtige Fußpflege und rechtzeitige Untersuchungen der noch gesunden Füße. In der Vorsorge können Sie durch Selbstuntersuchung einen großen Beitrag leisten, Ihre Füße gesund zu erhalten und die gefürchtete Amputation von Gliedmaßen zu verhindern.

Warum sind Ihre Füße besonders gefährdet?

Diabetische Fußkomplikationen treten besonders dann auf, wenn über längere Zeit die Blutzuckerwerte und das HBA1c erhöht sind. Hoher Blutzucker bewirkt eine Veränderung an den Gefäßen und an den Nerven. Die Folge sind Stoffwechselstörungen in den Nerven oder eine fortschreitende Gefäßverkalkung. Die Anfälligkeit für Infektionen nimmt zu. Rauchen ist ein zusätzliches Risiko, das Sie selbst in der Hand haben.

Warum müssen Sie Ihre Füße regelmäßig untersuchen?

Alle Störungen verlaufen am Anfang vollkommen schmerzlos und schleichend. Über viele Jahre unerkannt, kann sich ein diabetischer Fußschaden entwickeln. Sie selbst können kleinste Veränderungen, Verfärbungen und minimale Verletzungen sofort erkennen und frühzeitig behandeln.

Nehmen Sie Ihre Füße und Ihre Fußgesundheit täglich in die Hand – Fußpflege steht in der Vorsorge an erster Stelle!

Wie oft müssen Ihre Füße untersucht werden?

Sie müssen Ihre Füße täglich auf Veränderungen kontrollieren, pflegen und inspizieren. Zusätzlich einmal monatlich eine verletzungsfreie Fußpflege und einmal jährlich einen Fußcheck beim Diabetologen durchführen lassen. Siehe Vorsorgeuntersuchungen!

1x täglich:	Fußkontrolle
1x monatlich:	Fußpflege
1x jährlich:	Fußcheck beim Diabetologen

Die ärztlichen Untersuchungen haben den Sinn, dass Sie Ihr Fußrisiko kennen. Haben Sie ein geringes bis hohes Risiko, sind folgende Punkte hilfreich, um Fußschäden zu verhindern.

Welche Gefahrenzeichen müssen Sie erkennen?

Alle Veränderungen, Verfärbungen und kleinste Verletzungen müssen unverzüglich zu einem Arztbesuch führen. Nur eine sofortige Kontrolle und Behandlung verhindert die am meisten gefürchtete Folge aller diabetischen Spätschäden – **die Amputation!!!**

Welche Zeichen gibt es für eine Nervenschädigung?

Folgende Warnsignale müssen Sie immer als beginnendes Zeichen einer Nervenstörung beachten:

- warme und extrem trockene Füße
- Neigung zu Schwielen, Hornhaut und Einrissen
- häufiger Nagel- und Hautpilz
- beginnendes Kribbeln, Ameisenlaufen und Missempfindungen
- herabgesetztes Vibrationsempfinden
- verminderte Druckempfindung
- Taubheitsgefühl, Gangunsicherheit
- brennende Schmerzen und Hitzegefühl besonders nachts und in Ruhe
- herabgesetztes Temperaturempfinden, dadurch die Gefahr der Verbrennung oder Erfrierung
- verminderte oder erloschene Schmerzempfindung
- Hammerzehen- oder Krallenzehenbildung

Durch fehlende Empfindung kommt es zur Fehlbelastung der Fußsohle und zur Bildung von Schwielen. Unter den Schwielen wird Gewebe unerkannt zerstört und es bildet sich das gefürchtete Fußgeschwür (Ulcus).

Um Schäden an der Druckbelastung und im Abrollverhalten der Fußsohle zu messen, muss eine Fußdruckmessung – Pedografie – durchgeführt werden. Gefährliche Druckspitzen grafisch dargestellt helfen auch dem orthopädischen Schuster, bei der Herstellung von Einlagen auf die Druckverhältnisse Rücksicht zu nehmen. Auch die Schuhe und Strümpfe der Patienten werden kontrolliert.

Welche Zeichen gibt es für eine Durchblutungsstörung?

- kühle und blasse Füße
- Zehenspitzen und Fußränder bläulich verfärbt
- Haut blass und dünn
- Wadenschmerzen und Wadenkrämpfe beim Gehen
- Linderung der Beschwerden beim Stehenbleiben – bekannt auch als „Schaufensterkrankheit"
- schwarze Verfärbung von Zehenspitzen und Ferse, beginnendes Fußgangrän

Kalte Füße sind ein Anzeichen für Durchblutungsstörungen.

„Ich bin doch tatsächlich den ganzen Tag mit einem kleinen Legostein im Schuh herumgelaufen und habe nichts gespürt!“

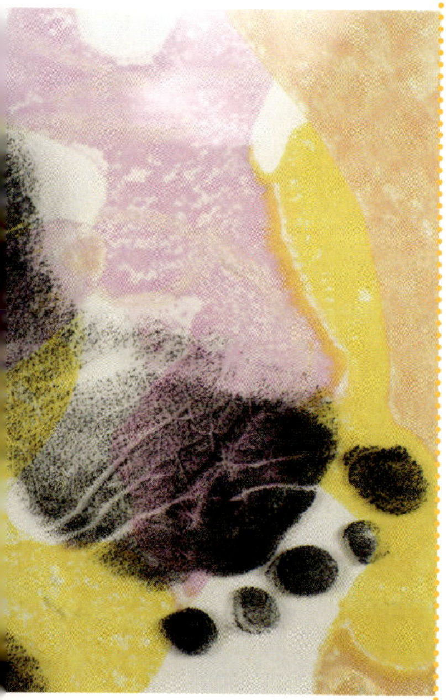

Wie trägt Fußpflege zu Ihrer Fußgesundheit bei?

Tägliche Fußkontrolle

Kontrollieren Sie täglich abends beide Füße bei gutem Licht oder mithilfe eines Spiegels. Begutachten Sie die Füße von beiden Seiten, Fußsohle und Zehenzwischenräume. Falls Sie selbst dazu nicht in der Lage sind, bitten Sie Ihren Partner, Angehörige, Freunde, Pflegedienst oder Ihren Hausarzt, dies zu tun. Auf Folgendes sollten Sie besonderes Augenmerk legen.

- Hornhaut, Schwielen
- Druckstellen, Hühneraugen
- Hautveränderungen, Verfärbungen
- Haut trocken oder rissig
- Blasen, Rötungen, kleine Verletzungen
- geschwollene Füße
- Einschnürungen von Socken oder engen Schuhen
- verdickte, verfärbte Fußnägel
- Zeichen einer Pilzinfektion

Richtige Reinigung

Die tägliche Reinigung der Füße ist die erste und wirkungsvollste Vorsorgemaßnahme.

Achten Sie besonders auf die Wassertemperatur (37 °C) und kontrollieren Sie diese mit einem Badethermometer. Ihre Fußbäder sollten nur drei bis fünf Minuten dauern, da sonst die Haut zu sehr aufgeweicht wird. Benutzen Sie nur milde Seifenlösungen oder Badezusätze, die für Fußbäder geeignet sind. Verwenden Sie keine rauen Massagehandschuhe, da diese zu kleinen Verletzungen führen können, die wiederum Eintrittspforten für Keime sein können. Nach dem Fußbad sorgfältig abtrocknen, besonders zwischen den Zehen. Bei Haut- oder Nagelpilz eignen sich Papierhandtücher oder Küchenrollen besonders gut zum Abtrocknen, um Bakterien, Pilze oder andere Keime nicht durch Handtücher immer wieder zu übertragen.

Pflege durch Eincremen

Günstig sind Cremen ohne Duft- und Konservierungsstoffe mit hohem Wassergehalt. Neigen Sie zur Verhornung, verwenden Sie Pflegemittel, Salben oder Schäume mit dem Zusatz von Harnstoff. Bei Verwendung von stark fetthaltigen Cremen kann es zum Verstopfen der Poren kommen, die die Hautatmung beeinträchtigt.

In den Zehenzwischenräumen nicht cremen, sondern höchstens ein paar Tropfen Babyöl, das verhindert das Aufweichen der Haut durch Schweiß.

Pflege der Fußnägel

Schneiden und feilen Sie Ihre Nägel regelmäßig. Benutzen Sie zum Kürzen eine Sandblattfeile oder eine Diamantfeile ohne Spitze. Vermeiden Sie spitze Zangen, Scheren oder Nagelknipser. Fußnägel immer gerade abschneiden, das verhindert das Einwachsen. Fußnägel sollen mit der Nagelkuppe gerade abschließen. Bei Problemen überlassen Sie die Pflege dem geschulten Fußpfleger.

Entfernen von Hornhaut und Hühneraugen

Versuchen Sie niemals mit einer Rasierklinge oder einer Raspel die Hornhaut zu entfernen. Hornhaut nur vorsichtig mit einem weichen Bimsstein entfernen, ohne die gesunde Haut zu verletzen.

Hühneraugen dürfen Sie niemals mit Hühneraugenpflaster, -salben oder -tinkturen selbst behandeln. Diese Mittel enthalten ätzende Substanzen, die auch die gesunde Haut angreifen und zu schweren Selbstverletzungen führen können. Überlassen Sie das Entfernen der Hornhautschwielen und der Hühneraugen dem geschulten Fußpfleger und überprüfen Sie Ihre Schuhe auf Druckstellen.

Wohin mit kalten Füßen?

Nach Abklärung, ob Gefäßschäden vorliegen, tragen Sie am besten warme Wollsocken, die nicht drücken. Niemals mit heißen Fußbädern, Wärmeflaschen, Heizkissen oder Heizstrahlern versuchen, die Füße anzuwärmen. Dies kann bei vorliegender Nervenstörung zu schwersten Verbrennungen führen.

Saunabesuche sind nur nach entsprechender Untersuchung und Rücksprache mit dem Arzt erlaubt.

Dürfen Sie barfuß laufen?

Grundsätzlich besteht beim Barfußlaufen immer ein Risiko. Schon kleinste Verletzungen können schwere Folgen haben. Tragen Sie im Haus bequeme, gut passende Hausschuhe mit einer entsprechenden Einlage. Im Urlaub am Strand und im Schwimmbad sind Badeschuhe mit einer glatten Innenseite empfehlenswert.

Jede Behandlung im Fußpflegesalon muss unblutig erfolgen.

Wie finden Sie den richtigen Fußpfleger?

Bei Fußpflege an Diabetikern ist die Praxishygiene von großer Wichtigkeit. Achten Sie auf die Sauberkeit der Fußwanne, frische Handtücher oder Einmalwäsche und Instrumente ohne Holzgriffe. Passen Sie auch auf, ob der Fußpfleger stets mit desinfizierten Instrumenten arbeitet. Das Entfernen der Hornhaut erfolgt ausschließlich mit Schleifmaschinen und nicht mit chirurgischen Skalpellen oder sonstigen metallischen Gegenständen. Gesamteindruck und Ausstattung des Salons sollte einem modernen Standard entsprechen.

Scheuen Sie sich nicht zu fragen, ob mehrere Instrumentensätze in der Praxis vorhanden sind und wie diese desinfiziert werden. Achten Sie auf Zusatzausbildungsdekrete und Diplome, die das Fachwissen des Fußpflegers auszeichnen.

In Österreich sind alle für Diabetesbehandlung ausgebildeten Fußpfleger mit einer Urkunde und einem Etikett gekennzeichnet. Die Liste mit Namen der ausgebildeten Fußpfleger erhalten Sie bei allen Schulungsstellen, in vielen Ambulanzen und Arztpraxen.

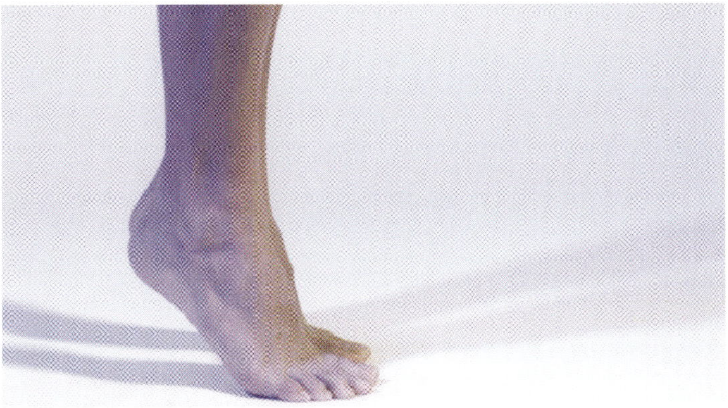

Wer hilft bei beginnenden Beschwerden?

- Bei trockener, rissiger Haut können Sie mit Hilfe von pflegerischen Maßnahmen wie Eincremen selbst Verbesserungen herbeiführen.
- Bei feuchter Haut durch Schwitzen mehrmals täglich die Füße abduschen und täglich frische Baumwollsocken oder Strümpfe anziehen.
- Bei Hornhaut und Hühneraugen lassen Sie sich vom geschulten Fußpfleger beraten und helfen.
- Bei Fußfehlstellungen und Druckstellen hilft der orthopädische Schuhmacher mit passenden Einlagen und orthopädischen Schuhen.
- Blasen, Wunden, Verletzungen steril abdecken und unverzüglich Ihren Arzt aufsuchen!!!

„Nach dem Besuch bei meiner Fußpflegerin gehe ich wie auf Wolken!“

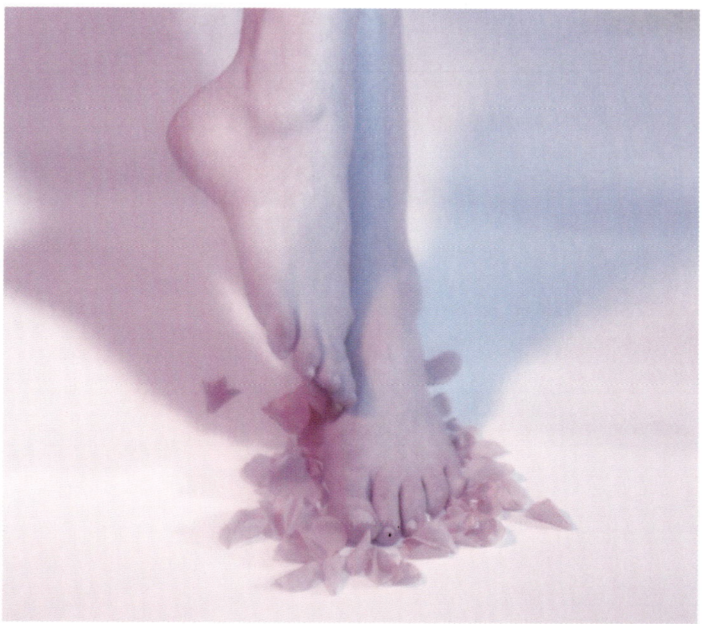

Welche Übungen sind sinnvoll als Fußgymnastik bei Diabetikern?

Für dieses Programm sollten Sie täglich einmal ein paar Minuten investieren:

Übungen im Sitzen oder Stehen

- Aktive Zehengymnastik: Zehen spreizen, so weit es geht.
- Vorfuß anheben, Ferse bleibt auf dem Boden (10-mal je Fuß).
- Vorfuß aufsetzen, Ferse anheben (10-mal je Fuß).
- Zur Lockerung der Fußsohlen: Abrollen auf einem Tennisball.
- Einen Gegenstand (z. B. ein Seil oder einen Bleistift) mit den Zehen aufnehmen.

Übungen im Sitzen

- Zehen einkrallen (10-mal je Fuß).
- Eine Zeitung mit den Zehen aufheben.
- Ein Tuch mit den Zehen unter den Fußsohlen zusammenschieben.
- Bein gestreckt anheben, Fuß im Sprunggelenk kreisen lassen (10-mal je Fuß).
- Mit verschränkten Armen von einem Stuhl aufstehen. Übung mehrmals wiederholen.
- Beine anheben und strecken, Fußspitzen zeigen zur Nase.
- Im Sprunggelenk kreisen lassen.

„Endlich habe ich mich durchgerungen, einen Schuh zu kaufen, der vorne breit genug und aus weichem Leder ist. Ich ahnte nicht, wie wunderbar ich damit laufen kann."

Wie schaut ein gut passender Schuh aus?

Die Hälfte aller Fußprobleme bei Diabetikern könnte durch gut passendes Schuhwerk vermieden werden.

- weiche und breite Schuhkappen
- genügend Platz im Vorfußbereich
- weiches echtes Oberleder, kein Kunststoff
- keine drückenden, scheuernden Innen- und Ziernähte
- feste Sohle mit flachen Absätzen
- genügend Halt für die Ferse
- Abrollhilfe zur Druckentlastung am Vorfuß
- Fußbettung und Innensohle müssen glatt und atmungsaktiv sein
- waschbarer Bezug von Einlagen – Leder wird durch Feuchtigkeit hart und rissig
- keine Noppen oder Ziernähte
- gepolsterte Schuhzunge

Nützliche Tipps

- Schuhe am Nachmittag kaufen – Fußschwellung berücksichtigen
- Schuhe vor dem Anziehen innen nach Fremdkörpern austasten
- nicht ohne Socken oder Strümpfen in geschlossenen Schuhen gehen
- keine Holzpantoffeln tragen

- keine Gummistiefel
- keine Gesundheitsschuhe, die die Durchblutung mit Noppen anregen
- keine Fußreflexzoneneinlagen – Gefahr von Druckstellen mit Blasenbildung
- Badeschuhe nur mit glatter Innensohle
- Optimale Schuhe können Sie auch im Sportgeschäft kaufen, da Joggingschuhe allen Anforderungen an einen gut passenden Schuh erfüllen.

Wann braucht man einen speziellen orthopädischen Maßschuh?

Wenn Sie schon an einer Fußdeformität oder einem Fußgeschwür leiden. Aufgabe dieser Spezialanfertigungen ist es, Ihren Fuß beim Gehen so zu stützen, dass Problemstellen entlastet werden. Doch auch hier können neuerliche Probleme auftreten.

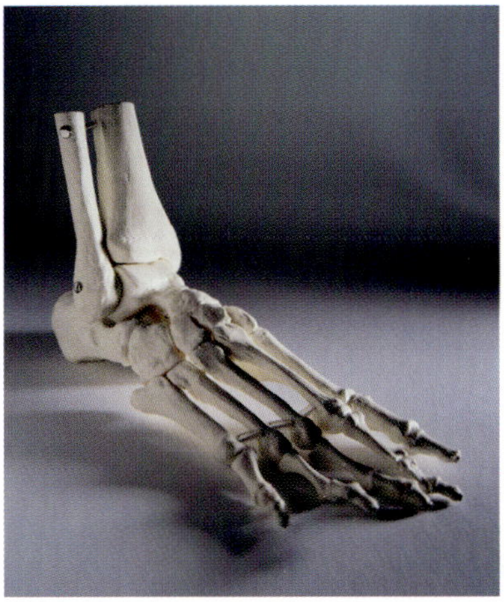

Deshalb ist die regelmäßige Kontrolle beim Arzt gemeinsam mit dem orthopädischen Schuhmacher äußerst wichtig.

Wer hilft weiter?

- alle Selbsthilfegruppen für Diabetiker
- alle Schulungszentren
- alle diabetischen Fußambulanzen
- Verband der österreichischen Diabetesberater
- diabetisch spezifische Fachordinationen

Was lernt man in einer Fußpflegeschulung?

Eine spezielle Fußschulung wird an allen Diabetesschulungszentren angeboten. Alle Interessierten können an dieser Information teilnehmen. Besonders alle Risikopatienten mit Hypertonie, Übergewicht, Raucher, Diabetiker mit Nervenstörung, Gefäßschäden, Fußdeformitäten sollten sich über das Fußrisiko aufklären lassen.

Bluthochdruck (Hypertonie)

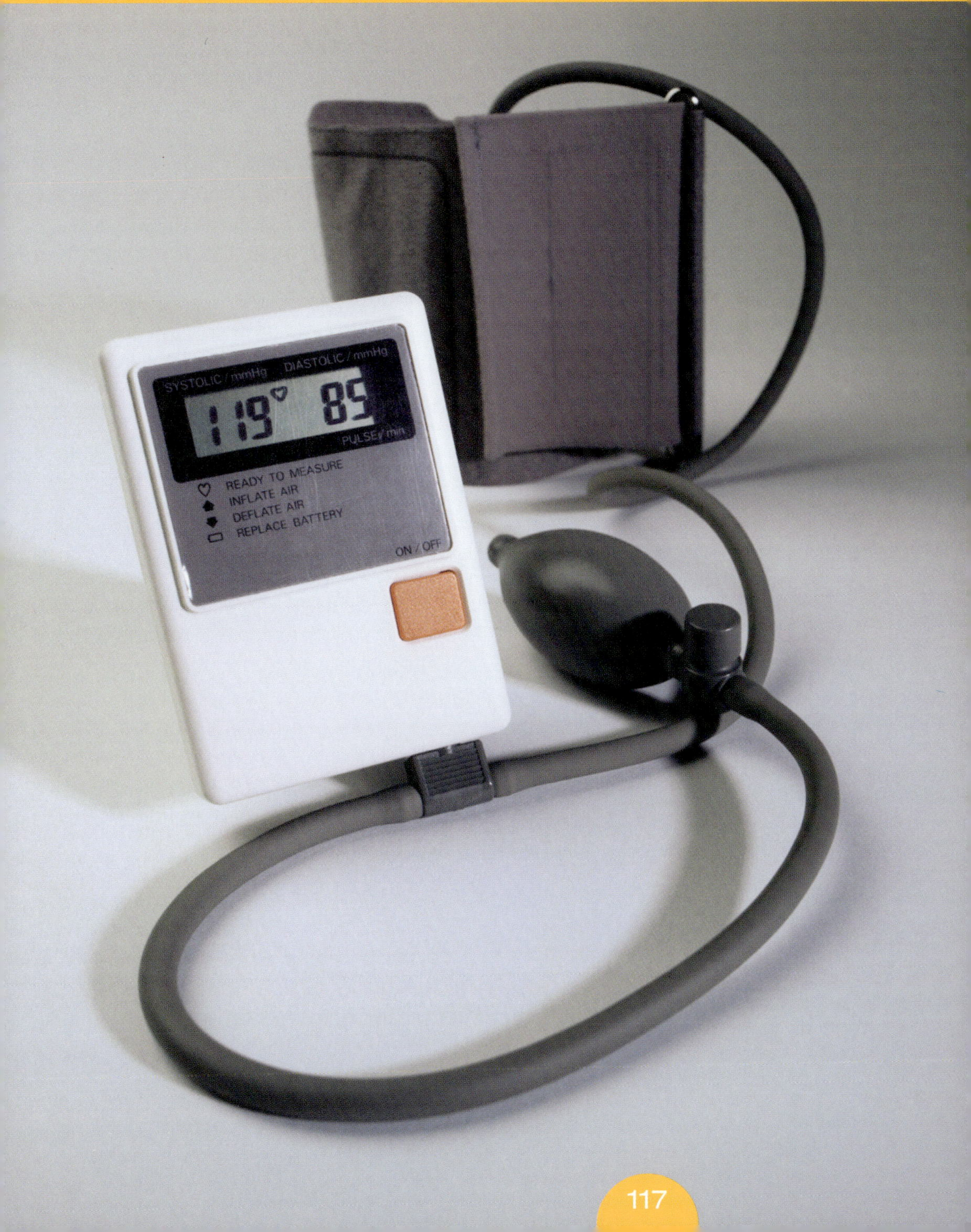

„Was hat das mit meiner Zuckerkrankheit zu tun?“

Tatsache ist, dass Bluthochdruck und Diabetes in vielen Fällen gemeinsam auftreten. Diese Kombination beeinflusst Folgeschäden wie Nierenschädigung, Augenerkrankungen und Erkrankungen des Herz-Kreislauf-Systems.

Etwa 70 % der Typ-2-Diabetiker und 10 % der Typ-1-Diabetiker haben auch einen erhöhten Blutdruck, das ist doppelt so viel wie bei Nichtdiabetikern.

Ab wann spricht man von einem Bluthochdruck – Hypertonie?

Ihr Blutdruck sollte auf jeden Fall unter 140/90 mmHg, noch besser unter 130/80 mmHg liegen.

Unbehandelter Bluthochdruck stellt eine dauernde Überbelastung für die Blutgefäße dar und es kommt zu verstärkten Ablagerungen (Verkalkung). Die Blutgefäße werden hart und eng und versorgen Organe und Gewebe nicht mehr ausreichend mit Sauerstoff. Die Gefäße können sich plötzlich komplett verstopfen oder Ablagerungen lösen sich und führen zu Gefäßverschlüssen – die Folge sind Herzinfarkt und Schlaganfall.

Zeichen einer beginnenden Nierenerkrankung bei Diabetikern mit Bluthochdruck sind erhöhte Eiweißausscheidungen im Harn. Bleibt der Hochdruck unbehandelt, kann sich die Nierenfunktion weiter verschlechtern und zum Nierenversagen bzw. zur Dialyse führen.

Welche Risikofaktoren gibt es?

- Übergewicht erhöht das Risiko um das Fünffache.
- Alter – das Risiko, an Hochdruck zu erkranken, nimmt mit steigendem Alter zu. Männer sind bereits ab einem Alter von ca. 40 Jahren, Frauen meist erst nach den Wechseljahren gefährdet.
- Vererbung – höheres Risiko, wenn Eltern bzw. Großeltern bereits an Hochdruck erkrankten
- Medikamente – Appetitzügler, manche Schmerzmittel, Grippemittel (fragen Sie Ihren Arzt oder Apotheker)
- Nikotin – bei Rauchern erhöhtes Risiko
- übermäßiger Alkoholkonsum
- zu salzreiche Ernährung

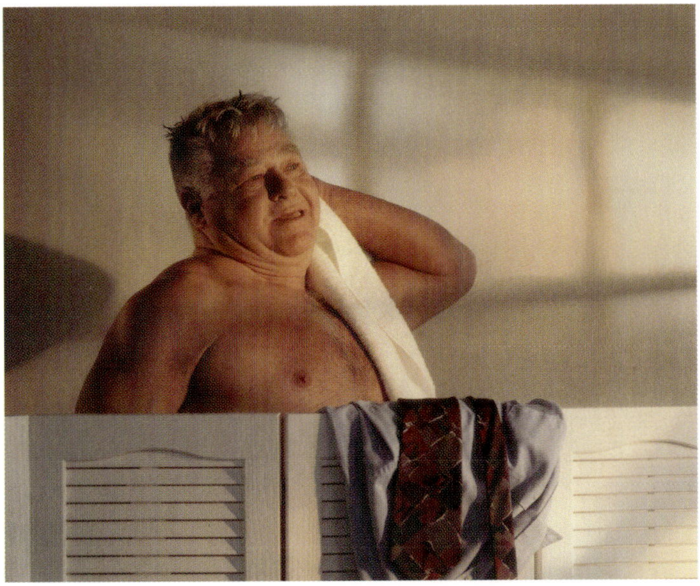

Übergewichtige Menschen neigen eher zu Bluthochdruck.

Erhöhter Blutdruck gehört immer behandelt. Ihr Arzt wird mit einer Reihe von Untersuchungen die Ursachen erforschen und die nötigen Medikamente verordnen. Medikamente unbedingt immer nach Anordnung nehmen. Bei Nebenwirkungen halten Sie Rücksprache mit Ihrem Arzt und setzen Sie die Medikamente nicht eigenständig ab. Ihr Arzt wird auch für Sie das passende Medikament finden.

Wie bemerken Sie, ob Ihr Blutdruck erhöht ist?

Er bleibt meistens unbemerkt und lange ohne Beschwerden. Darum lassen Sie bei jedem Arztbesuch Ihren Blutdruck messen. Oder kontrollieren Sie ihn selbst öfter in Ruhe.

Wie können Sie erhöhtem Blutdruck vorsorgen?

- Gewichtsreduktion
- viel Bewegung, Wandern, Spazieren, Radfahren, Schwimmen, Ausdauersportarten
- Alkoholkonsum einschränken
- nicht rauchen
- fettarme, salzarme Ernährung

Sie können das Ziel, Ihren Blutdruck auf einen optimalen Wert von unter 130/80 mmHg zu senken, erreichen, wenn Sie alle blutdrucksenkenden Mittel optimal nützen und Ihren Blutdruck im Alltag selbst kontrollieren.

Wie messen Sie Ihren Blutdruck richtig?

- Sitzen Sie ruhig und entspannt, den linken Arm legen Sie in Herzhöhe auf eine Unterlage. Der Ärmel Ihres Kleidungsstücks darf nicht einengen und keine Kleidung unter der Manschette sein.
- Testen Sie am linken Oberarm, ca. 2 cm über der Ellenbeuge, Ihren Puls (Oberarm-Innenseite).
- Jetzt legen Sie die Manschette so an, dass das eingenähte Stethoskop oder Mikrofon direkt über der Arterie zu liegen kommt.
- Das Aufpumpen der Manschette und das Ablassen des Manschettendrucks erfolgt nur mit Ihrer rechten Hand, während Ihr linker Arm entspannt bleibt.
- Die Aufpumphöhe liegt 30 mmHg über dem zuletzt ermittelten Blutdruckwert.
- Die Stethoskopoliven setzen Sie schräg von hinten nach vorn in die Ohren.
- Die Luftablassgeschwindigkeit beträgt ca. 2 mmHg pro Sekunde.
- Der systolische Blutdruck (1. Wert) wird abgelesen beim ersten von mindestens zwei aufeinander folgenden Klopfgeräuschen.
- Der diastolische Blutdruck (2. Wert) wird nach dem völligen Verschwinden der Klopfgeräusche bestimmt.
- Lesen Sie die Werte auf 2 mmHg genau ab. Auf- oder Abrunden ist nicht sinnvoll.

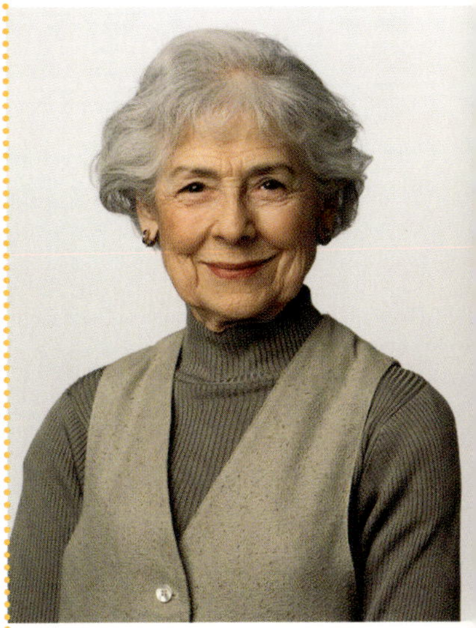

„Ich kontrolliere meinen Blutdruck dreimal täglich, und das gibt mir Sicherheit im Alltag.“

Heute sind schon gute elektronische Blutdruckmessgeräte erhältlich. In jedem Fall lassen Sie sich genau einschulen. Eine Überprüfung durch Parallelmessung des Blutdrucks von einer geschulten Person ist unbedingt erforderlich. Nur so lassen sich Fehlerquellen erkennen.

Maßnahmen bei Blutdruckkrise mit Beschwerden

Sofort zum Arzt!

Maßnahmen bei Blutdruckkrise ohne Beschwerden

Setzen Sie in der jeweiligen Situation die richtige Maßnahme:

bei Hitze:	Schatten
in einer Menschenmenge:	abseits
bei Bewegung/Anstrengung:	Ruhe
bei Stress:	Entspannung
stehen:	sitzen, liegen
auf dem Berg:	ins Tal
bei Kälte:	Wärme

Allgemeine Maßnahmen

Ruhe, Entspannung, Atemübungen, evtl. Baldriandragees, zwischendurch Blutdruck messen, einmal Nitrospray (wenn ärztlich verordnet), evtl. Arzt aufsuchen

Diabetes und Rauchen

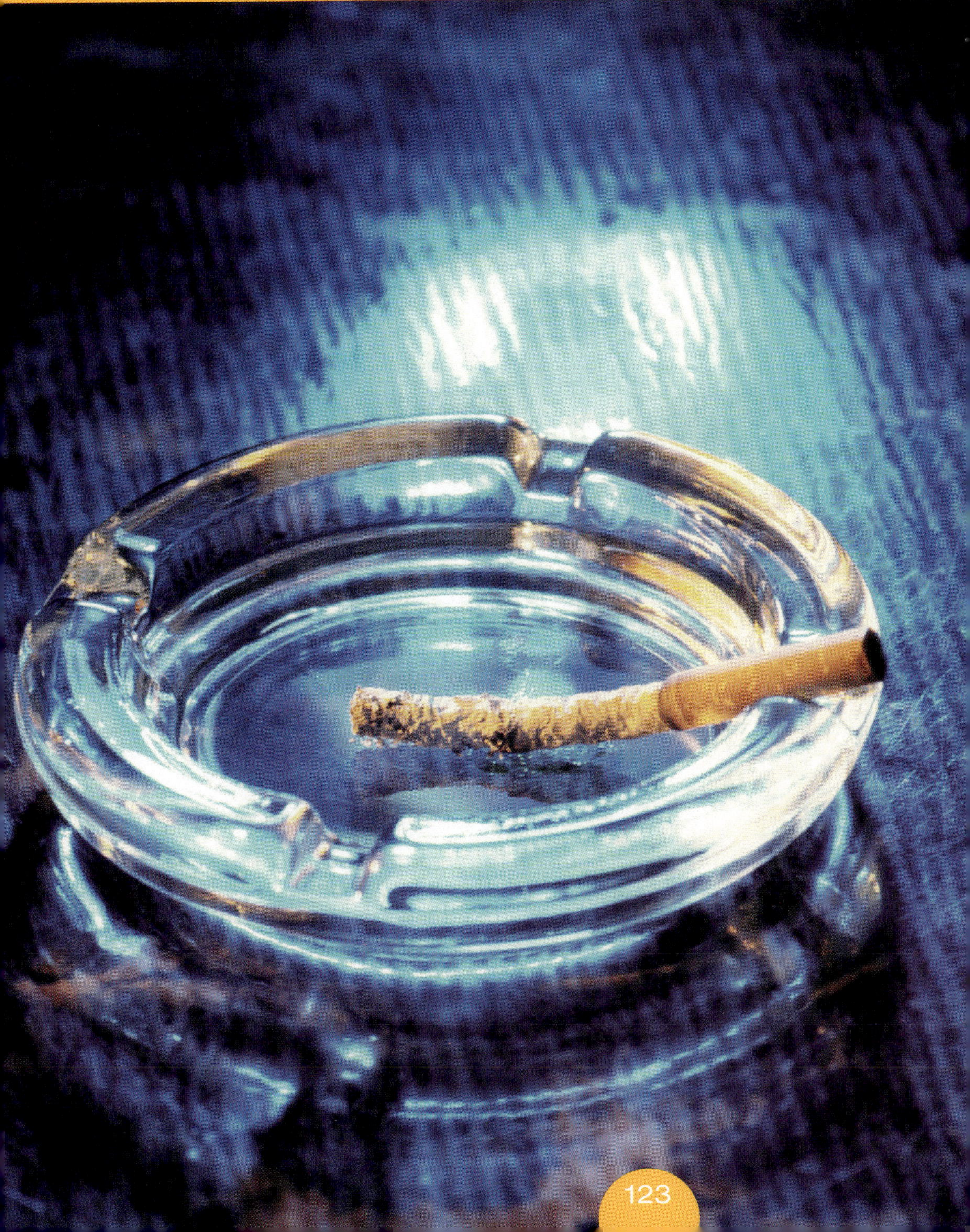

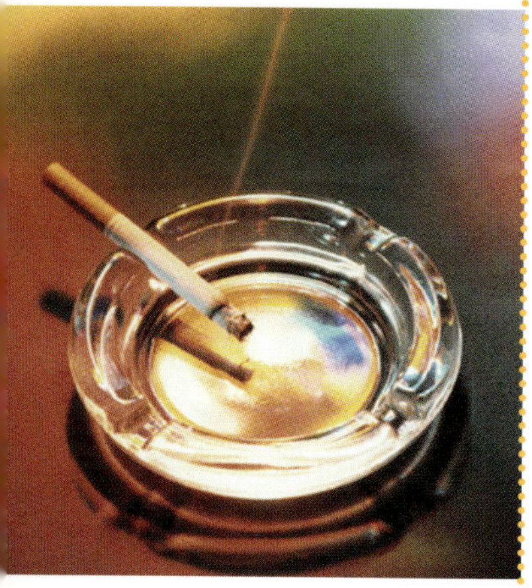

Rauchen ist ungesund, das wissen Sie längst.

Rauchen erhöht die Gefahr von

- Herzinfarkt
- Schlaganfall
- Durchblutungsstörungen
- Krebs

Allein durch die Folgeschäden des Diabetes erhöht sich das Risiko von Herz-Kreislauf-Erkrankungen. Sind Sie dazu noch Raucher, besteht ein noch um zwei- bis viermal höheres Risiko als beim Nichtdiabetiker.

Zusätzlich kann Rauchen schuld sein an:

- niedrigem HDL (= gutes) Cholesterin und erhöhten Blutfetten
- Nervenschäden
- Insulinresistenz
- Thrombosen
- schnellerer Hautalterung = Faltenbildung

Dies wären an sich schon genug Gründe, um mit dem Rauchen aufzuhören. Wie jedoch jeder Raucher weiß, ist die Stimme der Vernunft sehr leise und wird gerne überhört.

Rauchen ist eine Sucht und Schuld daran ist das abhängig machende Nikotin.

Haben Sie sich auch schon folgende Fragen gestellt:

- Warum rauche ich?
- Warum höre ich nicht auf?
- Warum schaffe ich es nicht aufzuhören?

Sie selbst müssen überzeugt und reif für die Entscheidung sein, nicht mehr zu rauchen. Haben Sie einen persönlichen Grund gefunden, warum es sich lohnt aufzuhören – nutzen Sie die Gelegenheit und versuchen Sie es auf jeden Fall, wenn notwendig nehmen Sie sich dazu professionelle Hilfe.

Welche Hilfen gibt es, um Nichtraucher zu werden?

- Nikotinersatzpräparate: Kaugummi, Pflaster, Inhalator und Spray
- Nichtraucherkuren
- Raucherentwöhnungsprogramme in speziellen Ambulanzen
- psychologische Hilfe

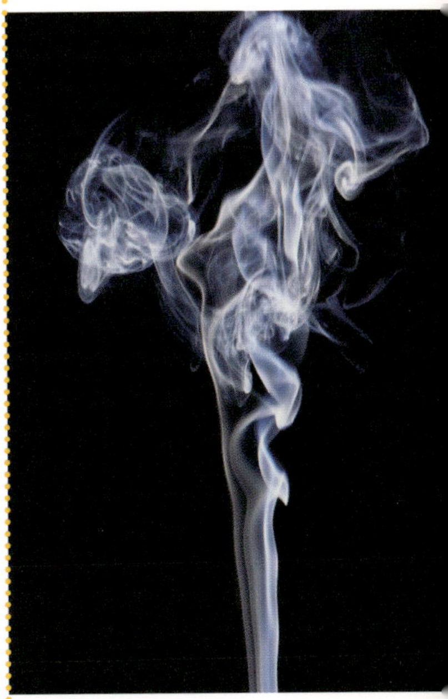

Ihr Arzt, Diabetesberater oder eine Selbsthilfeorganisation wird Sie gerne weiter beraten und in Ihrem Entschluss, Nichtraucher zu werden, unterstützen. Adressen finden Sie im Anhang.

Wie verhindern Sie Gewichtszunahme?

Stellen Sie gleichzeitig auch Ihre Bewegungs- und Ernährungsgewohnheiten um. Da der Griff zur Zigarette eine Gewohnheit ist, greifen viele anstelle des Glimmstängels nun zu Süßigkeiten.

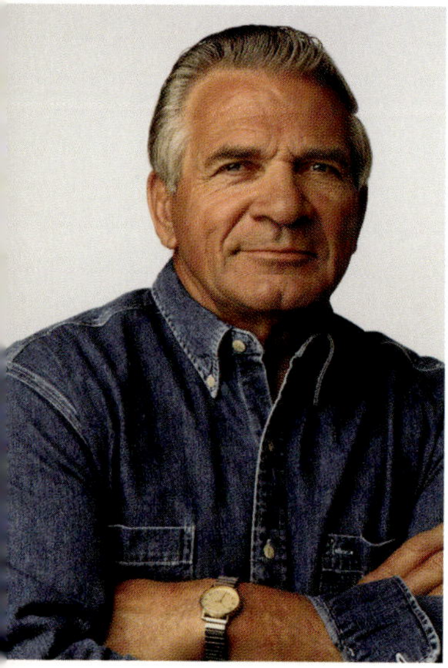

„Ich habe seit drei Jahren Diabetes und rauche seit zwei Jahren nicht mehr. Ich kann heute noch nicht behaupten, dass es so bleiben wird, schließlich ist Rauchen eine Sucht. Geschafft habe ich es nach einer Diabetikerschulung, bei der mir mein erhöhtes Risiko an Folgeerkrankungen bewusst wurde.

Geholfen hat mir eine Selbsthilfegruppe und der Nikotinkaugummi.

Der schönste Nebeneffekt – bei meinem Lieblingshobby, dem Wandern, laufe ich jüngeren Bergkameraden wieder davon!"

Essen Sie lieber mehr Obst – halten Sie es immer in Reichweite. Bewegen Sie sich regelmäßig in frischer Luft. Sollten Sie Lust auf eine Zigarette haben, laufen Sie einige Male treppauf und treppab. Sie werden sehen, durch den Sauerstoffmangel vergeht Ihnen die Lust zur Zigarette bzw. werden Sie nach einigen Tagen den Erfolg bereits spüren, viel leichter Treppen hinauflaufen zu können.

Und außerdem:

- Rauchen kostet Geld.
- Man riecht den Rauch in der Kleidung, in der Wohnung, im Auto ...
- An immer mehr Orten ist das Rauchen bereits verboten: in öffentlichen Gebäuden, bei vielen Fluglinien, in Restaurants, in der U-Bahn ...

Wann fangen Sie an aufzuhören?

Folgeerkrankungen

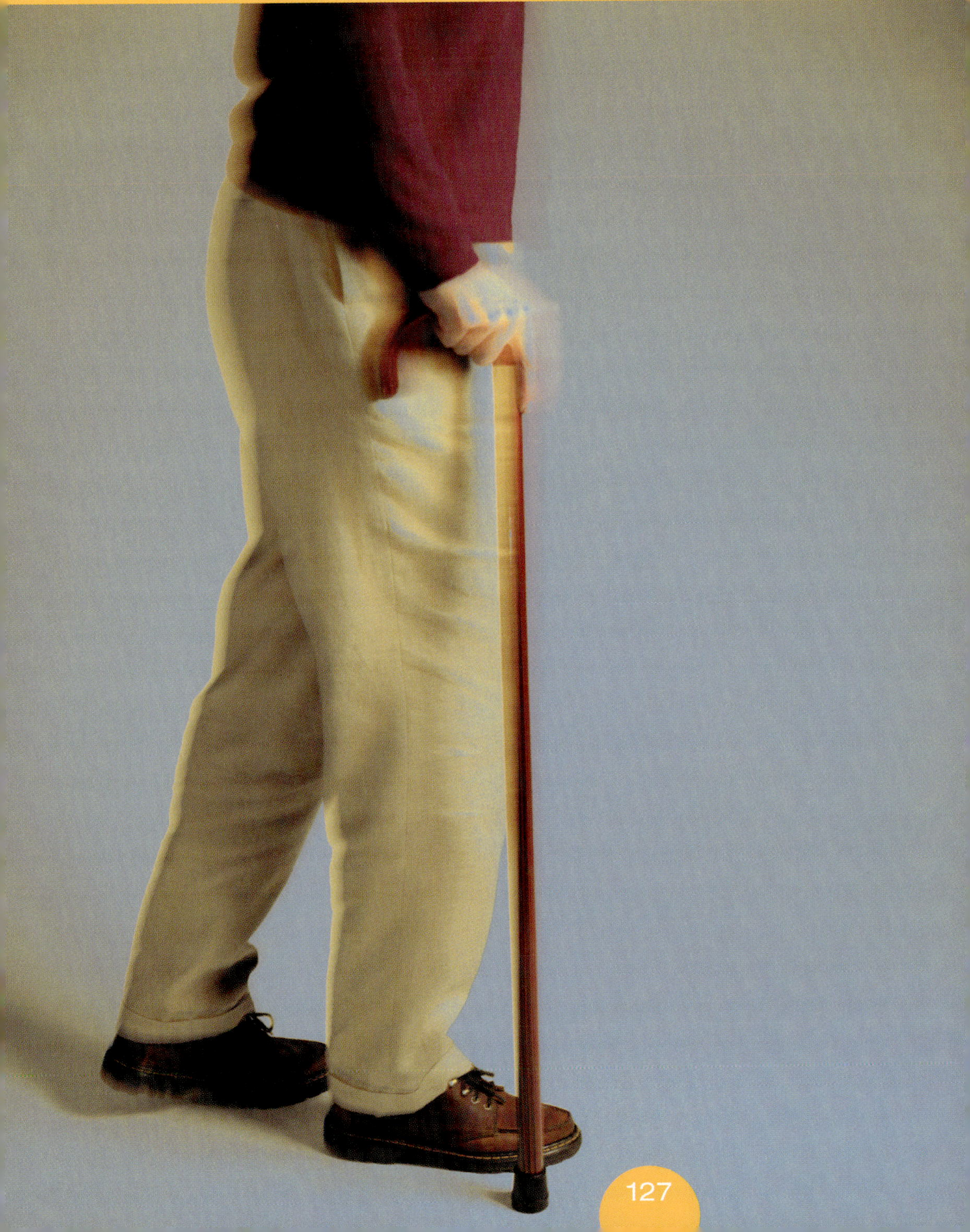

Was versteht man unter Folgeerkrankungen?

„Ich kann kaum mehr längere Strecken gehen. Ich muss immer wieder stehen bleiben, weil meine Beine schmerzen."

Wie der Name schon sagt, kommen diese Schäden nicht aus heiterem Himmel, sondern sind immer die Folge ständiger oder immer wiederkehrender hoher Blutzuckerwerte. Tatsächlich bedeuten diese Spätkomplikationen Veränderungen an den Blutgefäßen und Nerven. Sie treten also nicht zwangsläufig auf und können heutzutage durch eine gute ärztliche Therapie, die kompetente Begleitung durch Ihre Diabetesberater und vor allem durch Ihre Mitarbeit/ Eigeninitiative weitgehend vermieden werden.

Wodurch können Spätkomplikationen auftreten?

Zusätzlich zum Diabetes gibt es noch eine ganze Reihe weiterer Risikofaktoren, welche das Auftreten von Folgeerkrankungen beschleunigt:

- hoher Blutdruck
- starkes Übergewicht
- Bewegungsmangel
- erhöhte Blutfette (Cholesterin und Triglyceride)
- Rauchen

Je mehr dieser Risikofaktoren bestehen, desto größer ist auch die Wahrscheinlichkeit von Problemen.

Welche Folgeerkrankungen gibt es und was bedeuten diese?

1. Schädigung der großen Gefäße
   (= Makroangiopathie)

2. Schädigung der kleinen Gefäße
   (= Mikroangiopathie)

3. Schädigung des Nervensystems
   (= Neuropathie)

1. Folgeschäden der großen Gefäße

Der ständig erhöhte Zuckergehalt, Kalk und gewisse Fettstoffe im Blut schädigen die Innenwand der Blutgefäße. Die dabei entstehenden Beläge nennt man Plaques.

Diese Einengung führt zu Durchblutungsstörungen in den Organen, welche nicht ausreichend mit Energie und Sauerstoff versorgt werden können. Daher ist die Funktion eingeschränkt. Im schlimmsten Fall können sich Gefäße ganz verschließen.

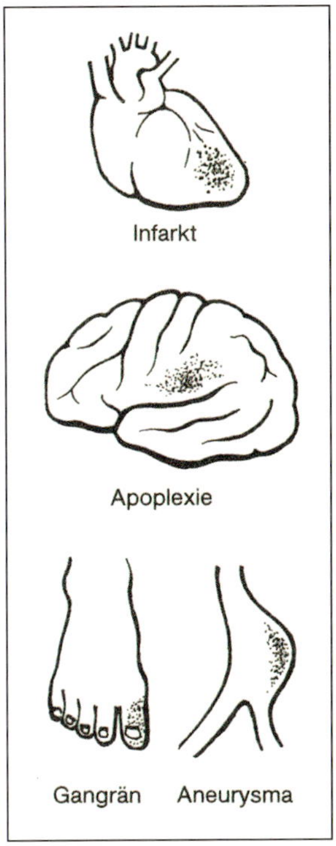

Entnommen aus: PSCHYREMBEL, Klinisches Wörterbuch

Gefährdete Organe/Körperteile sind vor allem

- ○ das Herz
- ○ das Gehirn
- ○ die Beine

Ist das Herz oder auch ein Teil des Herzens davon betroffen, kann es zu einem Herzinfarkt kommen.

Die genannten Ablagerungen/Plaques und Verengungen an den Halsschlagadern oder im Gehirn können einen Schlaganfall auslösen.

An den Beinen treten durch die Durchblutungsstörung zuerst Schmerzen auf. Betroffene müssen deshalb schon nach kurzen Gehstrecken immer wieder für eine Weile stehen bleiben. Dies wird als „Schaufensterkrankheit“ *(Claudicatio intermittens)* bezeichnet. Völlige Gefäßverschlüsse können eine Amputation notwendig machen.

2. Folgeschäden an den kleinen Gefäßen

Die Schädigung der kleinen Gefäße führt zu einer Störung der Blutzirkulation. Durch diese Veränderung kann der Austausch zwischen den Gefäßen und dem umgebenden Gewebe nicht mehr ausreichend erfolgen.

Gefährdete Organe sind vor allem

- die Augen
- die Nieren

Die Schädigung der Augen (Retinopathie)

Gefäße werden undicht und können Blut und Blutflüssigkeit (Plasma) nicht mehr halten. Andererseits kann sich der Zucker an der Innenschicht der Gefäße ablagern.

Im Inneren des Auges befindet sich die Netzhaut. Sie wird von allerfeinsten Blutgefäßen durchzogen, welche sie versorgen. Durch ständig erhöhte Blutzuckerwerte und vor allem durch erhöhten Blutdruck bilden sich kleine Aussackungen an den Netzhautgefäßen. Diese können platzen und somit Blutungen an der Netzhaut oder dem Glaskörper zur Folge haben.

Dies alles führt mit der Zeit zu einer Sehverschlechterung, im schlimmsten Fall zur Erblindung.

Menschen mit Diabetes haben auch ein erhöhtes Risiko für andere Augenveränderungen, wie den grauen Star *(Katarakt)* und den grünen Star *(Glaukom)*.

Beim grauen Star trübt sich die Augenlinse ein und Sie können nicht mehr deutlich und klar sehen. Das Auge wird auch sehr lichtempfindlich.

Beim grünen Star ist der Druck im Auge zu hoch. Das können Sie selbst nicht wahrnehmen.

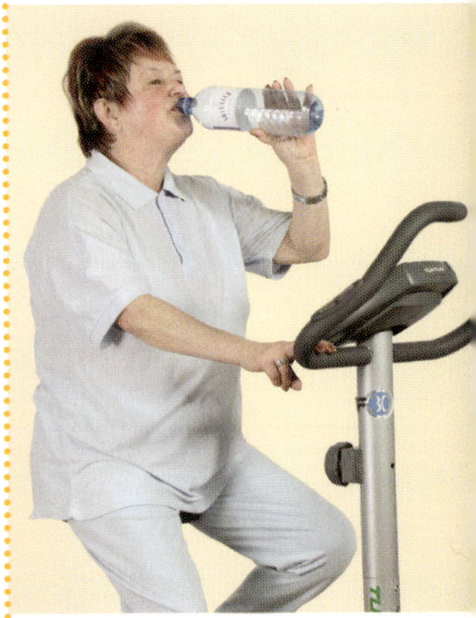

Damit die Niere gut arbeiten kann, braucht sie genügend Flüssigkeit!

Die Schädigung der Nieren *(Nephropathie)*

In unseren Nieren wird das Blut in winzigen Gefäßknäueln gefiltert und entgiftet. Die Giftstoffe werden über den Harn ausgeschieden.

Die Niere regelt auch unseren Flüssigkeitshaushalt, so steht für den gesamten Kreislauf immer genügend Zell- und Blutflüssigkeit zur Verfügung. Daher sollen Sie immer viel trinken, auch wenn Sie keinen Durst haben. „Hungergefühl“ ist oft die Meldung des Körpers, dass er zu wenig Flüssigkeit hat!

Durch Ablagerungen von Zucker an den Gefäßen wird die Nierenfunktion beeinträchtigt. Die Entgiftung kann nicht mehr ausreichend funktionieren. Flüssigkeit kann nicht ausgeschieden werden und sammelt sich im Gewebe, zum Beispiel in den Beinen an *(Ödeme)*.

Im fortgeschrittenen Stadium spricht man von Nierenversagen *(Niereninsuffizienz)*. Eine Maschine muss dann mehrmals die Woche in aufwändigem Verfahren die Aufgaben der Nieren ersetzen, man nennt das Blutwäsche *(Dialyse)*. Ohne diese Blutwäsche würde die Vergiftung in kurzer Zeit zum Tod führen.

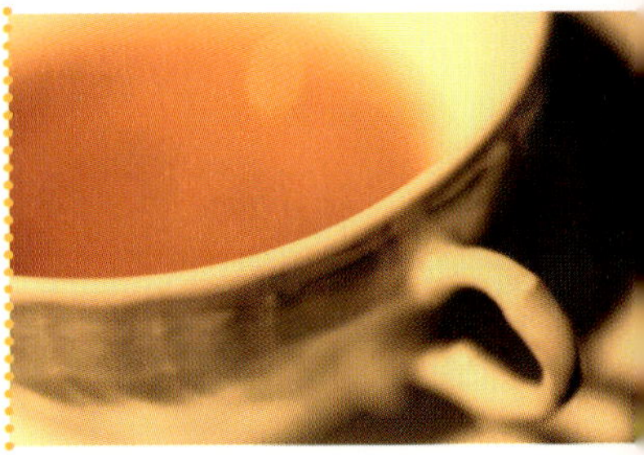

„Erst seit ich mir täglich eine Kanne Tee ins Büro mitnehme, trinke ich wirklich genug.“

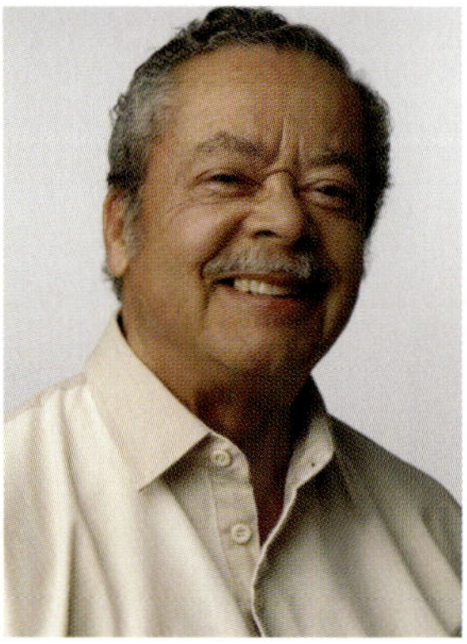

„Seit der Schulung gehe ich viel gewissenhafter mit meiner Gesundheit um. Gute Stoffwechseleinstellung macht sich bezahlt!“

3. Die Schädigung des Nervensystems

Ständig erhöhte Blutzuckerspiegel beeinträchtigen auch die Funktion unseres Nervensystems, da dieses von kleinsten Blutgefäßen versorgt wird. Besonders frühzeitig betrifft es die langen Nervenfasern an den Füßen und Beinen.

Welche Symptome können auftreten?

- Missempfindungen meist an den Füßen und Unterschenkeln
- Fehlen von Schmerz- oder Temperaturempfindung
- verminderte Schweißbildung
- Lähmungen und Muskelrückbildung
- Magen- und Darmstörungen, welche sich durch Völlegefühl, Erbrechen oder Durchfälle äußern
- Blasenentleerungsstörungen
- Potenzstörungen: Suchen Sie diesbezüglich Ihren Urologen auf. Mögliche Hilfen: Vakuumpumpe, SKAT-Methode (schmerzfreie Injektion), Medikamente.

Vorsorgeuntersuchungen

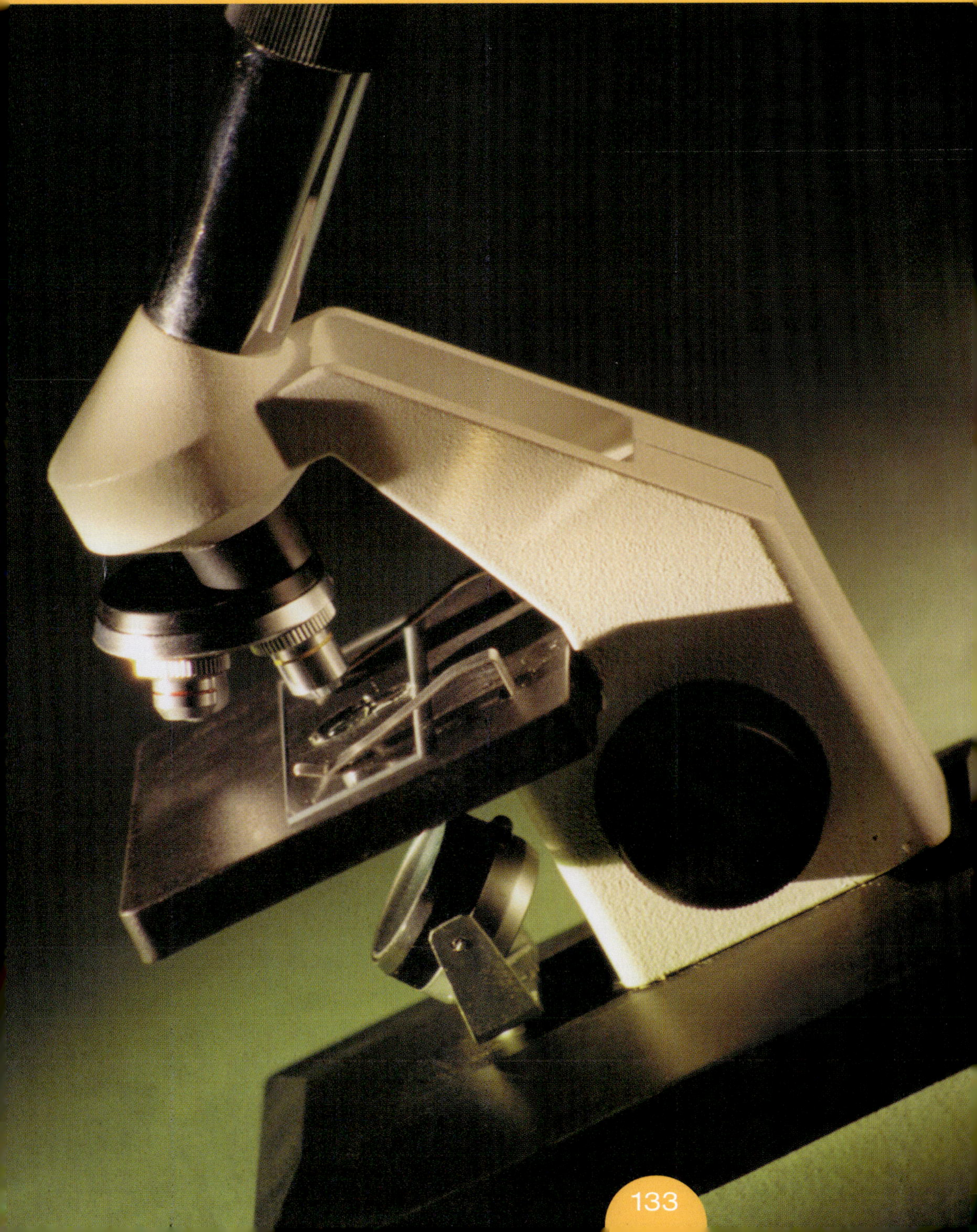

Vorsorge- untersuchungen

Ihre selbst durchgeführten Kontrollen (z. B. des Blutzuckers, Harnzuckers, der Füße, des Gewichts, eventuell des Blutdruckes) sind ein sehr wichtiger Beitrag zur optimalen Therapie. Sie ersetzen jedoch NICHT die regelmäßigen Kontroll- und Vorsorgeuntersuchungen durch den Arzt.

Durch diese Kontrollen lassen sich eventuelle Veränderungen im Körper schon frühzeitig erkennen. Meist kann eine rechtzeitige Therapie das Fortschreiten von Folgeschäden verhindern oder weit hinauszögern. Manchmal gelingt es sogar, Veränderungen durch besonders gute Stoffwechseleinstellung rückgängig zu machen. Die Normbereiche der Laboruntersuchungen variieren je nach Messmethode.

Welche Vorsorgeuntersuchungen sind möglich?

Blutzuckerkontrollen

Ihr Blutzucker soll beim Arzt kontrolliert und besprochen werden. Dazu ist es unbedingt notwendig, Ihre eigenen Aufzeichnungen oder „Tagebücher" mitzunehmen. Ihre gemessenen Werte zeigen den Verlauf im Alltag, wogegen die Kontrolle beim Arzt nur ein einzelner „Schnappschuss" an diesem Tag ist. Zur Sicherheit ist es auch sinnvoll, Ihr eigenes Messgerät regelmäßig im Labor zu vergleichen. Eventuelle Abweichungen können dadurch erkannt und geklärt werden.

Der HbA1c-Wert

Dies ist ein Langzeitwert, welcher eine sichere Aussage über die durchschnittliche Blutzuckereinstellung der letzten acht bis zwölf Wochen zulässt. Man kann ihn auch als „Blutzuckerlangzeitgedächtnis" bezeichnen. Der HbA1c sollte drei- bis viermal im Jahr durchgeführt werden.

Der Vergleich von HbA1c-Spiegeln zu den entsprechenden durchschnittlichen Plasmaglukosespiegeln

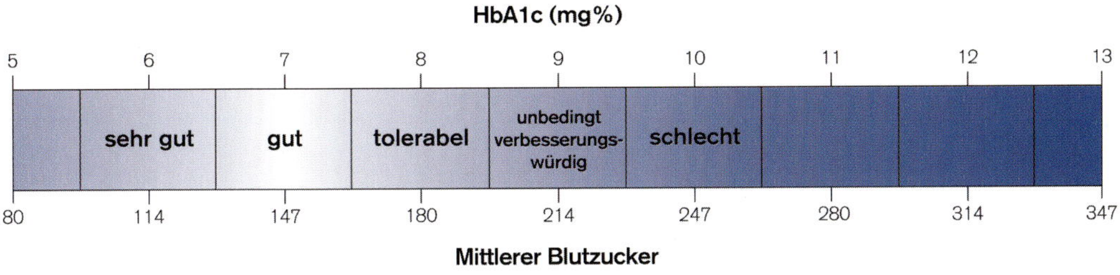

Umrechnung HbA1c auf den mittleren Blutzuckerwert

HbA1c	BZ-Wert	HbA1c	BZ-Wert	HbA1c	BZ-Wert
4,1	51	7,4	160	10,4	260
4,4	61	7,6	167	10,5	264
4,9	77	7,8	174	10,6	267
5,2	87	8,0	180	10,7	270
5,3	90	8,2	187	10,8	274
5,5	97	8,4	194	10,9	277
5,6	100	8,6	200	11,0	280
5,7	104	8,8	207	11,1	284
5,9	110	9,0	214	11,2	287
6,1	117	9,1	217	11,4	294
6,2	120	9,2	220	11,6	300
6,4	127	9,4	227	11,8	307
6,6	134	9,6	234	12,0	314
6,8	140	9,8	240	12,2	320
7,0	147	10,0	247	12,4	327
7,2	154	10,2	254	12,8	340
				13,0	347

Blutuntersuchung der Niere

Diese geben Auskunft über die Nierenfunktion.

Kreatinin:	0,7–1,3 mg%
Harnstoff:	6–45 mg%

Blutfette

Triglyceride:	bis 150 mg%
Cholesterin:	bis 200 mg%

Untergruppen:

HDL: mindestens 40 mg% („gutes“ Cholesterin)

LDL: unter 135 mg% („schlechtes“ Cholesterin)

Wichtig ist das Verhältnis zueinander!

- Wenn Sie LDL durch HDL dividieren, soll eine Zahl herauskommen, die kleiner ist als 3.
- 3 bis 5 ist ein erhöhtes Risiko.
- Über 5 ist ein hohes Risiko!

Zum Beispiel: 135 : 40 = 3,37

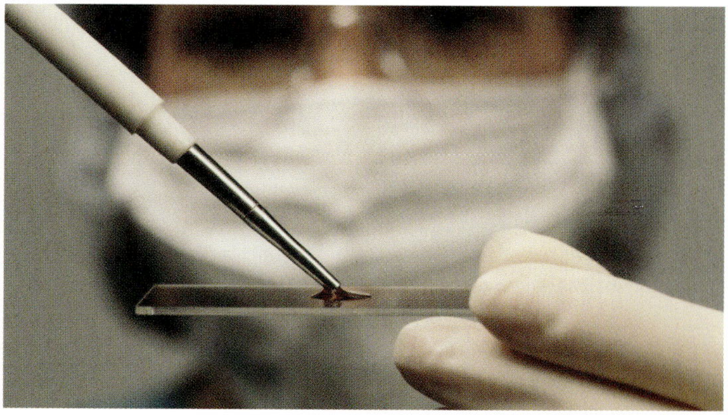

Was kann im Harn untersucht werden?

Im Harn lässt sich nicht nur Zucker nach erhöhten Blutzuckerspiegeln nachweisen. Er kann auch auf kleinste Mengen an Eiweiß (Mikroalbumin: MIA < 20 mg/l, im 24 h-Harn) untersucht werden (mindestens einmal pro Jahr).

Eine Eiweißausscheidung kann das erste messbare Anzeichen einer beginnenden Nierenschädigung sein. Erkennt man dieses Frühstadium, so kann durch eine exakte Blutdruck- und Zuckereinstellung die Weiterentwicklung der Veränderungen aufgehalten oder sogar rückgängig gemacht werden.

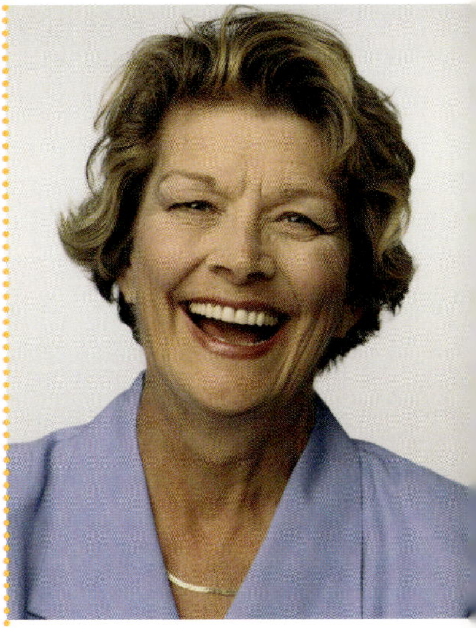

„Die regelmäßigen Untersuchungen geben mir Sicherheit."

Blutdruckkontrollen

Ein normaler Blutdruck spielt eine sehr wichtige Rolle zur Gesunderhaltung der Gefäße. Ist Ihr Blutdruck im Normbereich, lassen Sie ihn bei jedem Arztbesuch kontrollieren. Wird Ihr Blutdruck mithilfe von Medikamenten eingestellt, ist es wichtig, dass Sie ihn zusätzlich selbst kontrollieren.

Augenkontrollen

Bei den winzigen Blutgefäßen im Auge ist es besonders wichtig, Veränderungen im Frühstadium zu erkennen und gegebenenfalls zu behandeln.

Was geschieht bei den Untersuchungen? Der Arzt untersucht zunächst die Vorderseite des Auges, also die Linse und die Hornhaut, und misst den Augendruck. Durch Eintropfen wird die Pupille erweitert. Mithilfe einer sehr hellen Lampe kann der Augenhintergrund betrachtet werden. Diese Untersuchung ist schmerzlos, kann aber durch das grelle Licht unangenehm sein. Durch die Weitstellung der Pupille werden Sie über einige Stunden etwas verschwommen sehen, daher sollten Sie nach der Untersuchung nicht selbst Auto fahren.

Liegen keine Augenveränderungen vor, sollen diese Augenkontrollen einmal jährlich durchgeführt werden, bei Veränderungen, je nach Anordnung, öfter.

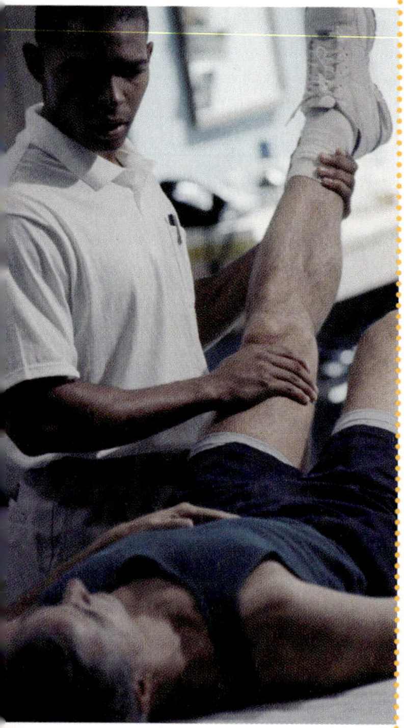

Die Untersuchung der Beine und Füße

Diese Untersuchungen sollen in der Diabetesambulanz, beim Orthopäden oder Neurologen durchgeführt werden. Grundsätzlich müssen die Füße angesehen und angegriffen werden, dabei wird der Haut- und Nagelzustand begutachtet und auf Verformungen des Fußskeletts geachtet. Besonders die Zehenzwischenräume müssen genau kontrolliert werden.

Das *Vibrationsempfinden* wird mit dem Aufsetzen einer Stimmgabel auf die Großzehe und den Knöchel gemessen. Sie sollten das Vibrieren der Stimmgabel fühlen. Das *Druckempfinden* wird mit dem Monofilament gemessen. Der hauchdünne Nylonfaden wird auf verschiedene Punkte der Fußsohle gedrückt und diese Berührung sollten Sie genau lokalisieren können. Die *Temperaturempfindung* wird mit dem Kalt-Warm-Stift kontrolliert. Der Stift besteht aus einer Holz- und einer Metallseite, die abwechselnd auf den Fußrücken gedrückt wird. Sie sollten den Temperaturunterschied fühlen.

Diese Untersuchungen zeigen, ob Nervenschäden vorhanden sind. So wissen Sie, wie sehr Sie auf Ihre Füße achten müssen.

Wichtig ist, dass all diese Untersuchungen bei geschlossenen Augen und in entspannter Lage durchgeführt werden. Es werden die Pulse der Füße und der Beine getestet. Somit wird festgestellt, ob die Durchblutung in Ordnung ist. Verengungen können erkannt und rechtzeitig behandelt werden.

Diese Fußuntersuchungen beim Arzt sollen einmal jährlich durchgeführt werden.

EKG (Elektrokardiogramm)

Durch das EKG kann Ihre Herzfunktion überprüft werden. Auch diese Untersuchung soll einmal jährlich erfolgen.

Die Häufigkeit all dieser Kontrollen richtet sich nach Ihren Werten und Ihrer Medikamenteneinnahme, sollte aber zumindest ein- bis zweimal jährlich durchgeführt werden.

Der Diabetes-Pass

Eine praktische Hilfe zum Überblick gibt Ihnen der Diabetes-Pass. Sie erhalten ihn beim Arzt oder im Diabeteszentrum.

Darin sind alle wichtigen Kontrolluntersuchungen angeführt. Sie und Ihr Arzt sehen auf einen Blick, wann welche Kontrollen fällig sind.

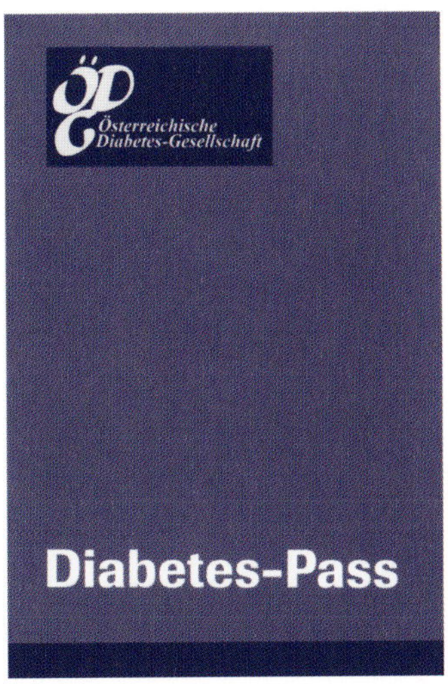

Nutzen Sie die vielen Möglichkeiten der Vorsorgeuntersuchungen!

Vorbeugen ist immer besser als Behandeln oder Heilen!

Handeln, um nicht behandelt zu werden!

Untersuchungen

Jahr:	**Datum:** ______		**Datum:** ______	
	Resultat	Ziel	Resultat	Ziel
Gewicht:				
Blutdruck:				
Blutzucker nü/pp:				
HbA1c:				
Hypos (Fremdhilfe):				
Mikroalbumin/ Eiweiß im Harn:				
Kreatinin (mg/dl):				
Chol. ges. (mg/dl):				
LDL-Chol. (mg/dl):				
HDL-Chol. (mg/dl):				
Triglyzeride (mg/dl):				
Mindestens 1mal/Jahr:				
EKG:				
	re	li	re	li
Augen:				
Fuß-Inspektion: Hyperkeratosen H Ulcus U Mykosen M				
Monofilament +/–				
Pulse: A. tib. post. +/– A. dors. ped. +/–				

8

Diabetes und Beruf

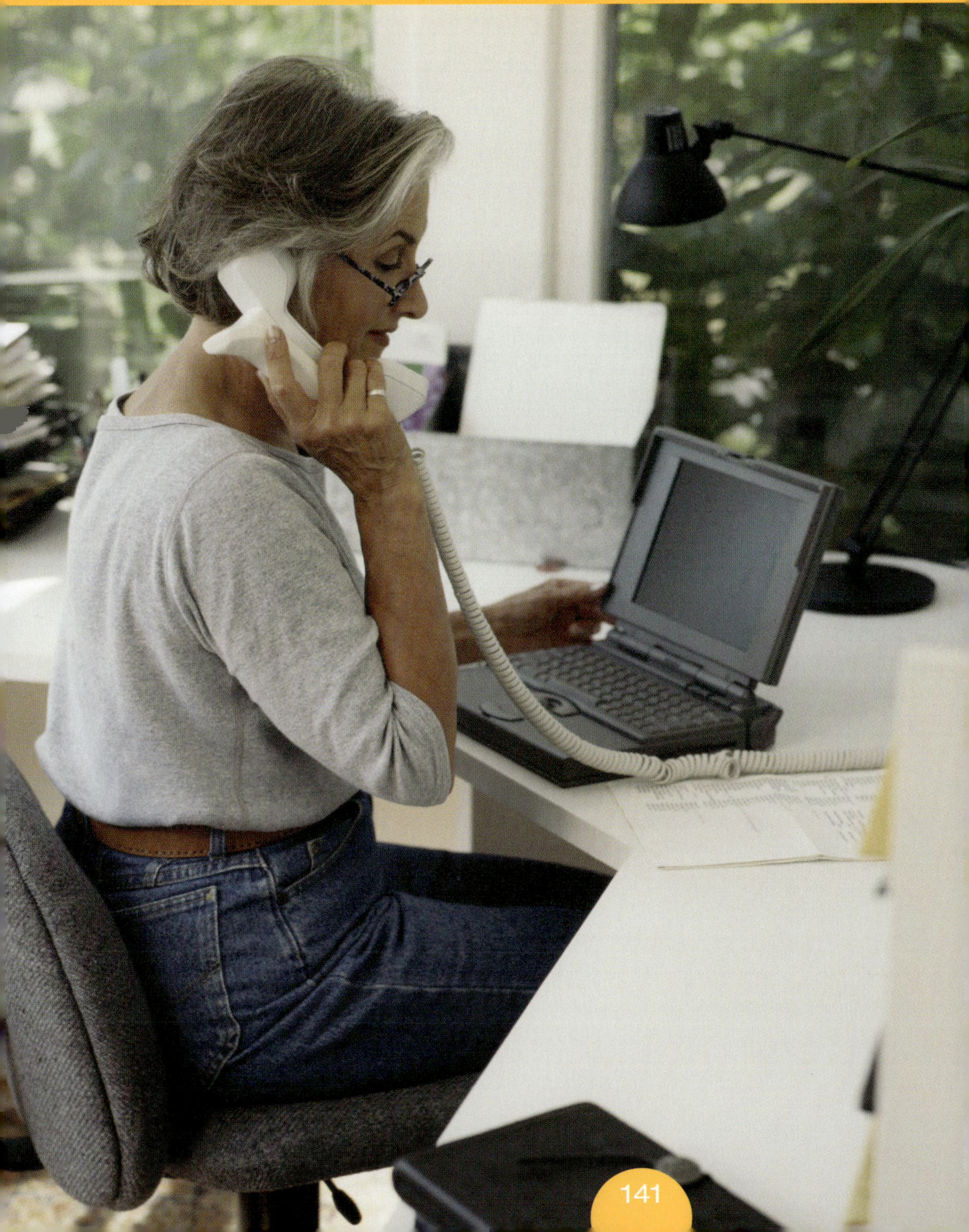

Diabetes und Beruf

Sie müssen Ihren Diabetes bei einer Neueinstellung oder in Bewerbungsgesprächen nicht erwähnen, sofern die Tätigkeit darunter nicht leidet. Fragt der Arbeitgeber im Einstellungsgespräch nach Vorliegen einer Erkrankung, müssen Sie wahrheitsgemäß antworten. Geschieht das nicht, gilt der Arbeitsvertrag rechtlich als nicht zustande gekommen.

Diabetes ist kein Kündigungsgrund!

Bei einem bestehenden Dienstverhältnis brauchen Sie Ihren Dienstgeber von der Erkrankung nicht zu unterrichten. Es darf natürlich die Ausübung Ihrer Tätigkeit nicht unter der neuen Situation leiden.

Bei Tätigkeiten, bei denen die Unterzuckerungen eine Gefahr für Sie oder andere darstellt, soll der Arbeitgeber von der chronischen Stoffwechselerkrankung unbedingt unterrichtet werden.

Wann wäre ein Berufswechsel notwendig?

Eigentlich brauchen Sie nur daran zu denken, wenn es zu einer möglichen Selbst- oder Fremdgefährdung durch plötzlich auftretende Unterzuckerungen kommen kann, z. B. in Berufen wie Dachdecker, Gerüstbauer oder bei Tätigkeiten mit gefährlichen Maschinen und Waffen oder im Personentransport.

Als Berufsfahrer müssen Sie spätestens bei der nächsten Kontrolluntersuchung Ihren Diabetes angeben.

Was sagen Sie Ihren Kollegen?

Ein offener Umgang mit Ihrer Erkrankung erleichtert viele Dinge im Berufsalltag. Wichtig ist, dass Ihre Kollegen über Hilfestellung bei Unterzucker informiert sind, um richtig handeln zu können.

Tragen Sie Ihren Diabetikerausweis und Traubenzucker immer bei sich.

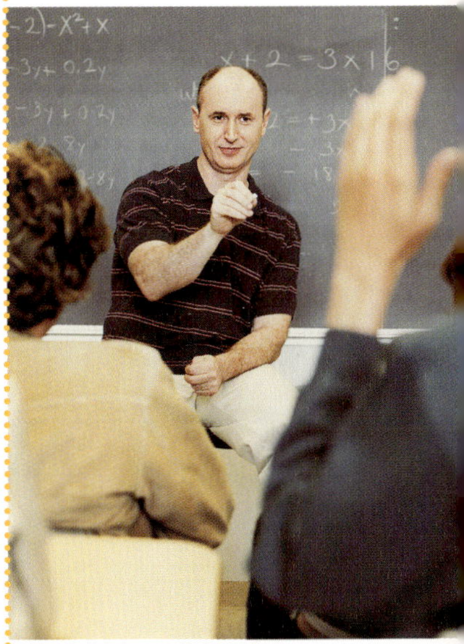

„Nun hab ich Diabetes, und wie soll das in meiner Arbeit weitergehen?"

Behindertenausweis?

Sie können beim Bundessozialamt einen Antrag auf Einstufung der Erwerbstätigkeit (Behindertengrad) stellen. Ist die Erwerbstätigkeit um mindestens 50 % gemindert, so besteht durch das Behinderteneinstellungsgesetz ein wirksamer Kündigungsschutz.

Bedenken Sie aber, dass die Minderung der Erwerbstätigkeit eine gewisse Hürde bei einer Neueinstellung sein kann.

Das liebe Geld

Über Steuerfreibeträge, wie z. B. die Diätpauschale, informieren Sie sich am besten bei Ihrem zuständigen Finanzamt. Dort liegen auch die Anträge auf.

Sozialversicherungsfragen

Im Rahmen der allgemeinen Sozialversicherung ergeben sich keine Probleme. Die Versicherung ist verpflichtet, die entsprechenden Hilfsmittel zur Verfügung zu stellen. Die Kosten für Blutzucker und Harnzuckerstreifen werden in der Regel problemlos übernommen.

Bei der Kostenübernahme wie z. B. diabetische Schuhversorgung, Einlagenversorgung gibt es in den Bundesländern verschiedene Regelungen. Bei den einzelnen Versicherungsanstalten bekommt man die entsprechende Auskunft darüber.

Zum Thema Urlaubsversicherung siehe „Wenn einer eine Reise tut" (auf den folgenden Seiten).

Zusatzversicherung

Wenn man eine Zusatzversicherung abschließen möchte, wird von der Versicherung ein ärztliches Attest verlangt. Anhand dieses Attestes entscheidet die Versicherung über einen möglichen Beitritt und die Höhe der Versicherungsbeträge.

Diabetes und Führerschein?

Sie müssen der Behörde nicht melden, wenn Sie an Diabetes erkrankt sind. Werden Sie danach gefragt (z. B. Antrag auf EU-Führerschein), dürfen Sie es nicht verschweigen. Die Versicherungen könnten die Zahlungen verweigern.

Sobald die Behörde davon weiß, erhalten Sie möglicherweise einen befristeten Führerschein. Dagegen können Sie mit Befürwortung Ihres Diabeteszentrums/Internisten und bei guter Stoffwechselkontrolle Einspruch erheben.

Bei Unsicherheiten können Sie auch jederzeit beim zuständigen Gesundheitsamt um Rat fragen.

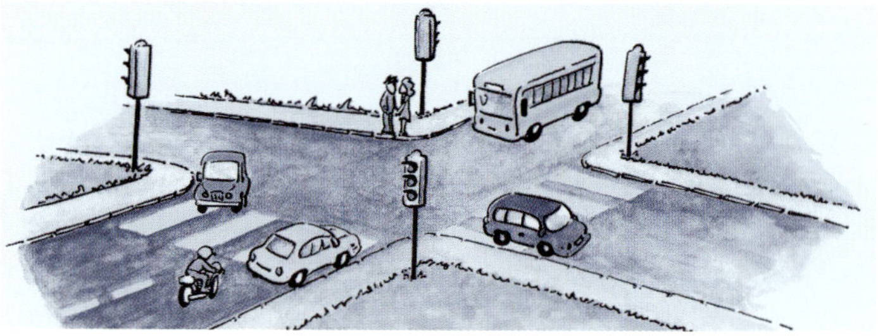

Wenn einer eine Reise tut ...

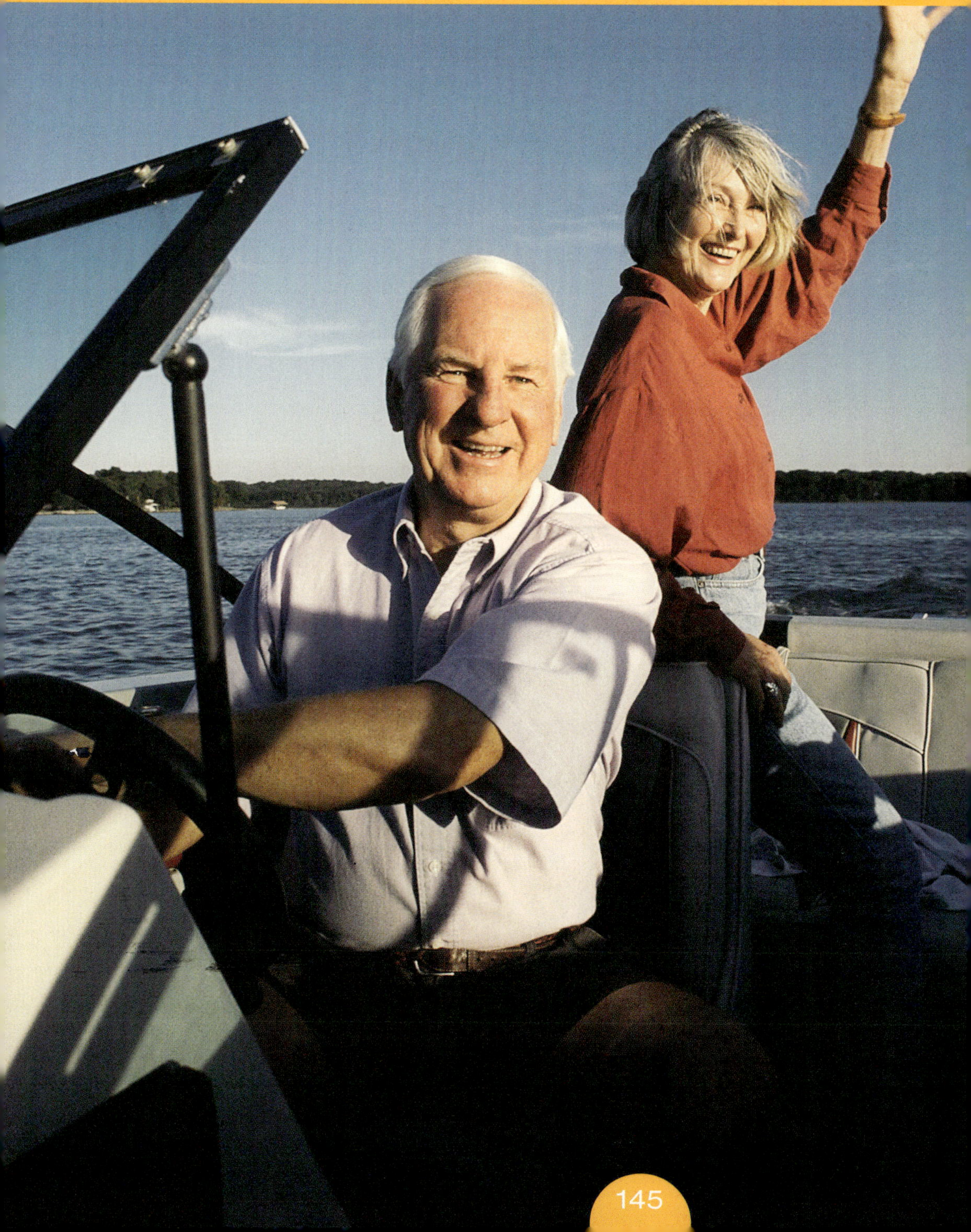

... dann kann er was erzählen!

Damit Sie nur über angenehme Eindrücke erzählen können, sollten Sie schon vor Beginn Ihrer Reise ausreichende Vorbereitungen treffen.

Im Flugzeug können Sie meistens ein Diabetikermenü bestellen, wobei Sie dies bereits bei Buchung des Fluges angeben müssen.

Die richtige Reisevorbereitung

Andere Länder – andere Sitten! Was gibt es da Gutes zu essen?

Reisen bedeutet fast immer, dass sich der Lebensrhythmus verändern wird, daher erweist es sich als günstig, vor Antritt der Reise über die dort übliche Esskultur (z. B. typische Gerichte) Informationen einzuholen. Sind Sie vielleicht als Selbstversorger unterwegs, gibt es ein Buffet oder eine Vollpension, wann sind die Essenszeiten (Zeitverschiebung) ...?

Wenn Sie sich an Broteinheiten halten müssen, also nur wenn Sie insulinpflichtig sind, sollten Sie vor Antritt der Reise Ihr Augenmaß gut trainieren, um Schätzfehler im Urlaub zu vermeiden. Was sich auch als sehr praktisch erwiesen hat, ist eine Broteinheiten-Austauschtabelle, denn den BE-Gehalt exotischer Lebensmittel weiß man oft nicht auswendig.

Auch so genannte „Notfall-BE“ (z. B. ausreichende Mengen an Traubenzucker) und eventuell Lebensmittel des persönlichen Bedarfs (Müsliriegel, Vollkornbrot, Süßstoff) sollten Sie beim Einpacken nicht vergessen. Man muss immer bedenken, dass es vielleicht am Urlaubsort zu Versorgungsproblemen kommen kann.

Wie kann eine „Notfall-Situation“ am besten gemeistert werden?

Ein Diabetikerausweis mit Notfallhinweisen, nach Möglichkeit in der Landessprache (zumindest Englisch), kann sich auch als sehr wichtig erweisen. Zur eigenen Sicherheit (insulinpflichtige Diabetiker!) sollten Sie das Glukagon nicht vergessen und Ihren Reisepartner mit der Handhabung gut vertraut machen. Generell sollte Ihr Begleiter wissen, wie er im Notfall reagieren muss. Hier ist es oft auch recht praktisch, Adressen von Diabeteszentren in der Nähe des Urlaubsortes zu kennen.

Diabetikerausweis in der Landessprache (zumindest Englisch)

Was sollten Sie in Bezug auf Medikamente beachten?

Eine gut ausgestattete Reiseapotheke sollte in keinem Koffer fehlen, und persönliche Medikamente (orale Antidiabetika, Insulin ...) sollten Sie auf keinen Fall vergessen. Nehmen Sie nicht nur die Tabletten, sondern auch immer die Beipackzettel, auf denen der Wirkstoff angegeben ist, mit!

„Mein Koffer, in dem sich meine Teststreifen befanden, kam erst eine Woche später an. Gut, dass ich die zweite Reserve im Handgepäck hatte.“

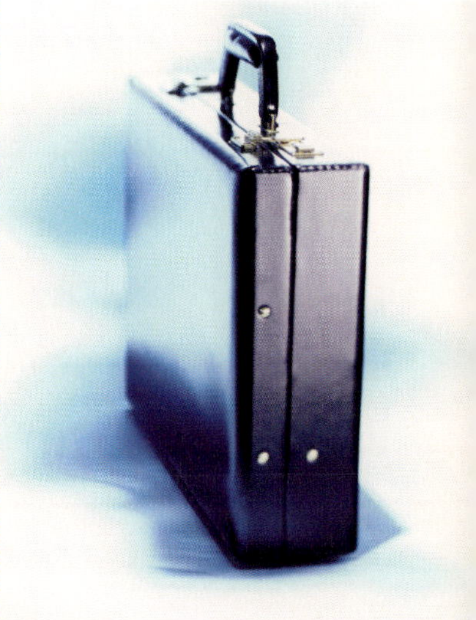

Unbedingt erforderliche Medikamente sollten immer in doppelter Menge mitgenommen und wenn möglich auf mehrere Gepäckstücke verteilt werden, denn es besteht immer die Gefahr, dass etwas verloren geht oder gestohlen wird.

Wie gehen Sie am besten mit den Insulinvorräten um?

Auch hier gilt es, ausreichend Insulin mitzunehmen (etwa die doppelte Menge) und nach Möglichkeit auf mehrere Plätze zu verteilen, denn es könnte ein Gepäckstück abhanden kommen.

Insulin muss vor Sonnenbestrahlung, Hitze und Frost geschützt werden:

- Für die Dauerlagerung sind Temperaturen zwischen +2 °C und + 8 °C ideal, im Gebrauch befindliche Insulinpatronen sind vier Wochen zu benutzen, sofern sie nicht Temperaturen über 25 °C ausgesetzt werden. Danach sollten Sie eine neue Patrone einsetzen.
- **Achtung:** Geben Sie Ihr Insulin nicht dem Hotelpersonal zum Kühlen. Es könnte sein, dass diese es besonders gut meinen oder dass es Verständigungsschwierigkeiten gibt und dass das Insulin eingefroren oder auf Eis gelegt wird. Tun Sie es also nur, wenn Sie absolut sicher sind, dass dies nicht passiert.
- Insulin soll während eines Fluges nie im Koffer aufbewahrt werden, denn es besteht die Gefahr von Minus-Temperaturen im Laderaum!
- Bei mehr als 30 °C: Insulin in ein feuchtes Tuch wickeln, in einer Kühltasche (nie direkt auf Kühlakku!) verstauen oder in eine Stahlthermoskanne mit kaltem Wasser geben.
- Nach dem Urlaub ist es empfehlenswert, neue Insulinpatronen zu verwenden.

Blutzuckermessen unterwegs – was sollten Sie beachten?

- Wie bei Insulin und Tabletten sollten Sie auch hier ausreichende Mengen an Testmaterial (Harnteststreifen und Blutzuckerstreifen) mitnehmen, denn es ist zu bedenken, dass aufgrund der veränderten Gewohnheiten öfter Messungen durchgeführt werden.

- Auch hier sollten Sie nicht vergessen, das Testmaterial auf mehrere Gepäckstücke bzw. Personen aufzuteilen, da wiederum die Gefahr besteht, dass ein Gepäckstück abhanden kommt.
- Natürlich ist es auch im Flugzeug aufgrund des Druckausgleichs in der Kabine möglich, eine korrekte Blutzuckerbestimmung durchzuführen.
- Bei extrem hoher Luftfeuchtigkeit ist es besonders wichtig, die Teststreifenröhrchen nach der Entnahme des Streifens sofort wieder gut zu verschließen.
- Da bei Minusgraden (z. B. auf der Skipiste) ein Blutzucker-Messgerät nicht funktioniert, sollten Sie es nicht im Rucksack, sondern eher in Körpernähe verstauen und während der Messung im Anorak, Handschuh usw. vor Wind und Kälte schützen.

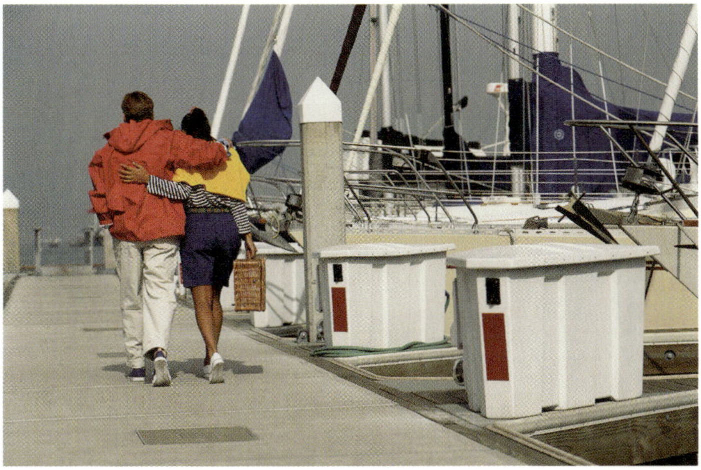

„Im Autoaschenbecher befindet sich griffbereit mein Traubenzucker. Das gibt mir Sicherheit, auch wenn ich ihn noch nie gebraucht habe."

Tipps und Tricks fürs Autofahren

Mehrere verkehrsmedizinische Untersuchungen zur Unfallhäufigkeit von Diabetikern haben verdeutlicht, dass Diabetiker Unfälle nicht häufiger verursachen als Nichtdiabetiker, wobei es wichtig ist, gewisse Empfehlungen zu beachten.

Vor Antritt einer längeren Reise empfiehlt es sich, den Blutzucker zu messen und zu protokollieren. Starten Sie nur mit einem guten Wert!

Bei konventioneller Insulintherapie sollten Sie bald fällige Mahlzeiten vorziehen bzw. Mahlzeiten regelmäßig einhalten (Gefahr eines Hypos). Vermeiden Sie Experimente vor einer Fahrt. Spritzen Sie nie mehr Insulin oder essen Sie nie weniger als normalerweise, sonst besteht die Gefahr eines Hypos.

Bei Hypoglykämie bzw. Verdacht auf Hypo sollte die Fahrt nicht angetreten oder gegebenenfalls sofort unterbrochen werden.

Im Handschuhfach bzw. gut erreichbar sollte immer ein ausreichender Vorrat an rasch (Traubenzucker, kleines Fruchtsaftpackerl ...) und langsam verdaubaren (Butterkeks, Knäckebrot ...) Kohlenhydraten sein.

Krank im Urlaub! Wie können Sie es vermeiden?

Bereits vor der Reise sollte überprüft werden, ob besondere Schutzimpfungen (Malaria, Hepatitis ...) erforderlich sind bzw. ob der Impfschutz gegen Tetanus, Diphtherie und Polio noch gegeben ist.

Eine gut ausgestattete Reiseapotheke (Pflaster, Schere, Pinzette, Desinfektionsmittel, Mull- und elastische Binden, Fieberthermometer, Medikamente gegen Durchfall/Verstopfung/Fieber/Schmerzen usw., Insektenschutz, Sonnenschutzcreme, Fußpflegemittel usw.) darf nicht im Reisegepäck fehlen.

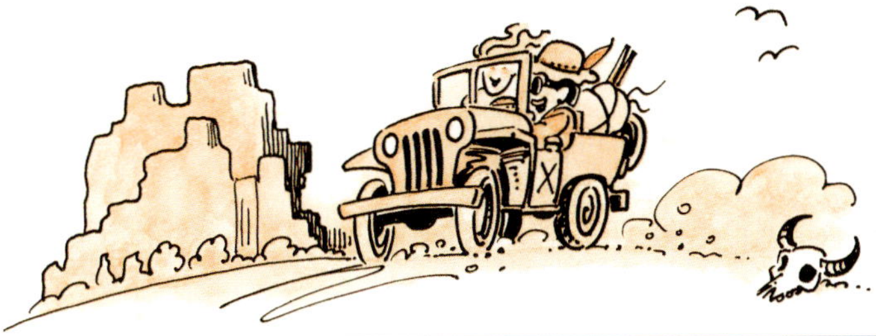

Vorbeugen ist besser! Damit Durchfallserkrankungen vermieden werden, gibt es ein paar Empfehlungen:

- **„Peel it, cook it or forget it!"** („Schäl es, koch es oder vergiss es!") Dieser Tipp, nur selbst geschältes Obst oder gekochte Lebensmittel zu essen, gilt überall, wo Sie aufgrund schlechter hygienischer Verhältnisse das Wasser aus der Leitung nicht als Trinkwasser verwenden dürfen.
- **Wasser nur aus originalverschlossenen Flaschen oder Dosen trinken.** Sollte dies nicht möglich sein, müssen Sie im Notfall das Wasser abkochen
- **Achtung: Eiswürfel** in Getränken sind nicht immer aus „sauberem" Wasser, daher besser weglassen!
- **Rohes Fleisch/Fisch/Muscheln/Eier** sollten vermieden werden – Vorsicht beim kalten Buffet (Roastbeef, Mayonnaise, Cremen, Saucen ...) oder bei Speiseeis, Tiramisu, Weinchadeau ...
- **Kein Essen aus dem Straßenverkauf.**

Was tun, wenn es doch passiert?

Bei Durchfall

- „alte Hausmittel", die stopfend wirken: geriebener, braun gewordener Apfel, Heidelbeerkompott, Bananen, Wasserkakao, Schwarztee
- leichte Kost: Zwieback, Biskotten, Haferflockensuppe, Karottensuppe
- Cola (100 ml = 1 BE, verdünnen) und Soletti (17 Stangerl = 1 BE)
- Insulindosis anpassen!
- wichtig: ausreichend Flüssigkeit!
- selbst herstellbare Lösungen zum Flüssigkeitsausgleich und um eine Versorgung mit Elektrolyten zu gewährleisten:
  - 2 EL Zucker und 1 TL Salz in 1 l reinem Orangensaft auflösen (insgesamt ca. 13 BE)
  - Saft von 4 Orangen, 7 TL Zucker, 1 TL Kochsalz auf 1 l abgekochtes Wasser oder Tee (insgesamt ca. 6 BE)

Achtung: Dosisanpassung (Insulin/Medikamente) muss nach Bedarf erfolgen!

Bei Erbrechen

- Trinken Sie schluckweise eisgekühlte Getränke wie z. B. Schwarztee oder Cola-Getränke (nach Bedarf gezuckert). Sie werden dadurch grundsätzlich besser vertragen. Außerdem sollten Sie auch hier eine leichte Kost vorziehen.

Wie gehen Sie am besten mit der Zeitverschiebung um?

Leider gibt es hier keine Patentlösungen! Je nach Flugdauer, Richtung, Abflug- bzw. Ankunftszeit, Therapieregime usw. muss ein individueller Plan erstellt werden (Besprechen Sie die Details mit Ihrem Arzt/Diabetesberater). Häufige Blutzuckerkontrollen sind unerlässlich!

Flugreisen in den Westen

Tagesverlängerung/Insulinmangel

Bis zur Abreise soll die gewohnte Insulintherapie durchgeführt werden. Den zusätzlichen Insulinbedarf können Sie mit Normalinsulin ausgleichen, wobei die Menge vom Blutzuckerwert und der BE-Zufuhr abhängig ist.

Flugreisen in den Osten

Tagesverkürzung/Insulinüberschuss

Die Dosis wird je nach Zeit auf 1/4 bis 1/2 der gewohnten Menge reduziert. Zur Korrektur spritzt man pro geplanter BE oder pro 50 mg% über dem Blutzucker-Zielbereich durchschnittlich zusätzlich ein bis zwei Einheiten schnell wirksames Insulin.

Achtung: Eine erneute Korrektur (nochmaliges „Nachspritzen“) des Blutzuckers sollte frühestens nach drei Stunden *(Lilly Lispro/Novo Rapid)* bzw. erst nach vier (bis sechs) Stunden *(Normalinsulin, z. B. Novo Actrapid, Lilly Normal, Insuman Rapid)* erfolgen. Dadurch wird eine Unterzuckerung durch zu viel Insulin vermieden.

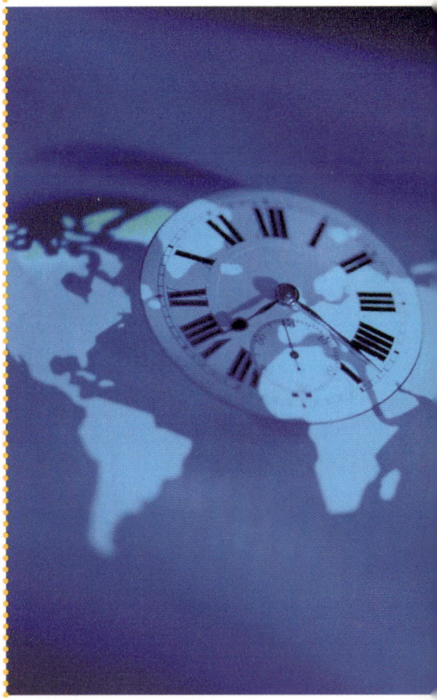

Nach Ausgleich der Zeitverschiebung: Rückkehr zur gewohnten Therapie

Was ist bei Abschluss einer Reiseversicherung zu bedenken?

Diabetes wird von Versicherungen zu den chronischen Krankheiten gezählt und daher kann keine herkömmliche Reiseversicherung abgeschlossen werden. Grundsätzlich wird zwar im Reisebüro nicht nachgefragt, nur im Falle eines Schadens kann es für Sie zu ungewollten Überraschungen kommen, denn es besteht eventuell kein Versicherungsanspruch. Daher wird empfohlen, vor Abschluss einer Reiseversicherung den Diabetes auf dem Formular zu vermerken und eventuelle Mehrkosten in Kauf zu nehmen.

Informationen finden Sie auch im Internet unter www.europaeische.at

Sollte innerhalb der letzten zwölf Monate kein Krankenhausaufenthalt gewesen sein, gilt der normale Passus für chronische Erkrankungen, ansonsten wird ein zusätzliches Arztattest benötigt. Theoretisch würde im Schadensfall eine Versicherung 100 % der erbrachten Leistungen (ambulanter oder stationärer Art, Heimtransport ...) übernehmen, im Falle einer chronischen Erkrankung werden insgesamt maximal 36.500 Euro bezahlt.

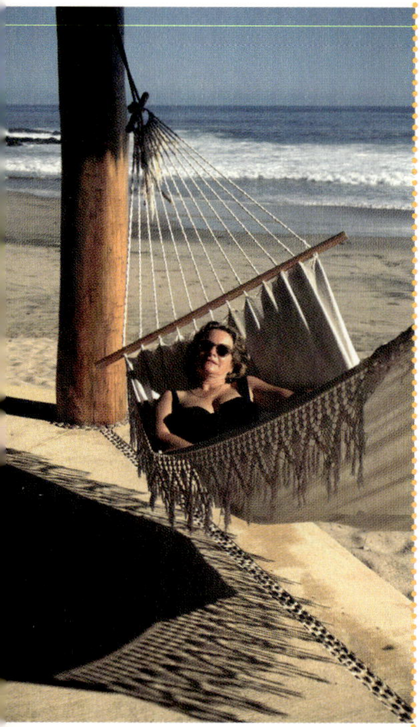

Der Preis der Versicherung ist abhängig von Urlaubsort (Europa oder weltweit), Einzel- oder Familienpreis, Gesamtpreis der Reise, Reisestorno, Komplettschutz ...

Wo auch immer Ihre Reiselust Sie hinführt, für Fragen steht Ihnen Ihr „Diabetesteam“ sicher gerne zur Verfügung!

Schönen Urlaub!

Feste feiern, wie sie fallen!

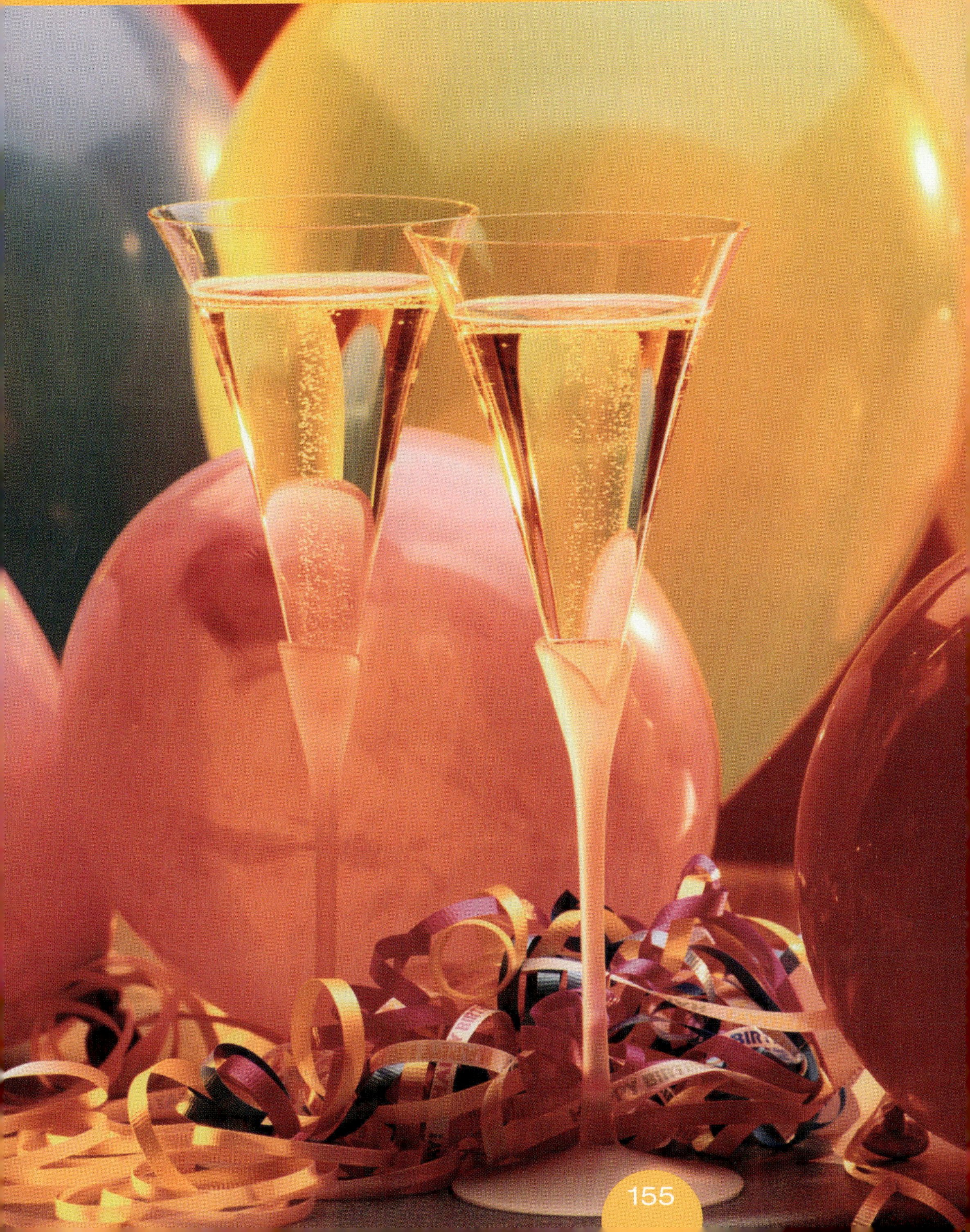

Feste feiern, wie sie fallen!

Im Folgenden finden Sie Tipps und Hinweise, die Ihnen sicherlich helfen, Geburtstags-, Familien- oder Betriebsfeiern möglichst gut zu überstehen, ohne dass Sie Ihr Ziel, eine möglichst gute BZ-Einstellung, allzu sehr aus den Augen verlieren.

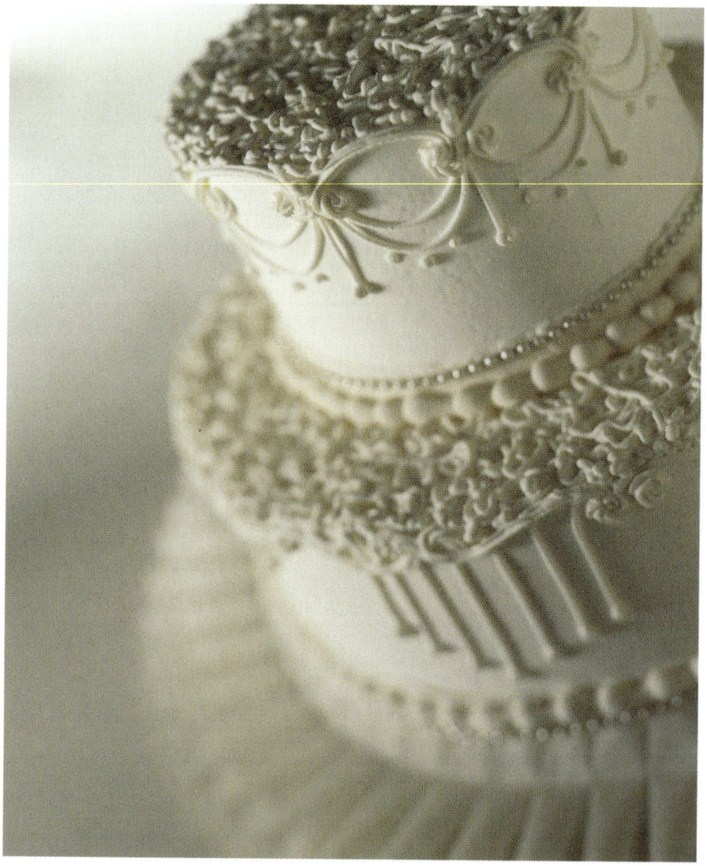

Die heiße Schlacht am kalten Buffet

Durch die vielfältige Auswahl steht man vor der Qual der Wahl.

- Lassen Sie sich Zeit, überlegen Sie, wo Kohlenhydrate enthalten sind, und schätzen Sie die BE in Ruhe.
- Passen Sie eventuell vorher bereits Ihre Insulindosis an.
- Bevorzugen Sie langsam resorbierbare Kohlenhydrate.
- Beim Wurst-, Fleisch- und Käseangebot wählen Sie am besten die fettarmen Varianten.
- Viel Rohkost und Gemüse als Beilage wählen
- Torten und Kuchen enthalten reichlich Zucker und Fett – ein kleineres Stück und dafür eine Portion frischer Fruchtsalat sind die Alternative.

Bei Festmenüs, die Ihnen serviert werden:

- bei mehrgängigen Menüs eventuell einen Gang auslassen
- bei Desserts oder kalorienreichen Zwischengängen um eine kleinere Portion bitten

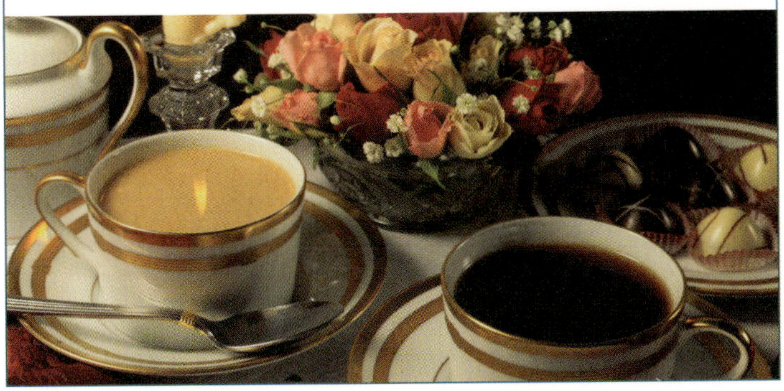

Mit FIT, der Funktionellen Insulintherapie, lassen sich solche Situationen leichter bewältigen.

Wenn bei verschiedenen Feiern getanzt, gekegelt, vorab vielleicht gewandert wird und Sie dabei aktiv mitmachen, können die Sport-BE ins Festessen integriert werden.

Einzelne Feste, wie runde Geburtstage, Hochzeiten Ihrer Kinder oder Enkel, sind sicherlich nicht dazu da, um ausgerechnet an diesen Tagen Ihre Kalorien genau zu zählen. Belasten Sie sich nicht unnötig mit einem schlechten Gewissen! Nehmen Sie bei diesen Einzelereignissen in Kauf, dass Ihre Blutzuckerwerte an diesem und den darauf folgenden Tagen nicht optimal sind.

Die zusätzlich gegessenen und getrunkenen Kalorien können Sie in den darauf folgenden Tagen mit fettärmerer Ernährung und zusätzlicher Bewegung wieder wettmachen.

Sind Sie jedoch ein richtiger „Partytiger“ und steht jede Woche eine Feier ins Haus, so wird es sinnvoll sein, sich einen Plan zurechtzulegen, wie viel und was Sie essen bzw. trinken werden.

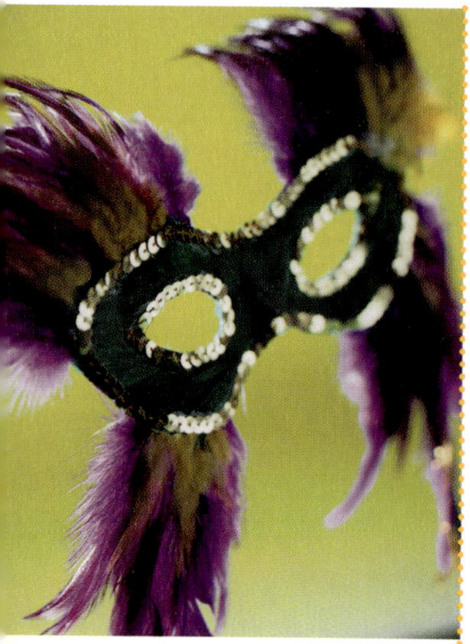

Prost und Mahlzeit und viel Vergnügen!

Schwangerschaft und Gestationsdiabetes

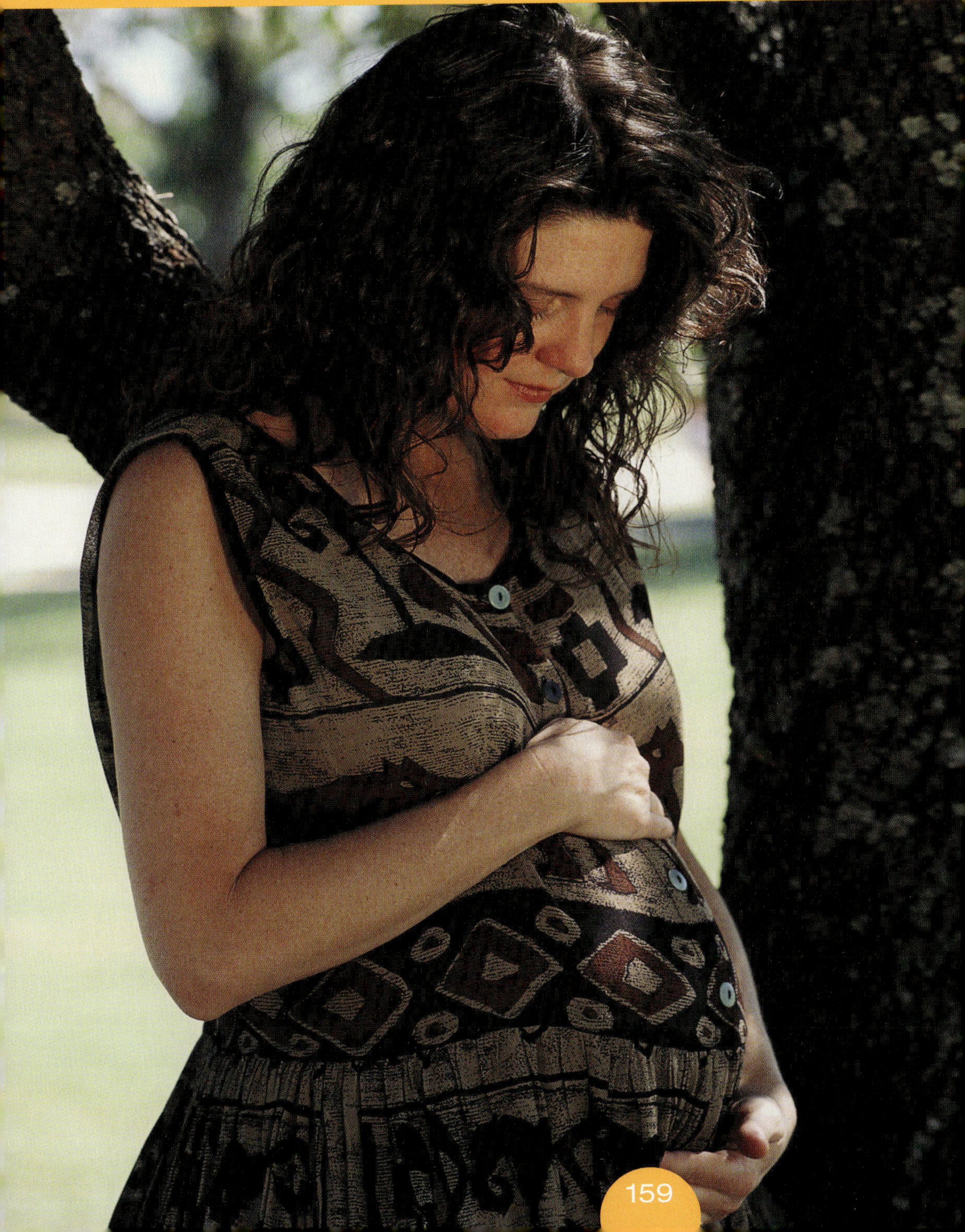

Diabetes und Schwangerschaft

Früher, in der Diabetes-Steinzeit, bedeutete eine Schwangerschaft sowohl für die Frau mit Typ-1-Diabetes wie auch für das Baby ein hohes Risiko. Wegen hoher Blutzuckerwerte kam es häufig zu Tot- oder Frühgeburten, viele Kinder hatten Organschäden, waren bei der Geburt zu groß, ihre Organe aber noch nicht ausgereift. Manche Ärzte rieten ihren Patientinnen mit Diabetes strikt von einer Schwangerschaft ab und empfahlen sogar eine Sterilisation – schrecklich!

Gesunde Babys mit aufmerksamer Diabeteskontrolle

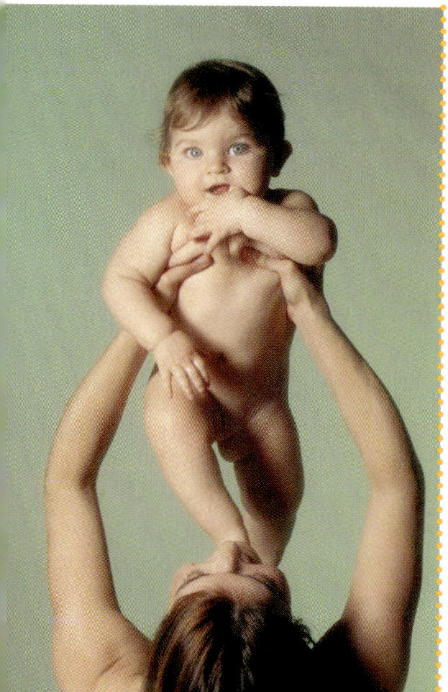

Heute sind für Frauen mit Diabetes diese schlimmen Zeiten vorbei. Diabetikerinnen können in einer normalen Schwangerschaft mit demselben Missbildungsrisiko wie Nichtdiabetikerinnen gesunde Kinder auf die Welt bringen – allerdings unter der Voraussetzung, dass sie wirklich nahezu normale Blutzuckerwerte, also (beinahe) so niedrige wie Nichtdiabetikerinnen, vor und während der Schwangerschaft erreichen. Häufiges Blutzuckermessen, genaueste Insulindosierung und BE-Berechnung, die Einnahme von Folsäure und Vitaminen, beim Gynäkologen Screening-Untersuchungen u. a. sind notwendig, und die Frauen müssen viele leichte Unterzuckerungen in Kauf nehmen, um die erwünschten niedrigen Blutzuckerwerte zu erreichen. Auch schwere Hypos können auftreten. Da ist die Hilfe des Partners besonders wichtig.

Die aufmerksame Verhütung einer ungewollten Schwangerschaft ist besonders wichtig, weil schon vor der Zeugung das HbA1c normal niedrig sein sollte, um das Missbildungsrisiko möglichst gering zu halten. Bereits vor der geplanten Schwangerschaft sollten sich die Diabetikerinnen in einem Spezial-Diabeteszentrum gut über die Erfordernisse, die der Diabetes mit sich bringt, informieren.

Um das Vererbungsrisiko zu verringern – es ist bei Müttern mit Typ-1-Diabetes gering und liegt zwischen ein und drei Prozent – sowie das Immunsystem des Babys zu stärken, empfehlen die Ärzte heute sehr das Stillen im ersten Lebensjahr des Kindes. Ob in der Stillzeit der Verzicht der Mutter auf Kuhmilch und deren Produkte das Erbrisiko noch mehr vermindern kann, ist schulmedizinisch zwar noch nicht bewiesen, doch sprechen einige Studien dafür. Man kann auf Soja und andere pflanzliche Produkte, Ziegen-, Schaf- und Stutenmilchprodukte sowie Schokoladenersatz aus Johanneskernbrot ausweichen. Auch wenn es ungewohnt ist und vielleicht schwer fällt, man tut es doch gerne für sein Kind!

Mit Diabetes ist die Schwangerschaft harte Arbeit, doch soll sich keine Frau durch die Diabeteserkrankung davon abhalten lassen, wenn sie ein Kind will. Nach neun Monaten hat es sich gelohnt, wenn sie glücklich ihr gesundes Baby im Arm hält.

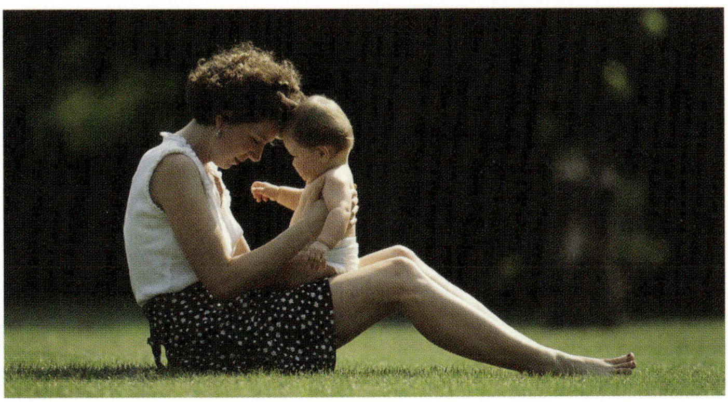

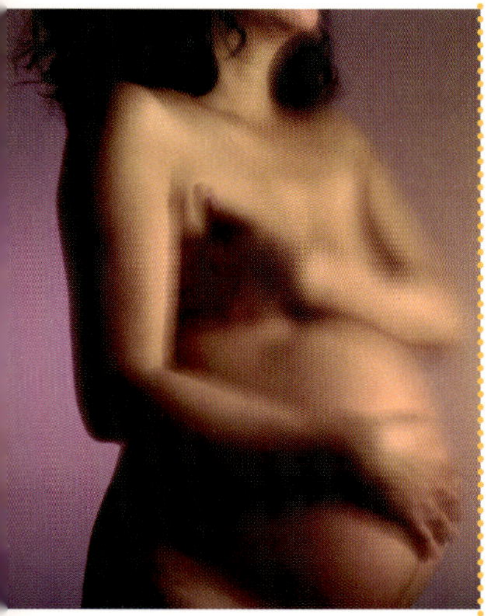

Gestations- oder Schwangerschaftsdiabetes

Hierbei handelt es sich um eine besondere Form des Typ-2-Diabetes – nach WHO-Definition auch als Typ-4-Diabetes bezeichnet –, der während der Schwangerschaft (Gestation) entsteht. Etwa fünf bis zehn Prozent aller schwangeren Frauen entwickeln im Laufe ihrer Schwangerschaft einen Diabetes, der in den meisten Fällen nach der Entbindung wieder verschwindet. Da diese Form von Diabetes völlig ohne Symptome verläuft, bleibt sie oft unentdeckt, ist aber für das Ungeborene gefährlich! Werden keine Suchtests durchgeführt und bleiben die erhöhten Blutzuckerwerte unbehandelt, so wird die Erkrankung meist erst durch Folgeerscheinungen auffällig: z. B. starke Zunahme der Fruchtwassermenge, abnormales Größenwachstum des Kindes = fötale Makrosomie, d. h., die Organe der Kleinen sind zwar groß, aber dennoch unterentwickelt. Es besteht außerdem die Gefahr eines gestörten Geburtsverlaufs mit einem erhöhten Risiko für Tot- und Frühgeburten. Daher sind besonders bei Töchtern von Typ-2-Diabetikern spätestens ab der 24. Schwangerschaftswoche Suchtests (OGTT = Oraler Glukose Toleranz Test) wichtig, damit bei Bedarf rechtzeitig eine Insulintherapie eingeleitet werden kann. Diabetesmedikamente in Tablettenform dürfen in der Schwangerschaft nicht eingenommen werden, da sie zu schweren Entwicklungsstörungen des Kindes führen können.

Grundsätzlich besteht bei allen Frauen, die von einem Schwangerschaftsdiabetes betroffen waren, ein höheres Risiko, später an Typ-2-Diabetes zu erkranken.

Balsam für die Seele

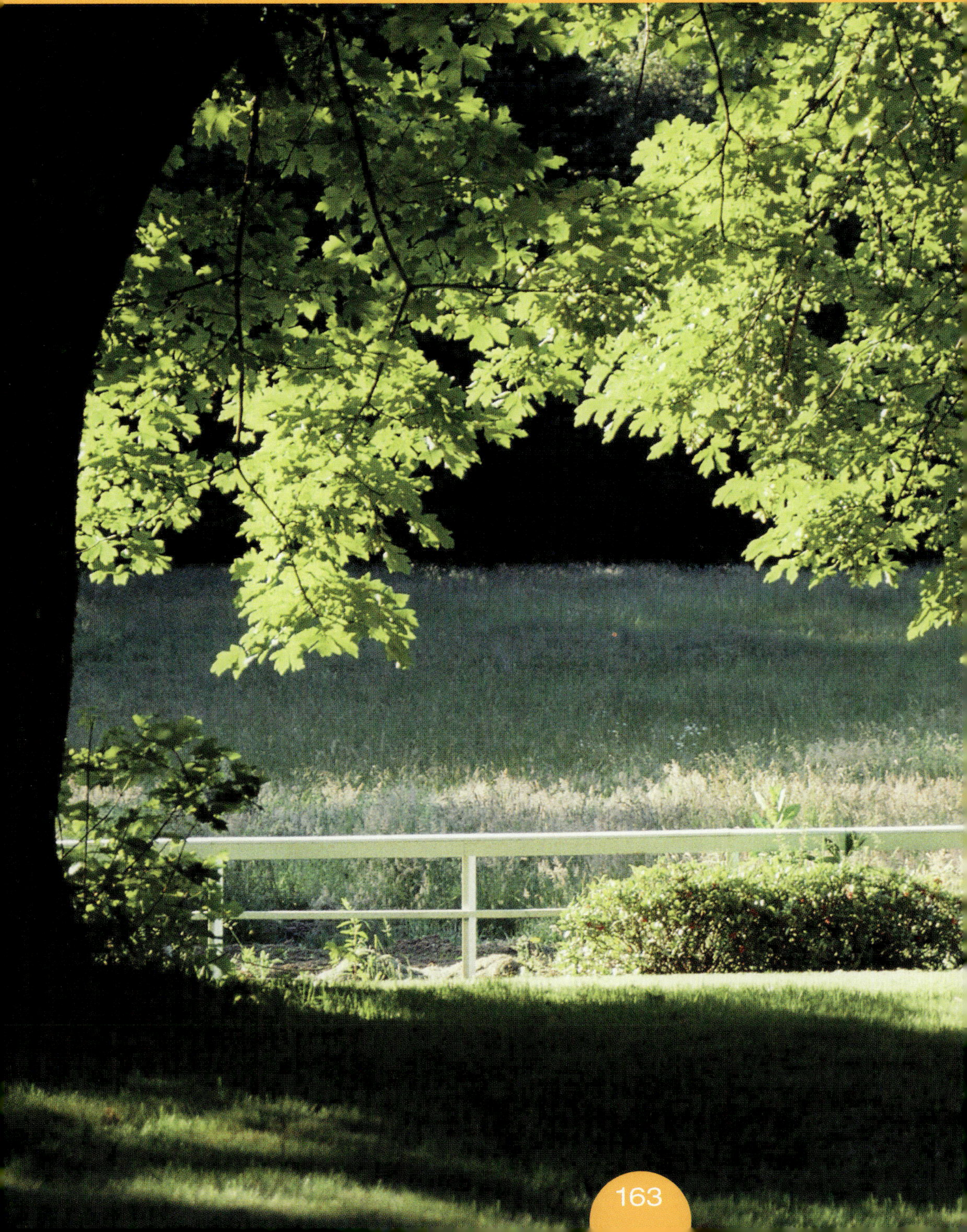

Wie fühlten Sie sich, als Sie von Diabetes erfuhren?

„Es war, als würde mir der Boden unter den Füßen weggezogen", erinnert sich eine Mutter, als bei ihrem dreijährigen Sohn Diabetes festgestellt wurde.

Geschockt, krank, traurig und niedergeschlagen, wütend, seelisch gekränkt und beleidigt, belastet mit Schuldgefühlen, voller Angst, in den Grundfesten erschüttert?

Im ersten Moment können nur wenige mit der Diagnose Diabetes etwas anfangen, vielleicht kennen sie einige Diabetiker, doch die Bedeutung der Krankheit nur unbestimmt. „Da war doch die Tante Anni, die bei der Jause immer gejammert hat, dass sie keinen Kuchen essen darf, dann hat sie aber trotzdem genascht ... Die hat doch Alterszucker, ich bin aber erst 26 Jahre alt!"

Erfahren Typ-1-Diabetiker dann, dass sie nun ihr Leben lang Insulin spritzen, Blutzucker messen und ihre Ernährung nach BE (Broteinheiten) berechnen müssen, haben sie oft das Gefühl, die Welt sei für sie untergegangen und sie könnten mit dem Diabetes, seinen Anforderungen nicht leben. Eltern leiden anfangs besonders stark ...

Man kommt sich vor wie in einem Albtraum, aus dem es kein Erwachen gibt. Abschied muss man nehmen von der bis jetzt selbstverständlichen Gesundheit, von seinem gut funktionierenden Körper, vom Essen nach Lust und Laune, vom unbeschwerten Leben ...

Auch für Menschen mit Typ-2-Diabetes, der anfangs meist „nur" eine Umstellung der Lebensführung erfordert, geht die Sicherheit des Gewohnten verloren, weil sie einige lieb gewonnene Gewohnheiten ändern müssen.

Wie haben Sie von Ihrem Diabetes erfahren?

Oft wird der Typ-2-Diabetes zufällig entdeckt – bei einem Laborblutbefund vor einer Operation oder aus einem anderen Grund oder aber nach einem Herzinfarkt, Schlaganfall, einer Augenblutung, einem offenen Fuß – bereits Folgen des über Jahre erhöhten Blutzuckers, Blutdrucks und der Blutfette ...

Oder hat Ihr Arzt Ihnen aufgrund eines Befunds mitgeteilt: „Gott sei Dank haben Sie ja nur einen Typ-2-Diabetes. Sie müssen nicht spritzen. Es ist ja nur Alterszucker", es gleichzeitig aber versäumt, die Erkrankung trotz fehlender Symptome als ernsthafte Gesundheitsgefährdung darzustellen? Der Arzt möchte z. B. aus dem Gefühl der Besorgnis heraus trösten und Mut zusprechen.

Dem Risiko bewusst und aktiv begegnen

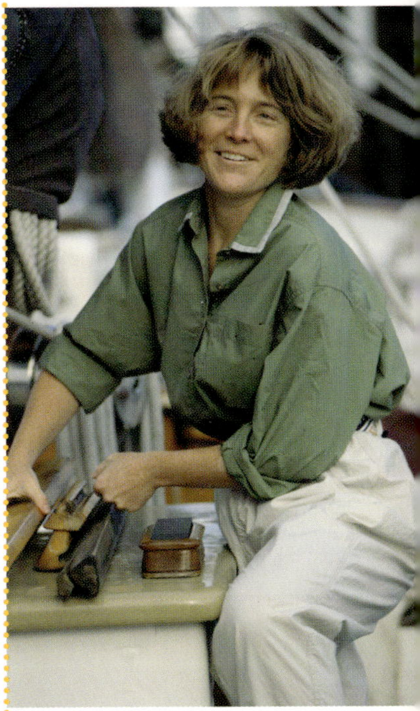

Der Impuls, den Patienten zu trösten, ist durchaus verständlich, aber in dieser Form ist es leider nur die halbe Wahrheit. Die Schwere der Krankheit können Sie so nicht erfassen, im Gegenteil, Sie haben den Eindruck, dass es „Gott sei Dank" nicht so schlimm ist. So besteht die Gefahr, dass Sie sich in Sicherheit wähnen, obwohl Sie in Wirklichkeit ohne konsequente Behandlung hoch gefährdet sein können. Solange Sie keine Schmerzen und echte Beschwerden haben, fällt es leicht, die Empfehlungen des Arztes wegzuschieben. Treten aber nach Jahren Beschwerden – die gefürchteten diabetischen Folgeschäden – auf, ist es leider meist zu spät für eine „Reparatur"...

Ich will Sie mit diesen unerfreulichen Aussichten nicht schrecken, doch Ihnen bewusst machen, wie wichtig es für Sie ist, für Ihre weitere Gesundheit zu sorgen. Dann kann aus einem sorglosen, ahnungslosen

Patienten ein selbstverantwortlicher aktiver Mensch mit Diabetes werden!

In meiner Beratungstätigkeit habe ich die Erfahrung gemacht, dass die Bewältigung des Diabetes ganz entscheidend von der Art geprägt wird, wie Betroffene die Diagnose erfahren haben und wie die ersten Stunden danach verlaufen sind.

Eine junge Frau erzählte mir, dass sie mit 15 Jahren auf der Intensivstation beim Erwachen aus dem Diabetischen Koma das Gespräch von zwei Krankenschwestern hinter dem Vorhang mit angehört hat: „Schrecklich, die wird auch nicht mehr als 30 Jahre alt!“ Kein Wunder, dass sie ihren Diabetes nicht positiv sehen konnte, auch wenn sie ihn jetzt richtig aufgeklärt und gut geschult problemlos meistert. Diffuse Ängste und depressive Verstimmungen blieben bestehen. Erst das gefühlsmäßige Wiederaufarbeiten dieser traumatischen Situation konnte helfen.

Mitgefühl statt Mitleid

Reagieren die Angehörigen mit großem Mitleid – „Du Arme, ist ja furchtbar!“ –, machen sie die Sache auch nicht gerade leichter. Natürlich tun Mitgefühl und Verständnis gut, aber kein übertriebenes Mitleid, denn dann fühlen wir uns noch kränker. Der positive Zuspruch ist wichtig: „Das werden wir schon schaffen!“

Meint der nichtbetroffene Arzt tröstlich leichthin „Das ist nicht so schlimm!“, fühlen sich die Patienten kaum verstanden und können schwer das nötige Vertrauen in den Arzt und seine Behandlung gewinnen. Einen besseren Zugang erhält der Arzt, wenn er seinen Patienten behutsam auf seine Erkrankung aufmerksam macht und ihm zu verstehen gibt, dass mit Diabetes zwar einige Änderungen im Leben notwendig sind, die aber von vielen gut bewältigt werden.

Diabetes betrifft den ganzen Menschen – Körper und Seele

Man muss sich mit diesem nicht selbst gewählten Partner seines Lebens auseinander setzen. Die seelische Anpassung an Diabetes ist ebenso wichtig wie das Wissen über seine Behandlung, denn eine positive psychische Einstellung bedingt langfristig eine gute Stoffwechseleinstellung.

Das geht nicht spontan, von heute auf morgen – Trauerarbeit muss geleistet werden, denn wir müssen den Verlust unserer Gesundheit bewältigen. In der ersten Phase des Schocks überfordern zu viele Informationen die meisten Menschen. Erst nach einiger Zeit ist man bereit und fähig, sich mit Diabetes im Detail einzulassen (Schulung).

Vielleicht haben Sie selbst ähnliche Gedanken und Gefühle erlebt:

Schock, Verzweiflung: „Alles ist vorbei, der Boden versinkt unter meinen Füßen!“

Vor allem junge Menschen und besonders Eltern, für die Gesundheit etwas ganz Selbstverständliches war, stürzen bei der Diagnose der lebenslang bestehenden Erkrankung ins Bodenlose, in ein schweres psychisches Trauma. Zum Schutz reagieren manche auch mit der Ablehnung der Realität – „Das kann nicht wahr sein!“ –, verweigern die Therapie, suchen andere Ärzte oder sogar Wunderheiler auf den Philippinen auf ...

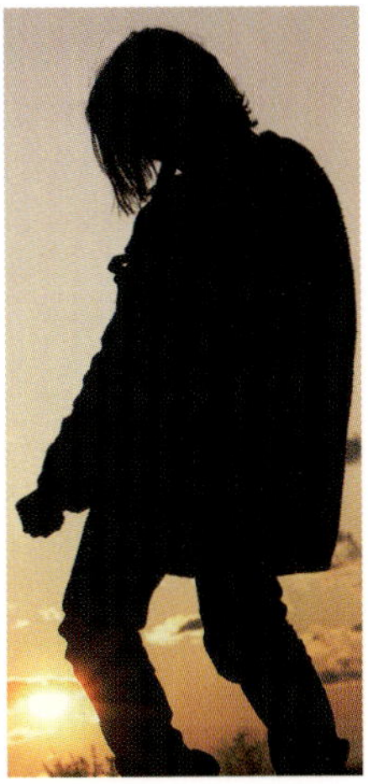

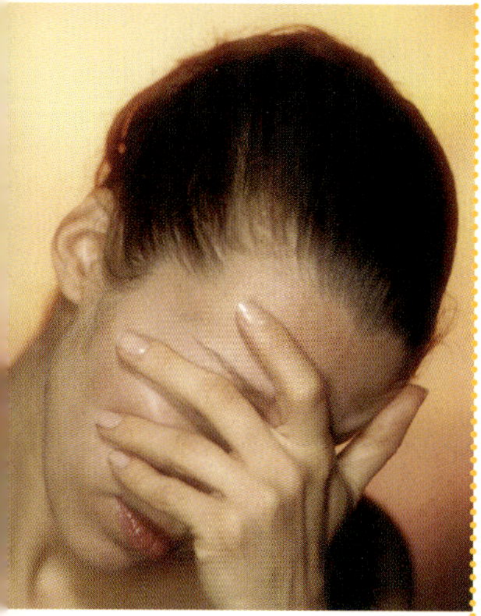

Wut, Kränkung, Hilflosigkeit: „Warum gerade ICH (MEIN Kind)?"

Man hadert mit dem Schicksal, ist wütend und fühlt sich hilflos und dem Zustand ohnmächtig ausgeliefert. Die Mutter eines Jugendlichen beschrieb ihre Gefühle einmal mit dem Bild, dass sie wehrlos ausgeliefert in einer laufenden Waschmaschine ständig an die Wand geworfen würde – ein furchtbarer Zustand!

Leider haben oft Jugendliche große Schwierigkeiten, sich mit Diabetes als Teil ihres ICH zu versöhnen. Manchmal kämpfen sie trotzig gegen ihn an, bestrafen ihren Körper dafür, dass er nicht mehr 100-prozentig funktioniert, vernachlässigen ihre Selbstkontrolle oder hören gar mit dem Insulinspritzen auf: „Ich hasse den Diabetes, ich kriege ihn schon klein!" – ein unsinniger und nutzloser Kampf gegen Windmühlenflügel, doch verständlich als Zeichen großer Verzweiflung. Ärger und Wut richten sich gegen die Eltern, die auf die Einhaltung der notwendigen Maßnahmen achten wollen, gegen den Arzt, der den Diabetes diagnostiziert hat, und seine Therapie.

Abwehr, Verniedlichung, Verdrängung: „So ernst wird es schon nicht sein."

Manche Typ-2-Diabetiker hört man sagen: „Ich habe ja nur ein bisschen Zucker" oder „Ich habe manchmal Diabetes ..."

Anfangs hilft dieses Gefühl bei der Bewältigung der Diagnose, doch langfristig sollte es nicht bestehen bleiben, drohen doch nach jahrelanger Nichtbeachtung die gefährlichen Folgeschäden an den Gefäßen. Theoretisch hat man ja verstanden, dass einige Einschränkungen notwendig sind, doch die praktische Umsetzung im täglichen Leben fällt so schwer, dass man sie immer wieder hinausschiebt oder nur teilweise sehr zögernd und widerstrebend erfüllt.

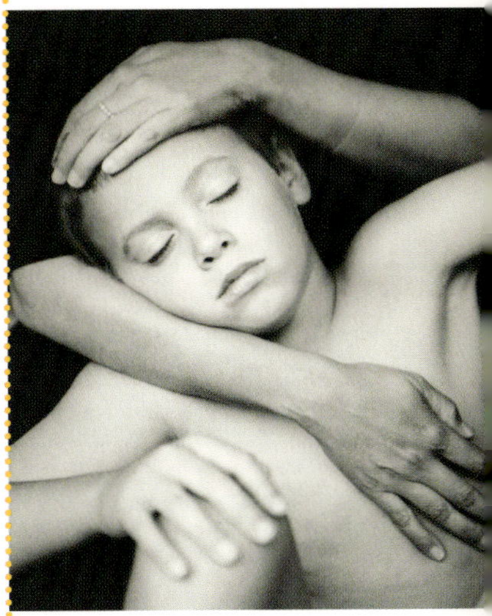

Schuldgefühle: „Was habe ich falsch gemacht?"

Vor allem Eltern von Kindern mit Diabetes suchen nach Ursachen und geben sich völlig unberechtigt häufig selbst die Schuld: „Hätte ich meinem Kind doch keine Zuckerl gegeben" u. a. Wichtig ist hier die rasche Aufklärung, dass man Typ-1-Diabetes durch nichts verhindern kann, also an seinem Ausbruch auch keine Schuld trägt. Kleinere Kinder empfinden Diabetes manchmal als Strafe, weil sie schlimm waren.

Angst, Hilflosigkeit, Pessimismus: „Wie schaffe ich es, damit zu leben?"

Manche fühlen sich sehr allein gelassen und ausgestoßen aus der Welt der Gesunden, haben große Ängste für die Zukunft und auch den Alltag. Man traut sich nicht zu, all die unlösbar scheinenden Schwierigkeiten überwinden zu können.

„Wie werden meine Kollegen, Freunde und Bekannten darauf reagieren?"

Anfangs befürchten viele, nicht mehr so leistungsfähig im Beruf zu sein, bei Freizeitaktivitäten und im geselligen Freundeskreis nicht mehr mittun zu können ...

„Gott sei Dank – nur Diabetes, ich habe schon Schlimmeres befürchtet!"

Manchmal war es Typ-1-Diabetikern durch die dramatischen Symptome des Insulinmangels körperlich so schlecht gegangen (extreme Gewichtsabnahme trotz Heißhungers, unerträglicher Durst mit häufigem, lästigem Harndrang, Sehverschlechterung bis fast zur Blindheit, Juckreiz, selten sogar Bewusstlosigkeit im Diabetischen Koma) und hatten sich so elend und schwach gefühlt, dass sie fast froh und erleichtert waren, als sie die Diagnose erfuhren und sich mit der Insulintherapie wieder besser und kräftiger fühlten.

Aufbruchstimmung, Herausforderung: „Ich habe schon so viel in meinem Leben geschafft, von Diabetes lasse ich mich nicht unterkriegen."

Wenn Sie gleich nach der Diagnose eine solche positive Einstellung haben, was eher ungewöhnlich ist, werden Sie natürlich alles leichter schaffen, doch können die anderen Phasen der Verarbeitung (Wut, Traurigkeit) auch später noch auftreten.

Der Beginn des Diabetes bedeutet eine schwere Krise, in der vieles, was im bisherigen Leben selbstverständlich war, fraglich wird. Wir erfahren, dass sich unser Leben dauerhaft verändern muss und nie wieder ganz so sein wird wie vorher. Mit dem Verlust unserer Gesundheit müssen wir Abschied vom bisherigen Leben nehmen ...

Für den Prozess der Bewältigung eines Verlusts hat Sigmund Freud den Begriff der Trauerarbeit geprägt. Dieser ist nicht auf Diabetes bezogen, sondern auf Gefühle und Reaktionen, wenn man ein sehr geliebtes Objekt oder Subjekt verliert und kann auch auf den Verlust der Gesundheit angewendet werden. Die Trauerarbeit verläuft in mehreren Phasen, wie sie auch die Sterbeforscherin Elisabeth Kübler-Ross beschrieben hat (siehe Kasten).

Jeder durchlebt die psychische Verarbeitung der Diabeteserkrankung unterschiedlich rasch und stark – abhängig vom Alter, der Persönlichkeit und bisherigen Lebenserfahrungen. Nicht jeder durchlebt all diese Phasen, mancher überspringt welche oder

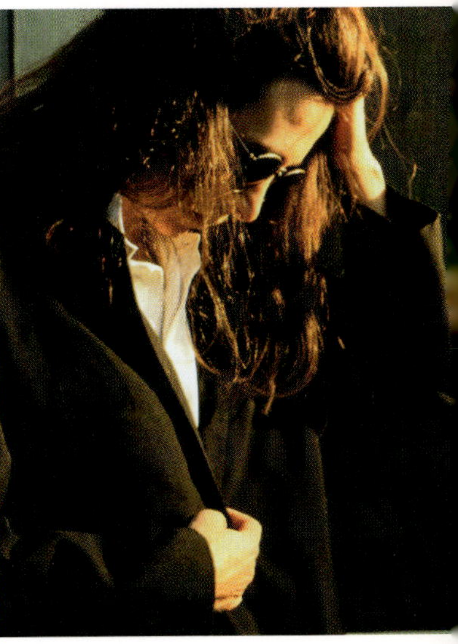

bleibt längere Zeit in einer hängen (hoffentlich in der letzten Phase!) oder kehrt auch wieder in eine frühere Phase zurück. Bei Gesprächskreisen in den Selbsthilfegruppen habe ich oft erlebt, dass sich einige Diabetiker bei der Schilderung der Diabetesbewältigungsphasen an ihre Gefühle und Gedanken nach der Diagnosestellung erinnerten und erleichtert feststellten, dass all dies durchaus „normal" ist. Manchmal hätten sie sich gar nicht getraut, mit anderen darüber zu sprechen.

Die Stadien in der Diabetesbewältigung

1. Phase: Schock und Leugnen
(Nein, nicht ich/mein Kind ...)

2. Phase: Wut und Zorn
(Warum gerade ich/mein Kind?)

3. Phase: Verhandeln
(Ja, aber ...)

4. Phase: Depressive Verstimmung
(Wie kann ich damit leben?)

5. Phase: Bewusste aktive Annahme
(Ich will das Beste daraus machen!)

Belastungen durch Diabetes

Trotz der großen Fortschritte in der Diabetestherapie bleiben uns zwei größere Belastungen, mit denen wir leben müssen.

Folgeschäden von Diabetes

Auch wenn wir uns im täglichen Leben an unseren Diabetes gewöhnt haben und gut mit ihm auskommen, sitzen uns bei jedem Jahrescheck auf Folgeschäden ein wenig Unbehagen und Angst im Nacken. Das ist völlig normal und wichtig, denn schließlich stellt Diabetes ein Risiko für die Folgeschäden dar – allerdings nur ein Risiko, kein unabänderliches Schicksal, wie man es früher in manchen Büchern lesen musste: dass Diabetiker meist nach 20 Jahren erblinden, die Niere kaputt ist oder die Füße amputiert werden müssen.

Früher ...

„Der Diabetiker und sein Arzt müssen sich vorläufig damit abfinden, dass die Spätkomplikationen wegen des hohen Blutzuckers früher oder später eintreten werden, nur wenige bleiben davor bewahrt ..." Nun, das waren ja schöne Zukunftsaussichten!

... und heute

Heute sind unsere Chancen dank der Fortschritte in Medizin und Technik um vieles besser, Behandlung und Kontrolle sind wesentlich effektiver geworden, die Therapiekonzepte heutzutage sehr viel flexibler auf die Bedürfnisse und Alltagsgestaltung der Menschen zugeschnitten. Mit der Möglichkeit der Selbstkontrolle (Blutzucker und Blutdruck), der HbA1c-Bestimmung und vor allem der Diabetiker-Schulung können wir selbst mithilfe unserer Ärzte und Diabetesberater entscheidend dazu beitragen, dass wir gar keine Folgeschäden bekommen. Denn seit Jahren ist erwiesen, dass ein (fast) normales HbA1c und niedrige Blutdruckwerte die Entwicklung der diabetischen Retinopathie (Augen), Nephropathie (Nieren), Neuropathie (Nerven – Fußschäden) und Verengung der großen Gefäße (Makroangiopathie – Herz, Hirn, Füße) meist verhindern oder zumindest hinauszögern können.

In der langen Entwicklungsgeschichte der Menschheit haben wir in gefährlichen Situationen zwei Reaktionsmöglichkeiten gelernt: Kampf oder Flucht. In abgewandelter Form reagieren wir auch heute so. Man kann entweder wegschauen, die Gefahr ignorieren und in fatalistischer Haltung verdrängen – „Man kann seinem Schicksal ja doch nicht ausweichen" – oder ihr ins Auge schauen und alles tun, um sie zu bannen. Darin will ich Sie bestärken!

Aktiv dem Risiko begegnen!

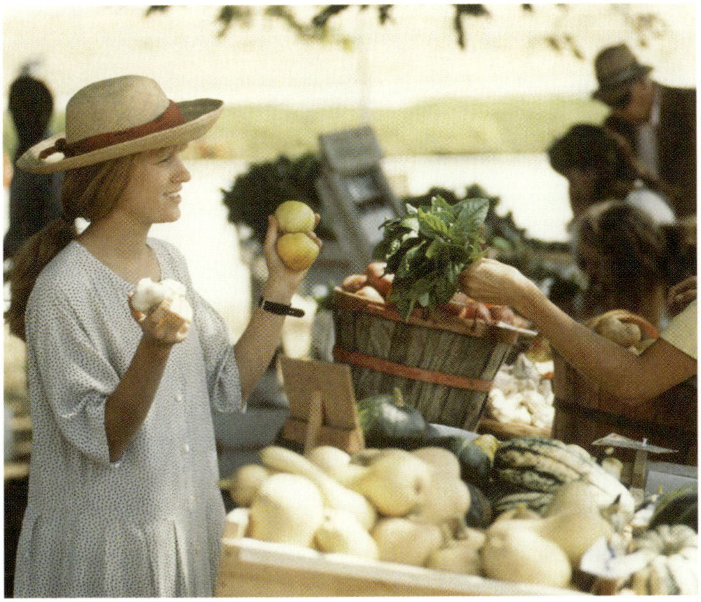

Weder übergroße Angst noch Sorglosigkeit sind gute Wege, um den Folgeschäden gefühlsmäßig zu begegnen. Denken Sie bei jedem erhöhten BZ-Wert voll Angst an die Folgeschäden? Das ist nicht gut, denn große Angst lähmt uns in unserer Aktivität, macht uns fatalistisch und hoffnungslos.

Natürlich stellen die Folgeschäden eine Bedrohung dar, die uns jedoch in unseren Bemühungen, eine gute Stoffwechsellage zu erreichen, anspornen sollte. Um Angst abzubauen, muss man sich ihr direkt stellen, ihr quasi ins Gesicht schauen. Heute können wir selbst viel tun, um Schlimmes zu verhindern!

Denken Sie beim Autofahren immer an das Risiko eines Unfalls? Nein, sicherlich nicht, denn Sie halten sich (hoffentlich) an die Verkehrsregeln und fahren nicht allzu risikoreich. Genau so sollten Sie mit dem Diabetes verfahren. Sie halten sich an die notwendigen Maßnahmen, korrigieren hohe BZ-Werte rasch, beraten sich bei einer verschlechterten Stoffwechselkontrolle mit Ihrem Arzt, wenn Sie selbst nicht genau wissen, was dagegen zu tun ist, und machen regelmäßig die ganz wichtigen Vorsorgeuntersuchungen (Augenarzt, Mikroalbuminurie für die Niere, Fußkontrolle, Belastungs-EKG, Sonografie der großen Gefäße). So begegnen Sie den möglichen Folgeschäden mit Selbstsicherheit, Kompetenz und Respekt, aber nicht mit lähmender Angst.

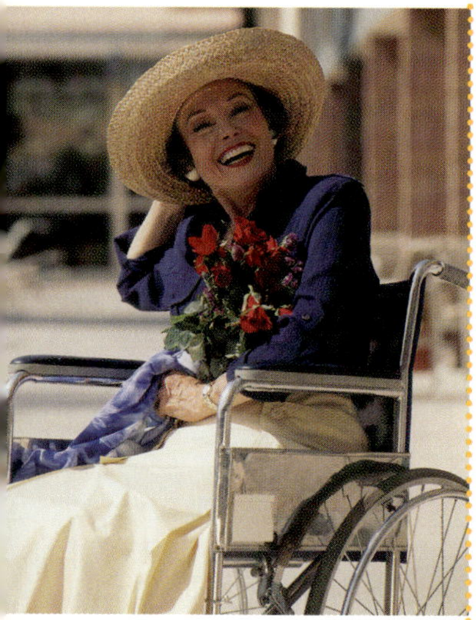

Wenn sich bereits Folgeschäden entwickelt haben, ist dies kein Grund, am Leben zu verzweifeln. Werden Gefäßveränderungen früh erkannt, haben Sie die große Chance, diese mit einer Therapieverbesserung (BZ, Blutdruck, Blutfette) wieder rückgängig zu machen. Vielleicht gibt Ihnen das wieder mehr Ausdauer und Kraft, mit sich selbst auf liebenswürdige Art konsequent zu sein ...

Auch bereits fortgeschrittene Folgeerkrankungen können heute sehr effektiv behandelt werden, wie z. B. bei den Augen Laserkoagulationen und Vitrektomie, die Blindheit verhindern können. In meiner langen Tätigkeit in Ordination und Selbsthilfegruppe habe ich auch einige Diabetiker mit schweren Folgeschäden kennen gelernt. Natürlich sind sie nicht gerade glücklich darüber, doch die meisten haben sich damit arrangiert, können auch damit ein erstaunlich erfülltes Leben führen und sich an vielen kleinen Dingen erfreuen. Sie haben gelernt, mit ihren Behinderungen umzugehen. Vielleicht schätzen sie nach so einem Einschnitt die verbliebenen Möglichkeiten umso mehr und können ihrem Leben noch viel Positives abgewinnen. Es muss nicht alles aus sein, wie man sich dies als Nichtbetroffener manchmal vorstellt. Gerade diese Menschen bemühen sich meist aktiv um eine optimale Behandlung, denn mit dem Bewusstsein „Ich tue alles für mich, was möglich ist" fühlen sie sich bestärkt und ihre Angst vor einem unentrinnbaren Schicksal vermindert sich.

Ob, wann und welche Folgeschäden man einmal bekommt, kann niemand voraussagen. Dass dies von der Stoffwechselkontrolle und dem Blutdruck abhängig ist, wurde statistisch eindeutig bewiesen, doch gibt es „Pechvögel", die bereits nach relativ kurzer Diabetesdauer eine Retino-, Neuro- oder Nephropathie entwickeln, und „Glückspilze", die nach Jahrzehnten trotz ungenügender Kontrolle nichts haben.

Mit dieser Unsicherheit müssen wir leben, doch können wir heute sehr viel dazu beitragen, das Risiko zu vermindern, indem wir uns um unseren Diabetes kümmern – so gut wir können. Dann haben wir uns nichts vorzuwerfen.

Ständiges Grübeln über all das, was der Diabetes in den nächsten Jahren oder sogar Jahrzehnten bedeuten kann, lässt niemanden zur Ruhe kommen. Die ferne Zukunft kann heute noch nicht übersehen werden. Vor 30 Jahren konnten wir uns nicht vorstellen, welche Fortschritte die Therapie bis heute machen würde. Die ehemals schlechten Aussichten sind längst nicht so eingetreten wie befürchtet.

Die Behandlung und die Zukunftsaussichten werden sich mit der Zeit noch mehr verbessern. Deshalb hilft es heute weit mehr, die seelische Kraft für die aktuellen Aufgaben in der Therapie zu nutzen, als sie durch Grübeln zu verlieren.

Die Gegenwart zählt! Wir gewinnen den Kampf gegen die Gefahr und können ihr mit ruhigem Gewissen ins Auge schauen, wenn wir alles tun, um diese zu bannen. Aus der Angst wird ein gewisser Respekt vor den Folgeschäden, der uns nicht lähmt, sondern im Gegenteil aktiv macht und uns die nötige Energie gibt, dem Diabetes ein Schnippchen zu schlagen.

Unterzuckerungen = Hypo(glykämie)

Hypoglykämien = Unterzuckerungen sind wohl die unangenehmste Nebenwirkung des Diabetes. Bei Typ-1-Diabetes gehören hin und wieder leichte Hypos einfach zum Leben, denn bei einer guten Stoffwechsellage sind sie schwer ganz zu vermeiden. Doch wenn wir bei den ersten Anzeichen Traubenzucker essen oder einen zuckerhältigen Saft trinken, sind sie rasch wieder verschwunden und der Hypo ist vorbei.

Genauso wie stark erhöhte Blutzuckerwerte können die meisten Diabetiker auch einen Unterzucker erkennen. Unser Gehirn ist auf eine ausreichende Versorgung mit Glukose angewiesen. Sinkt der Blutzuckerspiegel durch zu viel Insulin unter einen bestimmten Wert, wird eine Gegenregulation ausgelöst: Hormone (v. a. Glukagon und Adrenalin) werden ins Blut ausgeschüttet, um den Blutzuckerspiegel zu erhöhen. Dies erreichen die Hormone in erster Linie dadurch, dass sie die Zuckerreserven der Leber freisetzen. Dabei werden die so genannten autonomen adrenergen Symptome hervorgerufen: Schwitzen, Zittern, Herzklopfen, Nervosität u. a. Wenn keine Kohlenhydrate eingenommen werden, sinkt der Blutzucker trotz Gegenregulation weiter ab, sodass es unweigerlich zu einer Unterversorgung des Gehirns mit Glukose kommt. Als Zeichen zunehmender Funktionsstörungen des Gehirns treten die so genannten neuroglykopenischen Symptome auf: Konzentrationsschwäche, Denkverlangsamung, Sehstörungen, taube Lippen, Gleichgewichtsstörungen. Häufig kommt es zu Stimmungs- und Wesensveränderungen. Manche Diabetiker werden plötzlich traurig oder nachdenklich; andere redselig und albern oder ge-

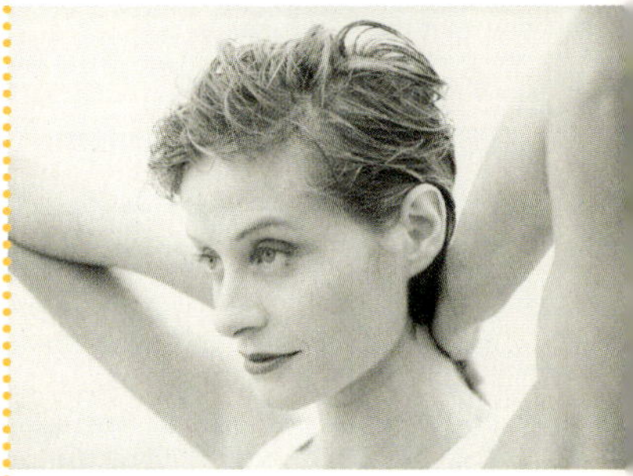

Aktiver Respekt statt lähmender Angst!

reizt und aggressiv. Sinkt der Blutzucker weiter, führen die Funktionsstörungen des Gehirns zu Hilflosigkeit – man kann nichts mehr reden und tun – und schließlich zur Bewusstlosigkeit, manchmal mit Krampfanfällen.

Viele Diabetiker reagieren in bestimmten Situationen nicht sofort auf ihre Hypo-Symptome, auch wenn sie diese deutlich wahrnehmen. Warum? Gerade in Situationen, in denen eine Unterzuckerung besonders unangenehm wäre, neigen manche dazu, den eigenen „Hypo-Verdacht" zu leugnen. Müssen sie eine wichtige Tätigkeit unterbrechen, wollen sie einfach keinen Hypo haben und versuchen ihn zu ignorieren. Die vorhandenen Anzeichen werden dann entweder gegen besseres Wissen umgedeutet („Das ist bestimmt nur die Aufregung!") oder verharmlost („Eine halbe Stunde halte ich schon noch durch"). Menschen mit Diabetes, die bei einer Unterzuckerung erst verspätet reagieren, sind entweder sehr sorglos bei Unterzuckerungen oder können und wollen diese unangenehme Störung nicht annehmen. Man fühlt sich schwach, schwitzt, kann sich nicht konzentrieren – man will das nicht, dem Diabetes zum Trotz isst man nichts – nur nicht nachgeben! Die objektiv bestehenden Gefahren werden in diesen Fällen häufig unterschätzt.

Die Bewältigung von Hypoglykämien erfordert auch ein sozial sicheres Verhalten, da man mit der Behandlung der Unterzuckerung (Traubenzucker essen, Saft trinken) Aufmerksamkeit auf sich ziehen kann oder seine Bedürfnisse auch gegen die Bedürfnisse anderer durchsetzen muss („Ich muss jetzt ein wenig rasten"). Manchen Menschen ist dies peinlich und unangenehm, sie nehmen lieber einen Hypo in Kauf.

Das Hirn braucht Zucker.

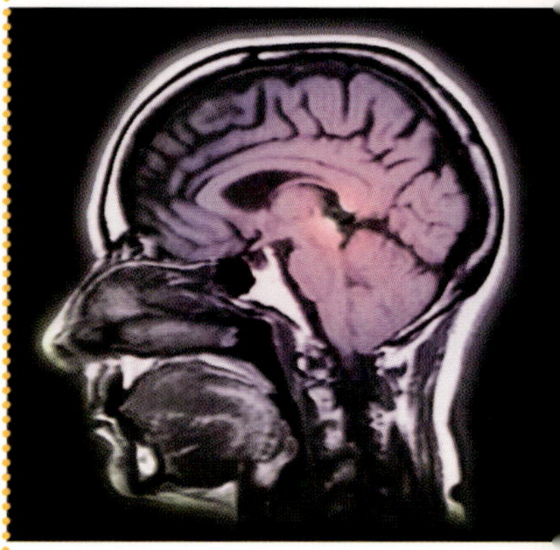

Abwartendes Verhalten bei einem Unterzucker kann auch die Folge starker Angst vor Folgeschäden sein. Unterzuckerungen werden dabei zwar oft als unangenehm, jedoch als das kleinere Übel im Vergleich mit Folgeschäden erlebt. Man strebt extrem tiefe HbA1c-Werte an, um das Folgeschädenrisiko zu minimieren.

Doch nur über kurze Zeit erhöhte Blutzuckerwerte wirken sich bei Typ-1-Diabetes kaum auf den HbA1c-Wert und damit das Folgeschädenrisiko aus. Für die Lebensqualität wäre es besser, den BZ-Zielpunkt ein wenig höher zu setzen und nicht allzu ehrgeizig zu sein.

Manch harmlose Unterzuckerung, die durch etwas Traubenzucker unauffällig und schnell behoben wäre, kann sich so zu einer schweren Beeinträchtigung entwickeln, die den Handlungsablauf massiv unterbricht.

„Hypo-Surfen“: Eher selten, aber doch kommt es vor, dass Diabetiker Hypoglykämien möglichst spät behandeln oder willentlich in Kauf nehmen, sogar provozieren, weil sie diese genießen. Sie fühlen sich aufgrund des Glukosemangels im Gehirn „high“, wie auf einem „Trip“. Doch kann man sich nicht nur auf angenehme Gefühle verlassen – es kann auch ein „Horrortrip“ daraus werden.

Manche Diabetiker spüren Unterzuckerungen nicht – fehlende Hypo-Wahrnehmung

Gründe für eine verschlechterte Hypoglykämie-Wahrnehmung sind die Diabetesdauer (schätzungsweise bei 30 Prozent der Typ-1-Diabetiker, die den Diabetes 15 Jahre und länger haben), eine sehr niedrige Blutzuckereinstellung mit häufigen Unterzuckerungen und auch eine gewisse Veranlagung. In der Regel sind die autonomen adrenergen Warnsymptome (Zittern, Schwitzen, Herzklopfen u. a.) nicht mehr so deutlich ausgeprägt, Hypoglykämien werden nur an neuroglykopenischen Symptomen, den Denkstörungen, erkannt – und da besteht dann die Gefahr, dass der Unterzucker selbst durch den Zuckermangel im Gehirn eine sinnvolle Reaktion erschwert oder gar verhindert. Die Unfähigkeit, eine begonnene Handlung zu unterbrechen, kann dabei ebenso problematisch sein wie das Abwehren von Hilfe oder starke Gleichgültigkeit.

Manche Diabetiker reagieren in dieser Lage auf nichts mehr oder wehren sich gegen den Saft oder Traubenzucker, der ihnen gereicht wird. Sind sie alleine, werden sie bewusstlos.

Hypos wieder spüren lernen

Wenn man Hypos nicht mehr spürt und schon solche Erlebnisse gehabt hat, muss man mit einem belastenden Gefühl der Angst und Unsicherheit leben. Was kann man tun?

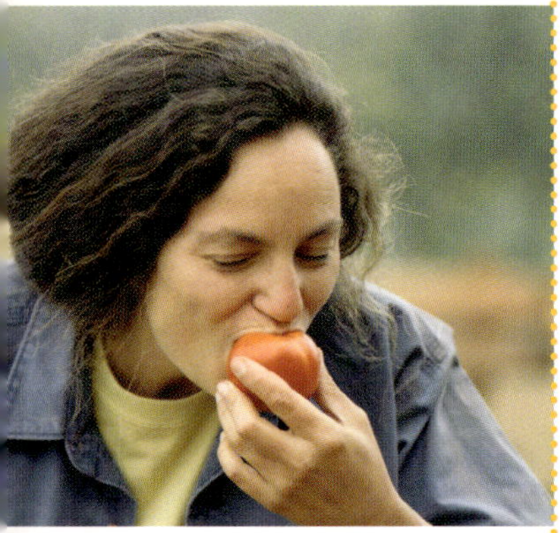

In Studien hat sich herausgestellt, dass sich die Hypo-Wahrnehmung durch Anhebung der BZ-Werte wieder bessert. Messen Sie Ihren BZ häufiger und lassen Sie keinen Wert unter 70 mg/dl „stehen", sondern essen Sie sofort ein wenig Traubenzucker, Obst oder Ähnliches, das den BZ rasch ansteigen lässt. Ist der Körper nicht mehr an zu niedrige BZ-Werte gewöhnt, reagiert er wieder früher auf diese, man spürt wieder Hypos.

Hilfreich ist es, die Behandlung möglichst zu vereinfachen, sodass keine komplexen Entscheidungen notwendig sind. Dazu ist es beispielsweise sinnvoll, dass Sie immer an der gleichen Stelle am Körper Traubenzucker mit sich tragen und diesen unabhängig von der Situation (kurz vor dem Essen, im Theater, in Anwesenheit des Chefs) beim kleinsten Anzeichen eines Hypos essen. Manche machen zur Überprüfung ihrer Denk- und Konzentrationsfähigkeit eine Kopfrechnung oder versuchen sich an eine Telefonnummer zu erinnern. Alles, was anders als sonst ist (Wahrnehmung von Dingen und Situationen – „komisch" –, unkonzentriertes Denken, schleppendes Sprechen, andere Stimmung u. a.), sollten Sie sofort als Hypo-Symptom deuten und entsprechend reagieren, nicht abwarten.

Einige Zentren bieten jenen Diabetikern, die solche Probleme mit Unterzuckerungen haben, ein spezielles Hypo-Wahrnehmungstraining an, bei dem das aufmerksame Beobachten von sich selbst und die sofortige Reaktion auf einen niedrigen BZ-Wert auch mit psychotherapeutischen Methoden geübt werden.

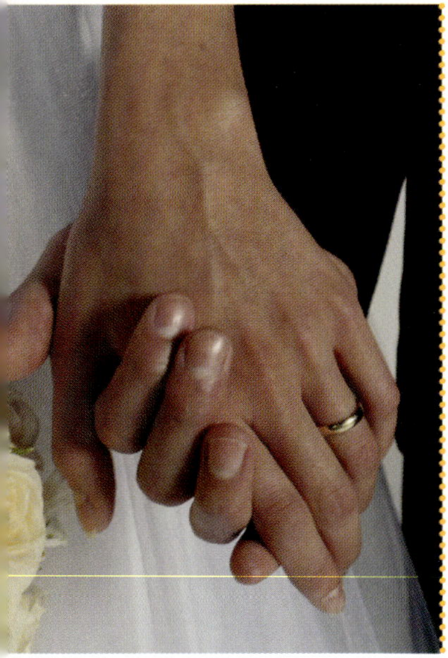

Mein Partner hat Diabetes!

„Unser Diabetes"

Tritt Diabetes in einer schon länger bestehenden Partnerschaft auf, kommt es natürlich auch in der Beziehung zu Veränderungen – zu positiven oder auch negativen.

In einer harmonischen Beziehung bestärken sich die Partner gegenseitig unterstützend und wertschätzend, meistern gemeinsam die Höhen und Tiefen des Lebens und vermitteln dem Partner das Gefühl, ihn zu lieben und im Grunde so anzunehmen, wie er ist – trotz oder gerade wegen aller Eigenheiten und Schwächen. Kommt nun Diabetes hinzu, ändert sich das Gleichgewicht in der Beziehung. Fühlt sich der Betroffene jetzt schwach und krank, kann der Partner ihn mit seinem grundsätzlichen Okay wieder aufbauen. Nicht Mitleid, sondern Mitgefühl und eine gute Unterstützung helfen ihm, besser mit dem Diabetes klarzukommen: „Es ist schlimm, doch du wirst es sicherlich schaffen, wie du auch schon viele andere Probleme gut bewältigt hast." Geborgenheit, Nähe und intensive Zuneigung fördern die emotionale Bewältigung von Diabetes sehr.

Mit jemand anderem reden, Gefühle austauschen und einfach die Nähe des anderen spüren – dies kann sehr helfen, dass man die empfundene Belastung nicht so stark empfindet. Da Diabetes einen wesentlichen Bereich des Lebens umfasst, ist es sicher das Merkmal einer guten lebendigen Partnerschaft, wenn es den Partnern gelingt, auch über die alltäglichen Erlebnisse, Sorgen und Nöte rund um den Diabetes offen zu sprechen.

Die familiäre Geborgenheit ist besonders für Männer wichtig, da sie in der Regel mehr Schwierigkeiten haben, Gefühle zu zeigen und daher außerfamiliär viel weniger emotionale Unterstützung erfahren, denn das klassische Männerbild bedeutet, „stark und leistungsfähig" zu sein. Männer suchen seltener einen Arzt auf, gehen seltener zu Gesundenuntersuchungen und erleben eine Krankheit viel schwerwiegender als Frauen. Tritt nun Diabetes auf, müssen sie sich selbst beweisen, trotzdem noch stark und leistungsfähig zu sein, sprechen mit Freunden und Arbeitskollegen ungern über ihr „Manko" und isolieren sich häufig. Die Unterstützung der Partnerin, ihr Glaube an seine Leistungsstärke können ihn wieder bekräftigen bzw. ihm helfen, den Diabetes auch in sein Berufsleben zu integrieren.

In Gesprächsrunden zu diesem Thema habe ich schon öfters bemerkt, wie Angehörige von „unserem" Diabetes gesprochen haben, was nichts anderes ausdrückt, als dass die Partner die Bewältigung des Diabetes als eine gemeinsame Aufgabe auffassen. Sorgen um mögliche Unterzuckerungen oder Blutzuckerentgleisungen wie auch das Auftreten von Folgeerkrankungen beschäftigen die Angehörigen genauso wie die Betroffenen selbst.

Die Einstellung zum Diabetes wie die konkrete Blutzuckereinstellung hängen auch stark davon ab, ob der Betroffene eine befriedigende soziale Unterstützung durch Partner, Familie oder Freunde erfährt. Menschen mit Diabetes, die mit ihrer Erkrankung eher schlecht zurechtkommen und eine schlechtere Stoffwechseleinstellung aufweisen, schildern oft eine unpassende oder mangelnde Unterstützung, was eine zusätzliche Erschwernis darstellt.

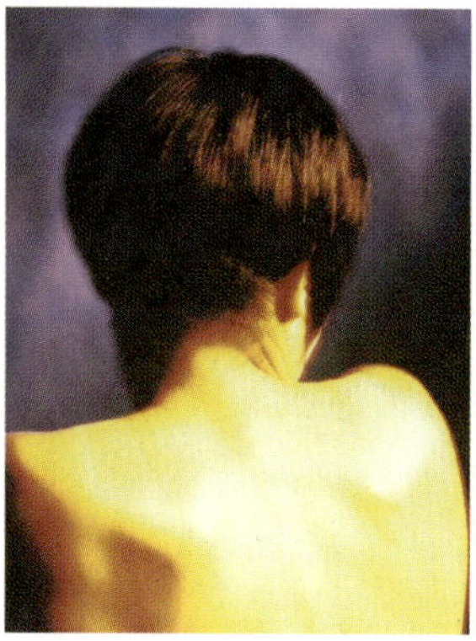

Zu viel Sorge engt ein.

Doch diese Unterstützung durch den Partner kann ein zweischneidiges Schwert sein. Sie kann positiv als eine Unterstützung für das Leben mit Diabetes erlebt werden, doch ein Zuviel an Unterstützung oder eine falsche Form der Unterstützung kann auch negative Auswirkungen haben. Dies kann beispielsweise der Fall sein, wenn Überfürsorglichkeit und Einmischung in die Privatsphäre des Einzelnen den eigenverantwortlichen Umgang mit Diabetes behindern.

Zu viel Sorge um den Partner kann dazu führen, dass der Partner dies nicht als eine Unterstützung, sondern Einengung erlebt und mit Abwehr und Rückzug reagiert. Gute Partnerschaften zeichnen sich auch dadurch aus, dass jeder der Partner nicht nur völlig in der Partnerschaft aufgeht, sich stark auf den anderen bezieht und dabei eigene Interessen und Bedürfnisse zurückstellt, sondern auch ein eigenständiges Leben mit eigenen Hobbys und Interessen führt.

Partner müssen akzeptieren, dass der Ehepartner, Freund erst einmal für den Umgang mit seinem Diabetes selbst verantwortlich ist. Gibt einer der Partner die Verantwortung für Diabetes rundweg an den anderen ab oder kümmert dieser sich zu einem hohen Prozentsatz um Diabetes im Alltag, so kann dies zwar kurzfristig ein ganz erfolgreiches Konzept darstellen, langfristig ist es jedoch nur selten eine gute Alternative für einen guten Umgang mit Diabetes.

Ich habe öfters erlebt, dass Männer mit Typ-2-Diabetes völlig hilflos sind, wenn ihre Ehefrauen ins Krankenhaus müssen. Sie wissen nicht, was sie im Restaurant essen sollen, und können nicht einmal ihr Blutzucker-Messgerät richtig bedienen.

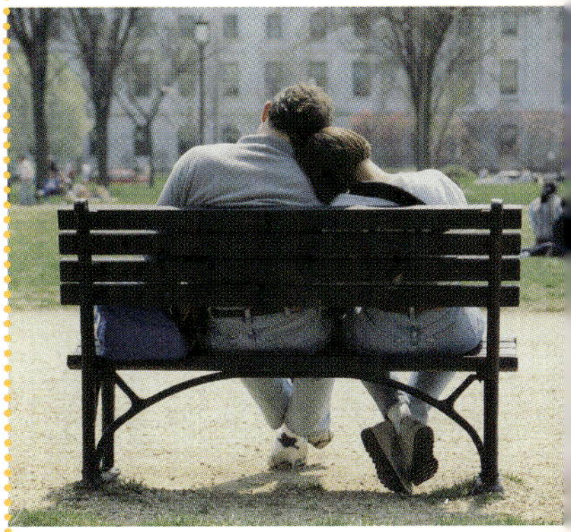

In jeder auch noch so harmonischen Partnerschaft gibt es hin und wieder Konflikte, in die der Diabetes manchmal einbezogen wird.

Will zum Beispiel der Diabetiker die Aufmerksamkeit des Partners mithilfe des Diabetes bekommen („Setz dich doch ein wenig zu mir, ich hab so arges Kopfweh nach dem Hypo“) oder versteckt er sich hinter seinem Diabetes („Ich kann nicht mitgehen, mein Blutzucker ist heute so hoch, ich bin zu müde“), wird dies langfristig zu Schwierigkeiten führen, wenn es häufig vorkommt. „Du hast ja Diabetes, da können wir nicht nach Tunesien auf Urlaub fahren“, obwohl der Partner selbst im Grunde gar nicht dorthin fahren will.

Ist die Beziehung nicht mehr harmonisch, kommt es mitunter zu ernsthaften seelischen Verletzungen des Partners mit Diabetes, in denen der Diabetes als Waffe oder schwarzer Peter benutzt wird. „Ich trenne mich von dir, weil du ja als Diabetikerin keine Kinder bekommen sollst.“ – In Wirklichkeit hat er eine Freundin und schiebt Diabetes vor. Das ist in höchstem Grade unfair!

Oder der Diabetiker will seinen Partner zum Verbleib in der Beziehung zwingen, indem er nächtliche schwere Unterzuckerungen provoziert und damit Fürsorge fordert. „Du kannst mich doch nicht verlassen, wenn es mir so schlecht geht, ich brauche dich doch so sehr.“ Besser wäre es zu signalisieren: „Ich liebe und brauche dich, können wir es nicht doch noch miteinander versuchen?“

Viele Jugendliche scheuen sich aus Angst vor Ablehnung, ihrer Freundin bzw. ihrem Freund von ihrem Diabetes zu erzählen, sich zu „outen“. Sie messen beim Treff nicht BZ und verzichten oft auf die Insulin-

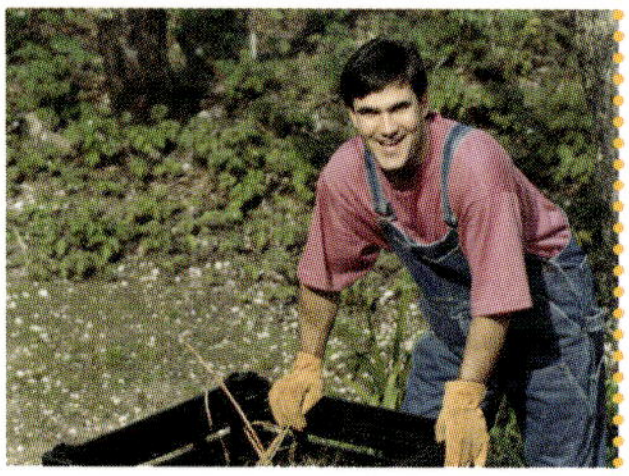

injektion. Doch auch wenn es Überwindung kostet, ist dies ein Test der Beziehung. „Wenn sich ein Mädchen wegen meines Diabetes von mir zurückzieht, dann weiß ich wenigstens gleich, dass sie nicht die Richtige für mich ist“, äußerte ein selbstbewusster junger Mann. Recht hat er!

Verhalten bei Unterzuckerungen

Besonders für das Verhalten im Hypo ist es sehr sinnvoll, offen miteinander zu sprechen und klare Regelungen zu treffen, ansonsten ist Stress vorprogrammiert: Manche Diabetiker beschweren sich, von ihrem Partner ständig kontrolliert zu werden, damit sie keine Unterzuckerung bekommen. Ist die Angst und Sorge des Partners unbegründet und übertrieben oder hat er schon unangenehme Erfahrungen gemacht, spürt der Betroffene seine Hypos schlecht? Für den Diabetiker ist es unangenehm und lästig, immer wieder auf seine Schwachpunkte hingewiesen zu werden, vielleicht könnte er selbst von sich aus öfter seinen BZ messen. Beweist er damit seinem Partner seine Selbstverantwortung, kann dieser beruhigter sein.

Manche Angehörige fühlen sich verletzt, wenn ihre Hilfsangebote brüsk zurückgewiesen werden, wenn sie auf ihre Worte „Iss etwas, du hast einen Hypo!“ nur die wütende Antwort „Nein, lass mich in Ruhe, ich hab keinen Hypo“ erhalten. In einer Unterzuckerung reagiert der Betroffene häufig aggressiv und ärgerlich. Erstens will er keinen Hypo haben, nicht schwach sein, zweitens vermindert der Glukosemangel die Kontrolle und damit auch die Höflichkeit, der Diabetiker ist nervös und gereizt, und drittens sieht er es fast als Beleidigung, dass der andere den BZ besser einschätzen kann als er selbst. Was ist erreicht? Der Partner ist beleidigt, aber besorgt und macht Druck, der Diabetiker bleibt trotzig und isst nichts.

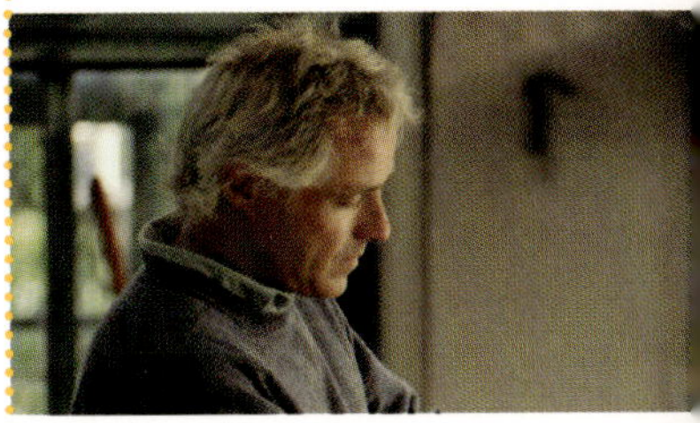

In einer solchen Situation hat sich oft bewährt, wenn der Partner wenig redet, sondern handelt, indem er dem Betroffenen ohne weiteren Kommentar einen Traubenzucker reicht oder mit ihm gemeinsam einen Saft trinkt. Zieht sich der Partner nach Bereitstellung der wichtigen BE zurück, wird der Diabetiker meist selbst aktiv, misst BZ und nimmt etwas zu sich. Er hat jetzt das Gefühl, für sich selbst zu entscheiden.

Sexualität

Immer wieder hören wir bei Vorträgen oder lesen in Journalen, dass Diabetiker impotent werden. Diese undifferenzierten Aussagen führen bei vielen Männern mit Diabetes zu Versagensängste beim Sex, die allein wieder zu Erektionsproblemen führen könnten.

Nicht jeder Diabetiker muss impotent werden!

Es stimmt, dass durch jahrelang hohe BZ-Werte eine Neuropathie (Nervenschädigung) und dadurch erektile Impotenz auftreten kann. Nicht jeder Diabetiker wird impotent! Und selbst wenn es zu mangelnder oder fehlender Erektionsfähigkeit kommt, ist dies kein Grund zur Verzweiflung. In einer harmonischen Partnerschaft kann und soll auch darüber offen gesprochen werden. Zärtlichkeit und andere Formen der sexuellen Lust und Befriedigung können mit Vergnügen gelebt werden. Außerdem gibt es heute gut wirksame Medikamente, welche die diabetesbedingt schwache Erektion verbessern können.

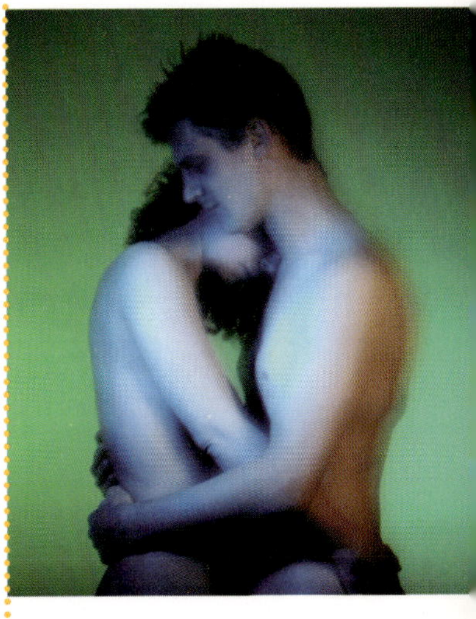

Führt die Potenzstörung zu ernsthaften Konflikten in der Partnerschaft, sollte das Paar psychotherapeutische Hilfe in Anspruch nehmen (Paar-, Sexualtherapie).

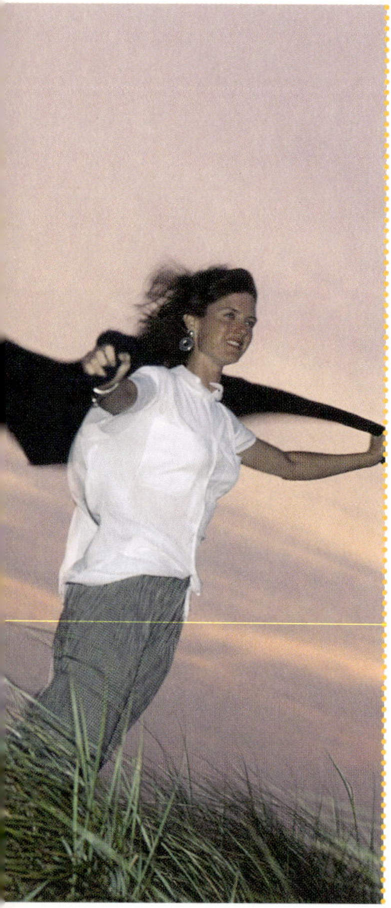

Zufrieden – in Frieden – leben – mit Diabetes

In der ersten Zeit der Umgewöhnung, die sicherlich für die meisten von uns ziemlich hart war, in der wir uns krank und eingeschränkt gefühlt haben, stand Diabetes wie ein riesiges, unerklimmbares Problem vor uns. Wir trauerten dem früheren unbeschwerten Leben der „Gedankenlosigkeit" nach, in dem wir keinen Gedanken an Kohlenhydrate, Kalorien oder Insulindosierung und Blutzuckerhöhe hatten. „Wie kann ich damit leben?", fragten sich die meisten verzweifelt. Doch nach einiger Zeit gewöhnten wir uns daran – was blieb uns anderes übrig? Schulung und Selbstkontrolle, die dadurch mögliche Freiheit in der Lebensführung und der Kontakt in Selbsthilfegruppen können uns sehr helfen, unseren Diabetes zu bewältigen.

Doch können wir zufrieden mit dem Diabetes leben? Manchen fällt dies leichter, manchen auch nach Jahren noch schwer – aus welchen Gründen?

Diabetes – Freund oder Feind?

Sehen Sie Ihren Diabetes als Krankheit, als lebenslange Abhängigkeit und schwere Behinderung an? Hadern Sie mit Ihrem Schicksal, grübeln Sie ständig über all das, was der Diabetes in den nächsten Jahren oder sogar Jahrzehnten bedeuten kann, und können Sie sich kaum aus dem Teufelskreis negativer Gedanken befreien? Da stehen Sie unter einem Dauerstress, der Sie nie zur Ruhe kommen lässt. Erst fühlen Sie sich wütend, dann ausgebrannt, mut- und kraftlos, überfordert und unzufrieden mit sich und der Welt.

„Die Umstände sind nichts, nur unsere Einstellung zu ihnen ist wichtig", erkannten bereits die stoischen Philosophen vor 2000 Jahren. „Nicht die Dinge selbst beunruhigen die Menschen, sondern die Gedanken, die sie mit den Dingen verbinden." Es kommt also auf unsere Einstellung, unsere Gedanken und Gefühle an, wie wir alle Gegebenheiten unseres Lebens, auch den Diabetes für uns bewerten. Schauen wir uns einmal an, wie man die äußeren Umstände, die Diabetes mit sich bringt, unterschiedlich bewerten kann.

Auf die psychische Einstellung kommt's an.

„Alles ist aus, ständig muss ich auf meinen Blutzucker achten, auf alles, was mir Freude macht, muss ich verzichten. Das Leben mit Diabetes ist nicht lebenswert."

Diabetes darf nicht unser Leben beherrschen.

Stimmt das wirklich? Natürlich ist der Diabetes unser ständiger Begleiter, auf den wir im Hintergrund ganz selbstverständlich immer achten sollten. Aber er steht doch nicht im Mittelpunkt unseres Lebens, das auch mit Diabetes noch so viele schöne Seiten bieten kann. Der Diabetes verändert nicht alle Bereiche des Lebens, sondern nur einen Teil. Schließen Sie die Augen und bringen Sie sich glückliche Momente Ihres Lebens in Erinnerung, nehmen Sie die schönen Seiten Ihrer Existenz wahr. Trauern Sie nicht nur der verlorenen Spontaneität nach, sondern versuchen Sie positiv an all das zu denken, was Ihnen auch mit Diabetes noch geblieben ist. Vielleicht hilft Ihnen der nicht nur für Diabetiker hilfreiche Spruch:

**Ich wünsche mir die Gabe,
das zu schätzen, was ich habe.**

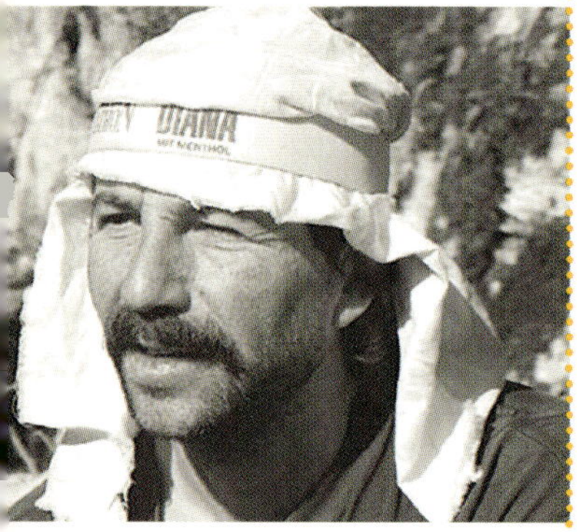

Geri Winkler

„Mit dem Diabetes traue ich mir nicht mehr so viel zu wie früher, ich bin behindert!"

Sie fühlen sich minderwertig, nicht mehr leistungsfähig, anders als die anderen? Überlegen Sie einmal, was sich wirklich geändert hat. Ist es nicht nur Ihre Angst vor Schwierigkeiten wie etwa Unterzuckerungen, Ihre Einstellung zu sich selbst, die Sie am Anpacken gewisser Tätigkeiten hindert? Trauen Sie sich darüber, aktivieren Sie Ihre innere Stärken mit Selbstbewusstsein.

Der Diabetes verändert ja nicht Ihre ganze Persönlichkeit, (fast) alles ist auch jetzt noch möglich, wie uns viele Sportler beweisen, die auch mit Diabetes tolle Leistungen vollbringen.

„Die Dämonen sind im Kopf", weiß Geri Winkler, der in seinem Buch „Aufbruch in die Grenzenlosigkeit" schildert, wie ihn Diabetes anfangs in seinem sportlichen Selbstvertrauen arg erschüttert hat: „Das schaffst du nicht ..." Doch nach einiger Zeit der Suche nach seinem für verloren geglaubten Lebensgefühl der Grenzenlosigkeit hat er trotz mancher Rückschläge und Hindernisse Gipfel in den eiskalten Höhen über 7000 Meter erklommen und Expeditionen jenseits der Grenzen unserer Zivilisation nach Westafrika und Neuguinea gewagt. Er hat seine Dämonen im Kopf bezwungen!

„Ich hasse den Diabetes, ich will ihn nicht!"

Dieser Gedanke ruft unangenehme Gefühle von Wut, Aggression, Verzweiflung und Hilflosigkeit hervor. Der Diabetes ist ein verhasster Feind, den man bekämpfen muss – doch dieser Kampf ist aussichtslos, ein Kampf gegen Windmühlenflügel.

Wäre es nicht besser zu denken: „Der Diabetes ist zwar manchmal anstrengend und lästig, doch muss ich mich mit ihm arrangieren, was bleibt mir anderes übrig?" Nach einiger Zeit werden Sie das Blutzuckermessen, das Schätzen von Kalorien bzw. BE, die Insulindosierung usw. ganz selbstverständlich in Ihr tägliches Leben integriert haben. Die Einstellung „Ich mache das Beste daraus!" gibt Ihnen wieder Kraft und Energie, wenn Sie sich auf das Machbare konzentrieren, also einen Kompromiss zwischen der Stoffwechsel- und der Lebensqualität schließen und Ihr Leben auch mit Diabetes genießen können. Manche sehen ihn mit kämpferischem Optimismus als Bewährungsprobe, als Herausforderung an, die es zu bewältigen gilt, andere kommen zur Erkenntnis, dass ihnen erst der Diabetes geholfen hat, sich mehr um sich selbst zu kümmern, auf die eigenen Bedürfnisse zu achten, sich mehr Zeit für sich zu nehmen, Stress abzubauen und mit angenehmen Dingen zu entspannen (lesen, Musik hören etc.) oder Sport zu betreiben.

Wenn du die Umstände nicht ändern kannst, ändere deine Einstellung!

Diabetes ganz selbstverständlich in den Alltag integrieren

Dieser Spruch birgt sehr viel Weisheit für das Leben in sich. Es gibt viele Dinge, die wir nicht ändern können und mit denen wir leben müssen, wie manche körperlichen Eigenschaften, Schicksalsschläge und auch Diabetes. Doch wie wir mit diesen Dingen umgehen, wie wir uns damit auseinander setzen, liegt nur an uns selbst.

Sehen und empfinden Sie Diabetes nicht mehr als Krankheit, als Feind, sondern als einen „Zustand" und Partner, mit dem man auskommen kann. (Er-)Leiden

Sie nicht als passiver „Patient" eine chronische Krankheit, sondern haben Sie als „Aktient" aktiv Ihre Stoffwechselstörung im Griff – Krankheit kränkt, eine Störung stört manchmal. Wenn Sie sich mit Ihrem Diabetes aktiv auseinander setzen, werden Sie auch die notwendigen Maßnahmen wie Selbstkontrolle oder gesunde Ernährung und Bewegung gerne von sich aus tätigen, weil Sie wissen, was Ihnen gut tut. Sie werden nicht mehr „Ich MUSS", sondern „Ich WILL!" denken.

Mit einer positiven Lebens- und Diabeteseinstellung werden Sie ein (relativ) unbeschwertes Leben in Frieden mit dem Diabetes führen können, das wünsche ich Ihnen von ganzem Herzen!

Dr. Helga Grillmayr

hegril@aon.at

Gott gebe mir

- *die Gelassenheit, Dinge auszuhalten, die ich nicht ändern kann.*
- *den Mut und die Kraft, Dinge zu ändern, die ich ändern kann.*
- *die Weisheit, das eine vom anderen zu unterscheiden.*

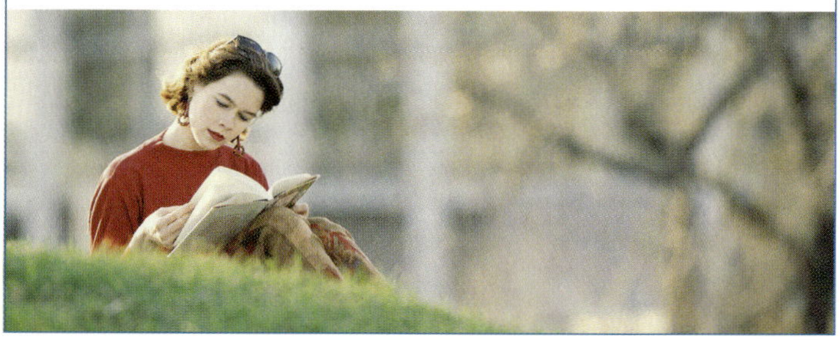

Rezepte

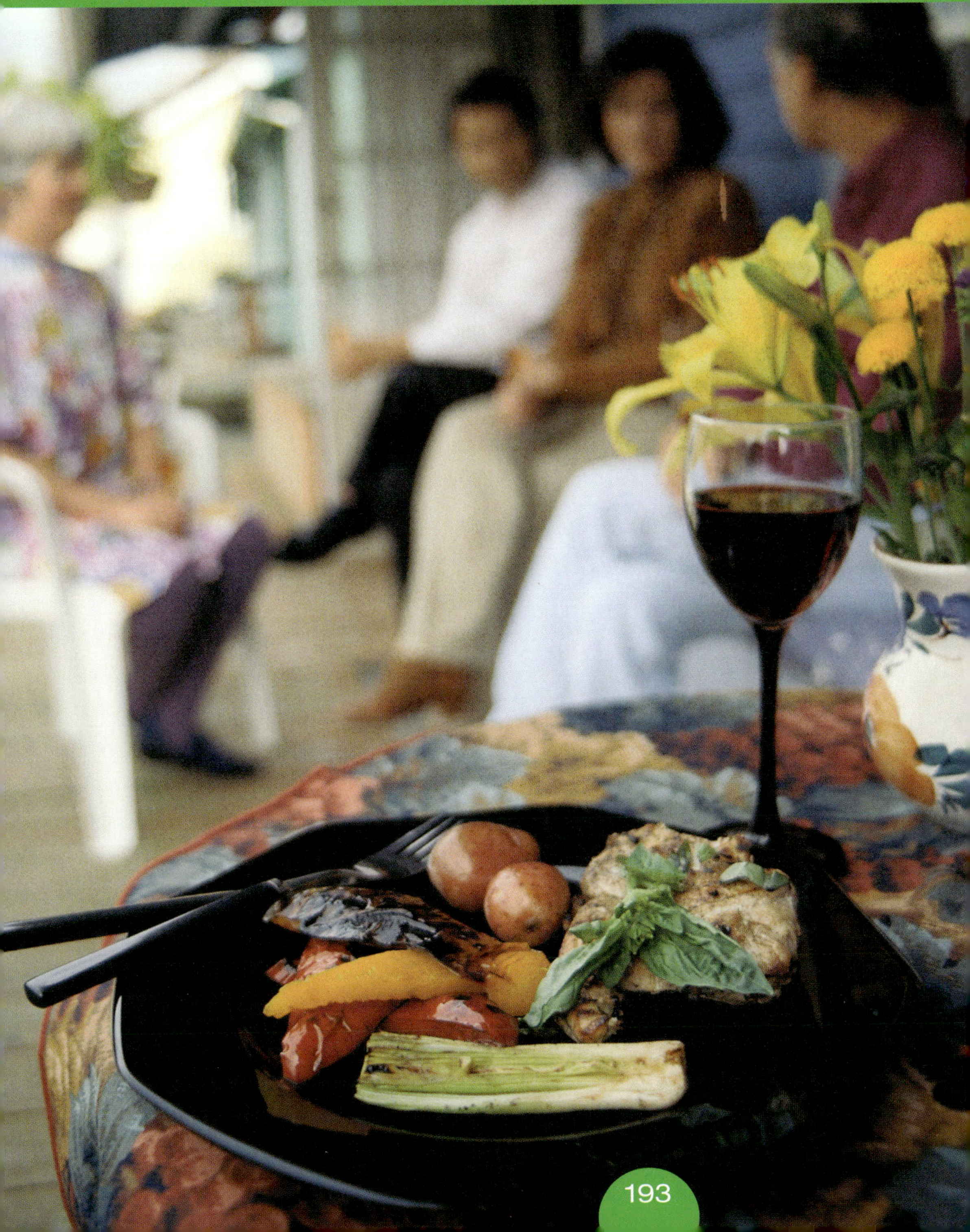

Portionsgrößen

- Alle Rezepte beziehen sich, wenn nicht anders angegeben, auf 4 Portionen.

Kalorien

- Die angeführten Rezepte sind computerunterstützt (Prodi 4.5 LE basis – BLS-Schlüssel II.3) berechnet.

  Der Energiegehalt der Gerichte ist pro Portion in Kilokalorien (kcal) /Kilojoule (kJ) angegeben.

Fett

- Da Fett insbesondere in tierischen Lebensmitteln wie Wurst, Käse, Milch und Milchprodukten versteckt ist, wird empfohlen, bei der Auswahl bewusst auf den angegebenen Fettgehalt (bei Milch und Milchprodukten in %-Fett) zu achten.

Kräuter, Gewürze und Wasser

- Diese liefern keine Kalorien, d. h. wenn Sie diese Zutaten ändern, bleibt der Energiegehalt der Speisen gleich.

HINWEIS:

Die Teilnahme an einer Diabetesschulung, in der Sie umfassende Informationen zum Thema Diabetes (Ernährung, Selbstkontrolle, Medikamente, Insulin, ...) erhalten, ist die Basis einer erfolgreichen Diabetestherapie.

Abkürzungen

kcal	*Kilokalorien*
kJ	*Kilojoule*
EW	*Eiweiß*
F	*Fett*
KH	*Kohlenhydrate*
Bal	*Ballaststoffe*
BE	*Broteinheiten*
g	*Gramm*
ml	*Milliliter*
l	*Liter*
EL	*Esslöffel*
TL	*Teelöffel*
Pkg.	*Packung*
Stk.	*Stück*
F.i.T.	*Fett in der Trockenmasse*

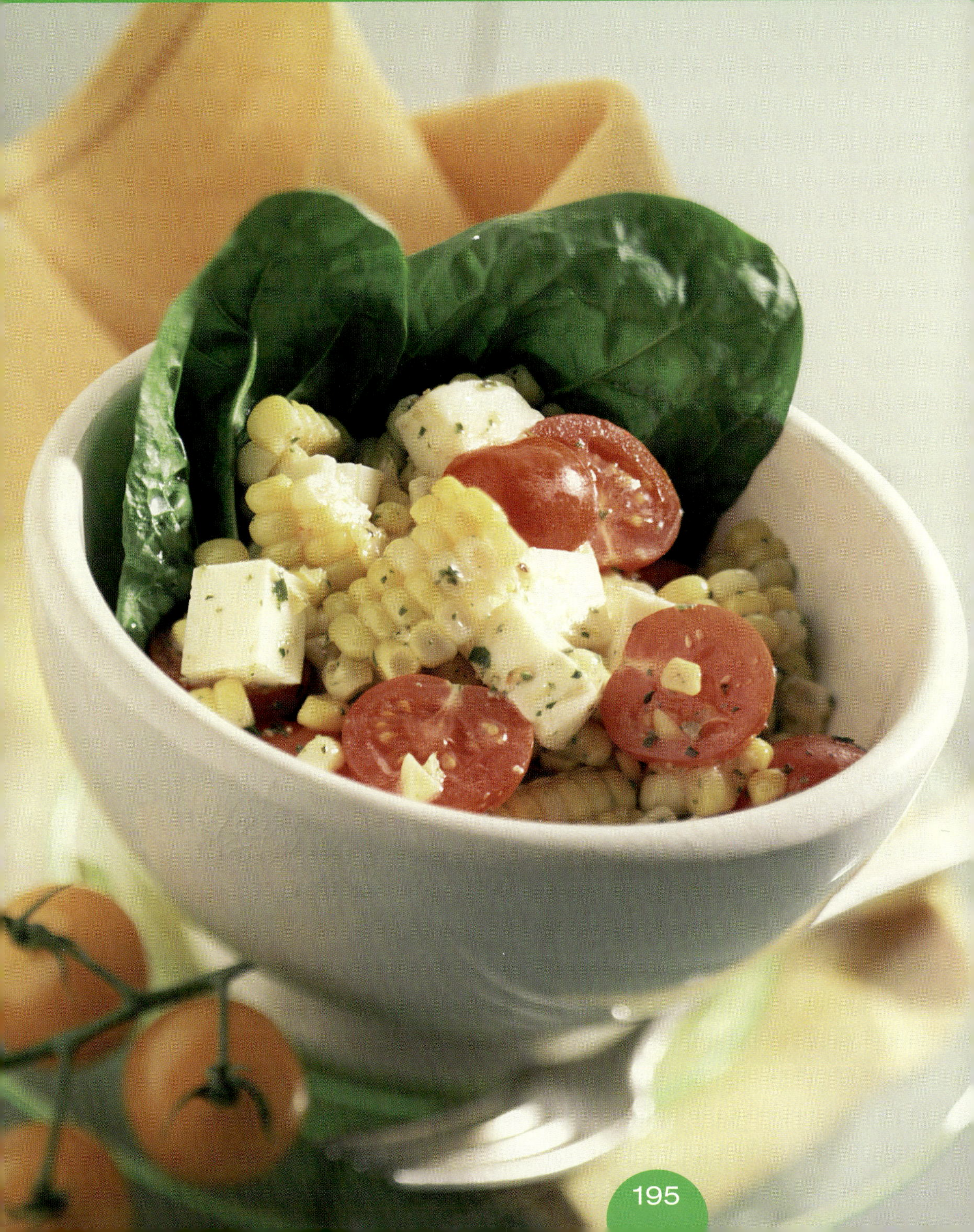

Fisolen-Schinken-Salat

Zutaten:

500 g Fisolen

Salz

400 g Eierschwammerln

20 g Olivenöl

150 g Schinken

1 kleine Zwiebel

1 EL Olivenöl

Salz, Pfeffer, Essig, Schnittlauch

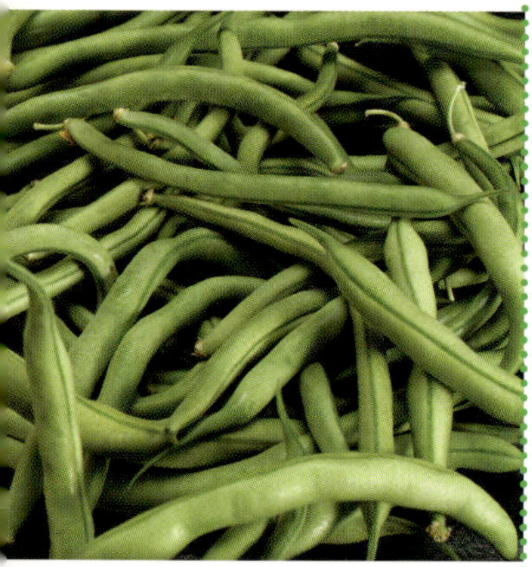

1 Fisolen in Salzwasser weich kochen und mit kaltem Wasser abschrecken.

2 Eierschwammerln blättrig schneiden und in Öl anbraten, bis die Flüssigkeit verdampft ist.

3 Schinken in Streifen schneiden und mit Fisolen und Eierschwammerln vermischen.

4 Zwiebel fein hacken, mit Wasser, Essig, Salz, Pfeffer, Schnittlauch und Öl vermengen und damit den Salat marinieren.

Nährwert pro Portion:

BE	Kcal	kJ	EW/g	F/g	KH/g	Bal/g
0	180	757	12	13	5	10

Forellensulz

1 Forelle in kleine Stücke schneiden.

2 Ca. 100 ml Wasser, Weißwein und ca. 3–4 EL Essig aufkochen und salzen. Gelatine aufweichen und in der Flüssigkeit auflösen, gehackte Dille einrühren.

3 Forellenstücke dazugeben und alles vermengen.

4 Sulzmasse in vorbereitete Portionsformen gießen und überkühlen lassen, vor dem Servieren stürzen.

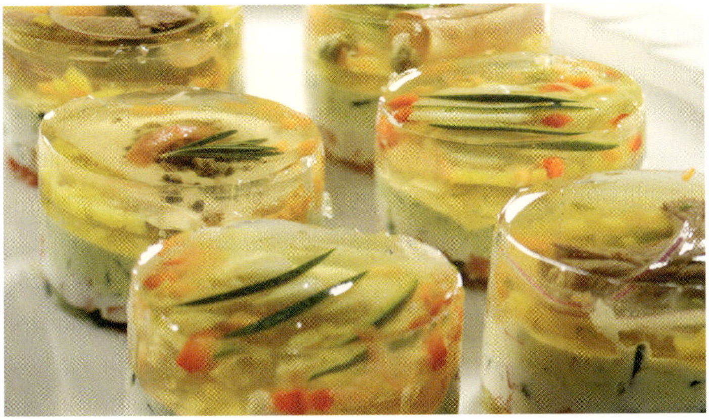

Nährwert pro Portion:

BE	Kcal	kJ	EW/g	F/g	KH/g	Bal/g
0	132	554	23	4	0	0

Zutaten:

400 g geräucherte Forelle

etwas Wasser

40 ml Weißwein

6 Blatt Gelatine

Salz, Essig, Dille

Gefüllte Schinkenrollen

Zutaten:

120 g Schinken (in Scheiben geschnitten)

200 g Magertopfen

20 g Pflanzenmargarine

2 EL Magerjoghurt

2 EL Kren

20 g Walnüsse

Salz, Pfeffer, Petersilie

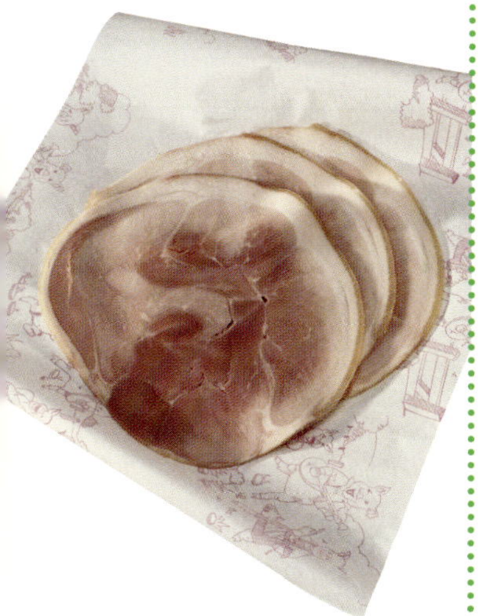

1 Topfen, Margarine und Joghurt cremig rühren, Kren, Salz, Pfeffer und Petersilie dazugeben.

2 Nüsse hacken und ebenfalls einmengen.

3 Die Masse auf die Schinkenscheiben aufstreichen und zusammenrollen.

Nährwert pro Portion:

BE	Kcal	kJ	EW/g	F/g	KH/g	Bal/g
0	163	685	13	11	3	0

Linsen-Hühnersalat

1 Linsen in Salzwasser weich kochen.

2 Hühnerbrust in Bouillon kochen und würfelig schneiden, Zwiebeln und Knoblauch fein hacken.

3 Für die Marinade Essig, Öl, Kräuter und Gewürze vermengen.

4 Alle Zutaten vermischen und mit der Marinade beträufeln.

Zutaten:

300 g getrocknete Linsen

250 g Hühnerbrust

Gemüsebouillon

2 Zwiebeln

Knoblauch

Petersilie, Schnittlauch, Thymian, Curry, Salz, Pfeffer

Essig

20 g Sonnenblumenöl

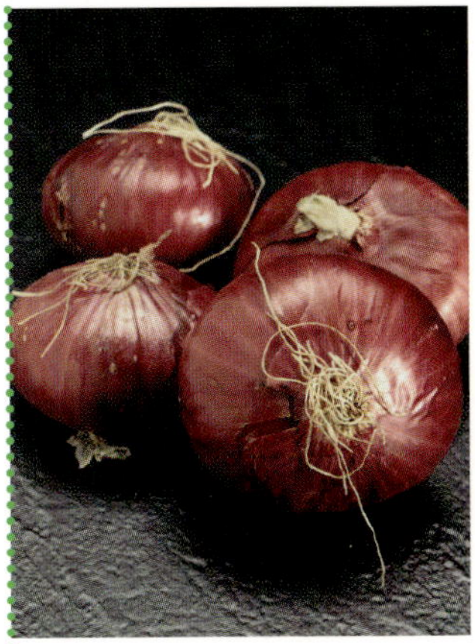

Nährwert pro Portion:

BE	Kcal	kJ	EW/g	F/g	KH/g	Bal/g
0	205	859	22	6	16	4

Melanzani-Zucchini-Salat

Zutaten:

1 große Melanzani

300 g Zucchini

20 g Olivenöl

250 ml Magerjoghurt

2 EL Sauerrahm

Salz, Pfeffer, Knoblauch, Schnittlauch, Essig

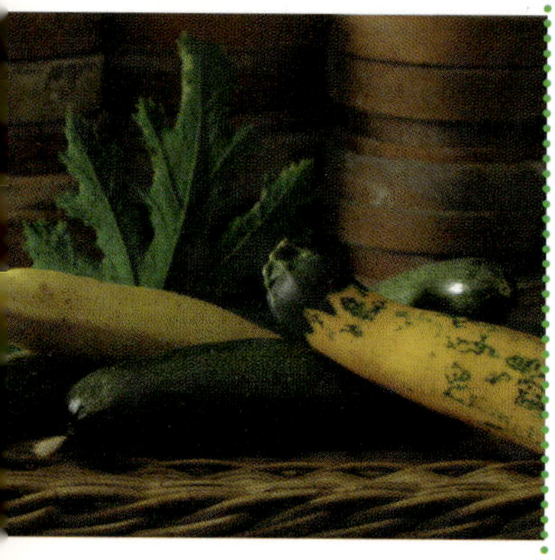

1 Melanzani und Zucchini in Scheiben schneiden und gut einwürzen, anschließend in Öl anbraten und auskühlen lassen.

2 Joghurt und Sauerrahm vermischen und mit Kräutern, Gewürzen und Essig abschmecken.

3 Melanzani und Zucchini mit der Marinade begießen.

Nährwert pro Portion:

BE	Kcal	kJ	EW/g	F/g	KH/g	Bal/g
0	105	440	5	6	7	4

Pilzroulade

1 Zucchini der Länge nach in dünne Scheiben schneiden und in Öl kurz anbraten, damit sie biegsam sind, dann auf Küchenkrepp abtropfen.

2 Pilze nach Bedarf blättrig schneiden, in Öl anrösten, bis die Flüssigkeit verdampft ist und auskühlen lassen, anschließend mit Frischkäse, Kräutern und Gewürzen vermischen.

3 Zucchinischeiben auf eine Frischhaltefolie legen, mit der Pilzcreme bestreichen und einrollen, 1 Stunde kalt stellen.

4 Vor dem Servieren Rouladen eventuell halbieren, falls sie zu breit sind.

Zutaten:

300 g Zucchini

20 g Olivenöl

150 g Pilze

10 g Olivenöl

200 g Frischkäse (20 % F.i.T.)

Salz, Pfeffer, Basilikum, Knoblauch

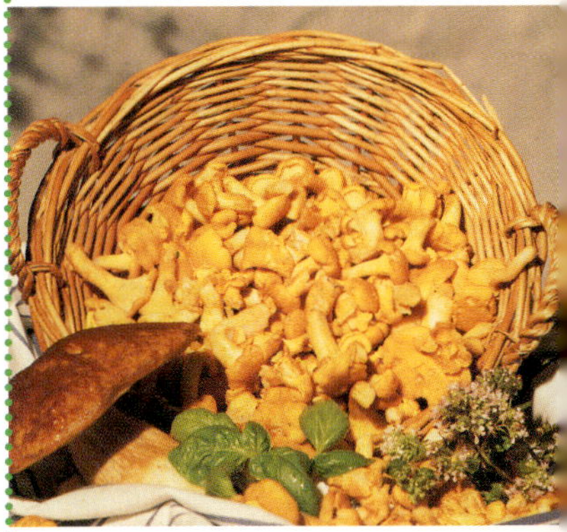

Nährwert pro Portion:

BE	Kcal	kJ	EW/g	F/g	KH/g	Bal/g
0	138	580	8	10	4	2

Tomaten mit Mozzarella

Zutaten:

300 g Tomaten

200 g Mozzarella

20 g Olivenöl

Salz, Pfeffer, Wasser, Essig, Basilikum

1 Tomaten und Mozzarella in Scheiben schneiden, anschließend dachziegelartig auf einem Teller anrichten.

2 Aus Öl, Salz, Pfeffer, Wasser und Essig eine Marinade bereiten und über Tomaten und Mozzarella gießen.

3 Zum Schluss mit frisch gehacktem Basilikum bestreuen.

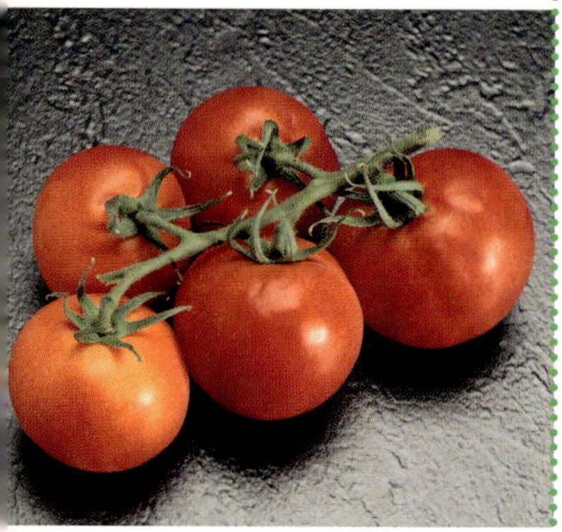

Nährwert pro Portion:

BE	Kcal	kJ	EW/g	F/g	KH/g	Bal/g
0	184	772	10	15	2	1

Aufstriche

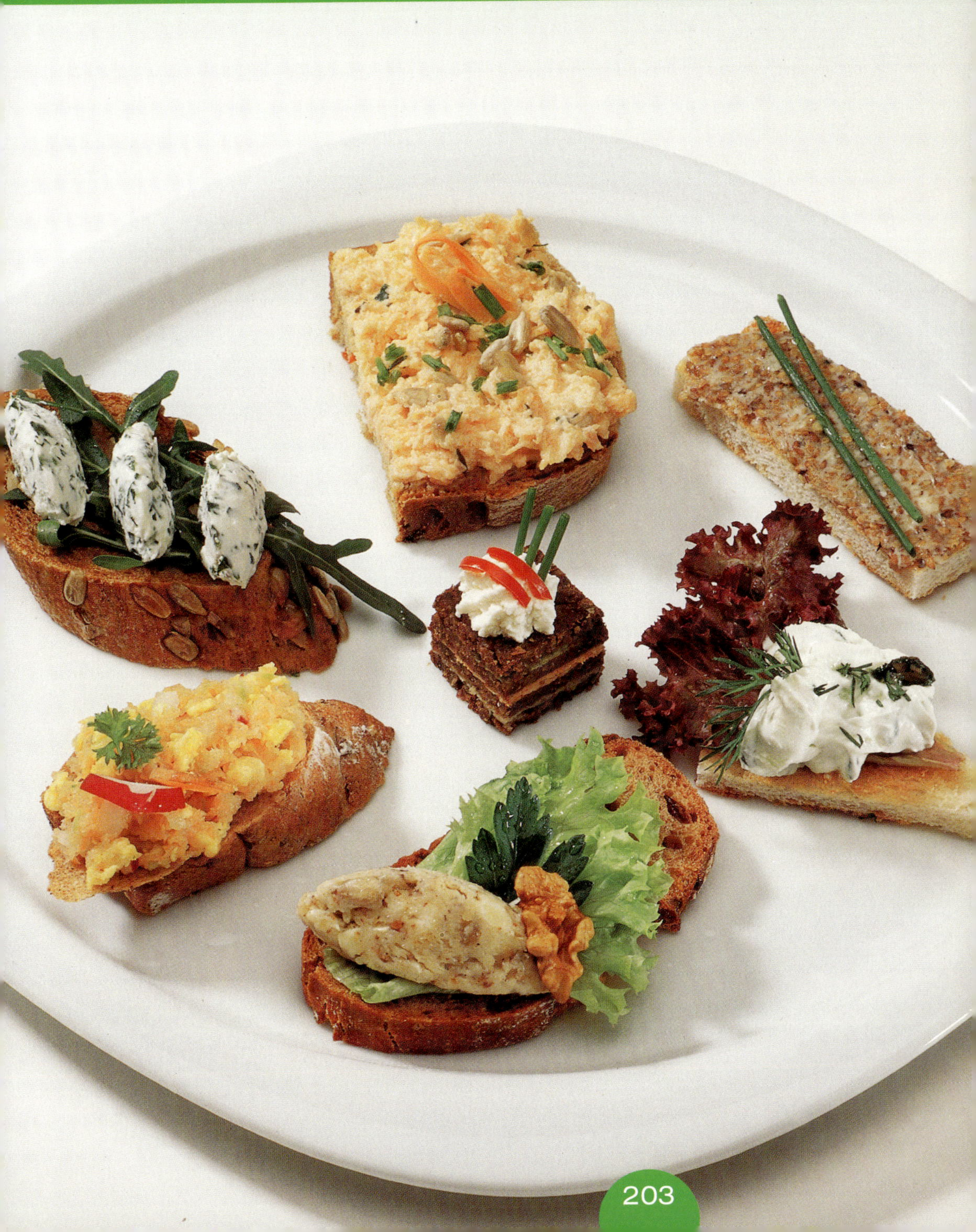

Hüttenkäseaufstrich

Zutaten:

250 g Hüttenkäse

2 hart gekochte Eier

2 EL Sauerrahm

Salz, Pfeffer, Schnittlauch, Petersilie

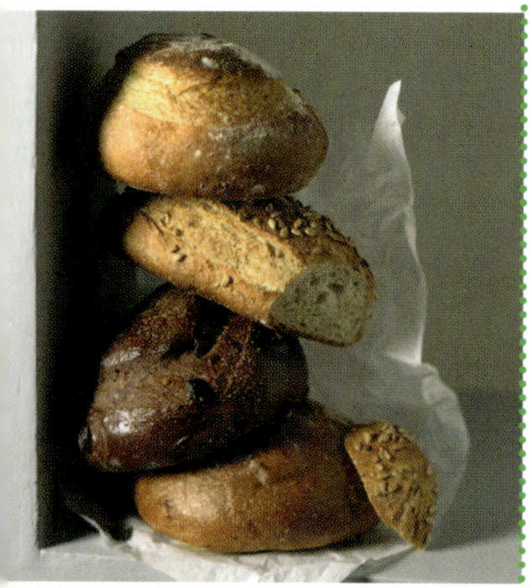

1 Hart gekochte Eier schälen und hacken, Hüttenkäse und Sauerrahm schön cremig rühren.

2 Alle Zutaten gründlich vermengen und mit den Gewürzen pikant abschmecken.

3 Die Kräuter hacken, einen Teil unter den Aufstrich mengen und mit dem Rest vor dem Servieren bestreuen.

Nährwert pro Portion:

BE	Kcal	kJ	EW/g	F/g	KH/g	Bal/g
0	122	510	12	7	2	0

Liptauer

Zutaten:

250 g Magertopfen

2 EL Magerjoghurt

2 EL Sauerrahm

1 kleine Zwiebel

3 Essiggurkerln

1 TL Kapern

1 TL Senf

1 TL Paprikapulver

Salz, Pfeffer, gemahlener Kümmel, Schnittlauch

1 Topfen, Joghurt und Sauerrahm glatt rühren.

2 Zwiebel, Gurkerln und Kapern fein hacken und unter die Topfenmasse rühren.

3 Mit Senf, Paprikapulver, Schnittlauch und Gewürzen abschmecken.

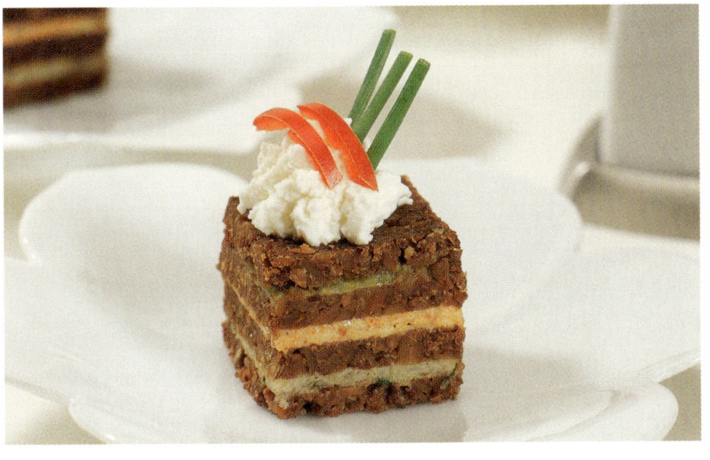

Nährwert pro Portion:

BE	Kcal	kJ	EW/g	F/g	KH/g	Bal/g
0	68	286	9	1	4	0

Pfefferoniaufstrich

Zutaten:

70 g Kartoffeln

200 g Magertopfen

1 EL Magerjoghurt

5 Pfefferoni

50 g rote Paprikaschoten

1 große Zwiebel

1 TL Kapern

Salz, Pfeffer, Schnittlauch, Senf, Chili

1 Kartoffeln kochen, schälen und passieren, Topfen und Joghurt verrühren.

2 Klein geschnittene Pfefferoni, Paprikaschoten, Zwiebel und Kapern zur Topfenmasse geben und gut verrühren.

3 Kartoffeln und Topfenmasse vorsichtig vermengen, anschließend mit Kräutern und Gewürzen abschmecken.

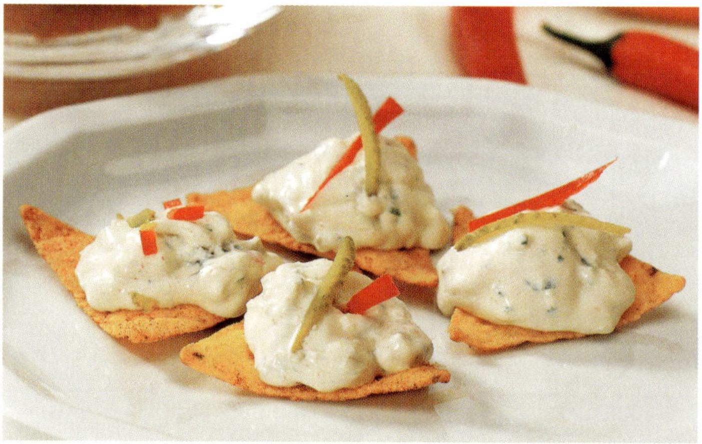

Nährwert pro Portion:

BE	Kcal	kJ	EW/g	F/g	KH/g	Bal/g
0	67	280	8	1	7	2

Selchfleischaufstrich

1 Geselchtes faschieren.

2 Pfefferoni, Gurkerln und Zwiebel fein hacken.

3 Topfen und Joghurt schön cremig rühren und mit den restlichen Zutaten vermengen.

4 Zum Schluss pikant abschmecken.

Zutaten:

200 g mageres Geselchtes

2 Pfefferoni

4 Essiggurkerln

1 Zwiebel

250 g Magertopfen

125 g Magerjoghurt

Salz, Pfeffer

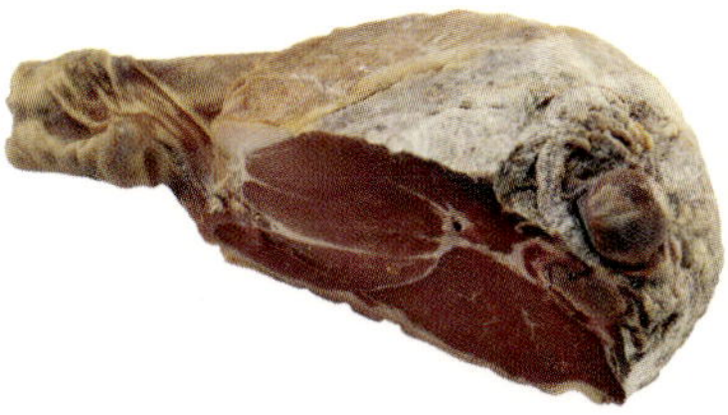

Nährwert pro Portion:

BE	Kcal	kJ	EW/g	F/g	KH/g	Bal/g
0	136	570	21	3	5	1

Topfenkäse

Zutaten:

140 g Kartoffeln

250 g Magertopfen

2 EL Sauerrahm

2 EL Magerjoghurt

Knoblauch, Salz, Pfeffer, Paprikapulver

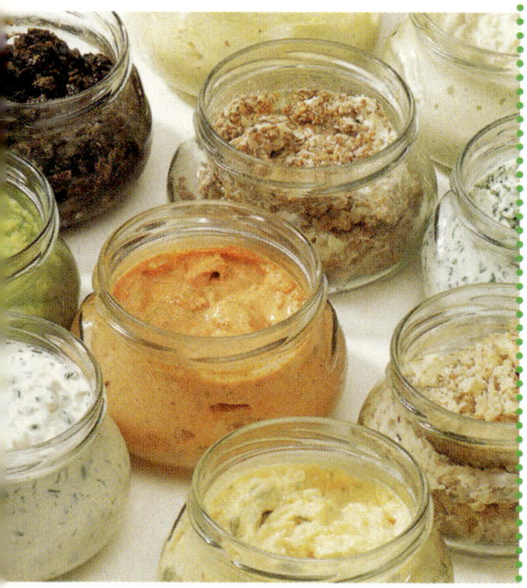

1 Kartoffeln kochen, schälen und passieren.

2 Topfen, Sauerrahm und Joghurt locker unterrühren.

3 Mit den Gewürzen abschmecken.

Nährwert pro Portion:

BE	Kcal	kJ	EW/g	F/g	KH/g	Bal/g
0,5	87	366	10	1	8	1

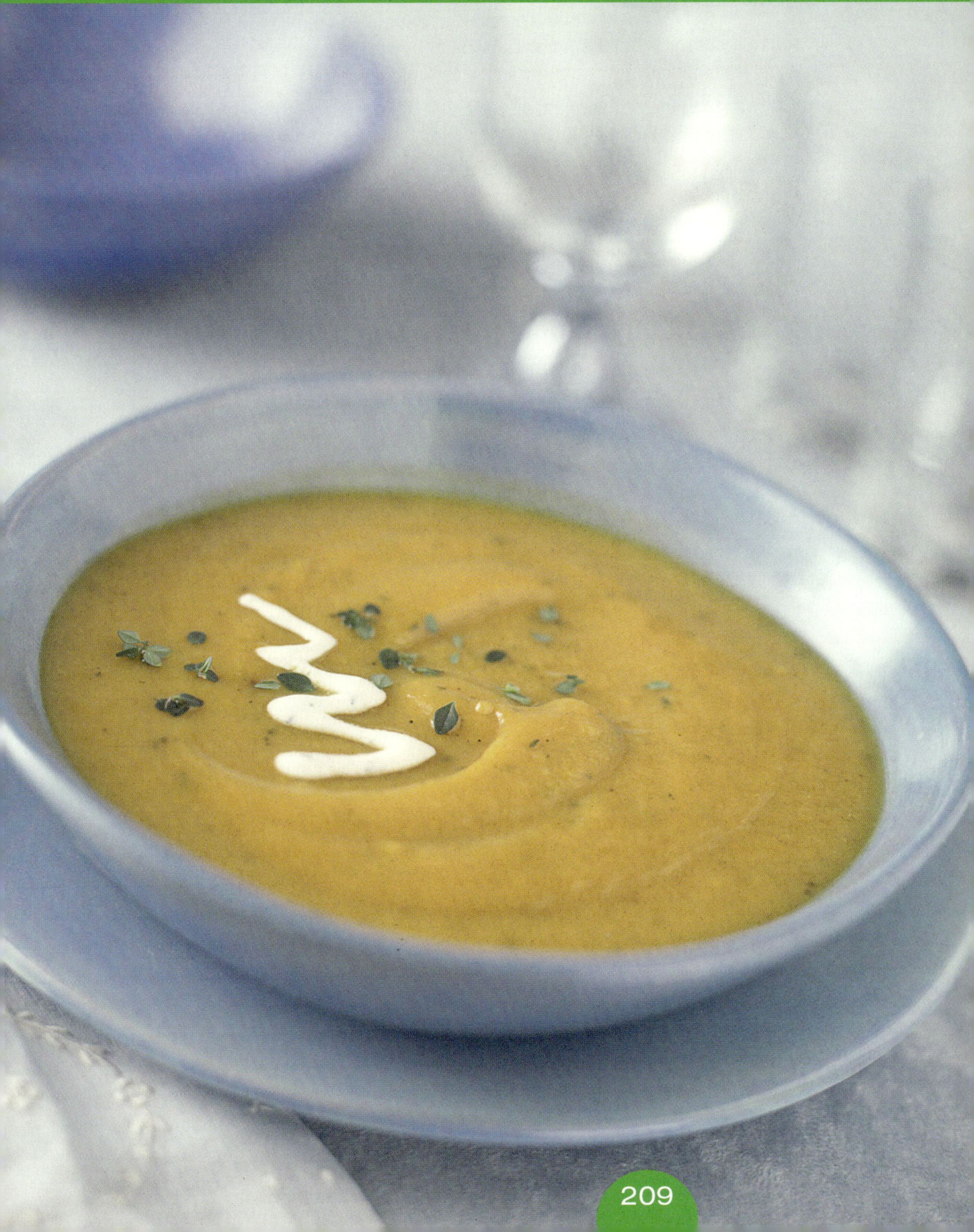

Eintropfsuppe mit Gemüse

Zutaten:

1 l Rindsuppe

250 g Mischgemüse (tiefgekühlt)

20 g Vollkornmehl

1 Ei

Salz

Schnittlauch

1 Gemüse in der Suppe weich kochen.

2 Mehl, Ei und Salz vermischen und in die kochende Suppe eintropfen.

3 Nochmals aufkochen lassen, mit Schnittlauch bestreuen und servieren.

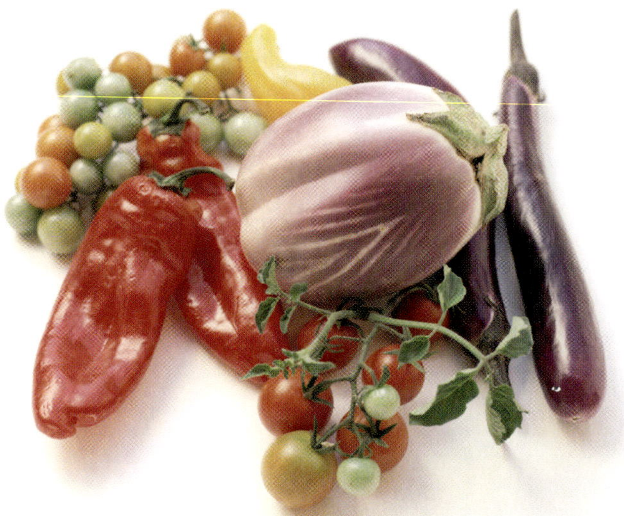

Nährwert pro Portion:

BE	Kcal	kJ	EW/g	F/g	KH/g	Bal/g
0	69	291	5	2	7	3

Karottencremesuppe

1 Karotten würfelig schneiden und in der Bouillon weich kochen.

2 Joghurt und Mehl verrühren, in die Suppe geben und alles pürieren, noch einmal aufkochen.

3 Mit Zitronensaft, Salz und Pfeffer würzen und mit Schnittlauch bestreuen.

Zutaten:

300 g Karotten

1 l Gemüsebouillon

200 ml Magerjoghurt

10 g Vollkornmehl

Zitronensaft,
Salz, Pfeffer,
Schnittlauch

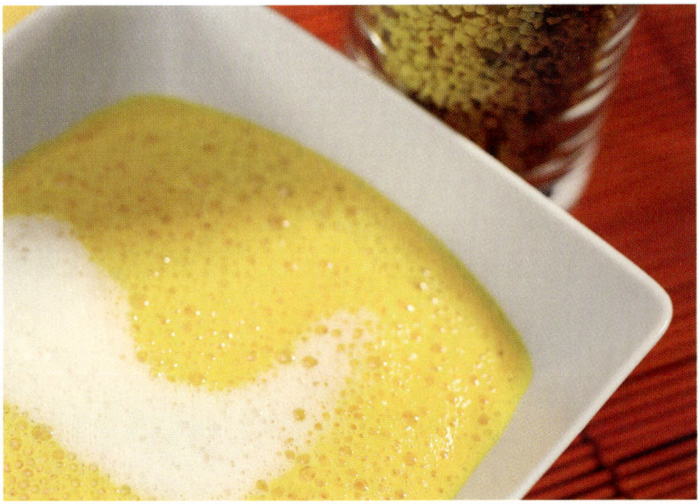

Nährwert pro Portion:

BE	Kcal	kJ	EW/g	F/g	KH/g	Bal/g
0	54	224	4	1	8	3

Kartoffelsuppe

Zutaten:

1 l Rindsuppe

210 g Kartoffeln

1 kleine Zwiebel

10 g Rapsöl

80 g Karotten

80 g Sellerie

20 g Vollkornmehl

2 EL Sauerrahm

Salz, Pfeffer, Knoblauch, Lorbeerblatt, Essig, Majoran

1 Kartoffeln schälen und kleinwürfelig schneiden.

2 Zwiebel in einer beschichteten Pfanne in Öl anrösten.

3 Gemüse putzen, kleinwürfelig schneiden und gemeinsam mit den Kartoffeln mitrösten, mit Suppe aufgießen.

4 Kräuter und Gewürze dazugeben.

5 Suppe kochen, bis die Kartoffeln und das Gemüse weich sind.

6 Vollkornmehl mit Sauerrahm glatt rühren und in die Suppe einrühren.

Nährwert pro Portion:

BE	Kcal	kJ	EW/g	F/g	KH/g	Bal/g
1	106	443	3	4	14	3

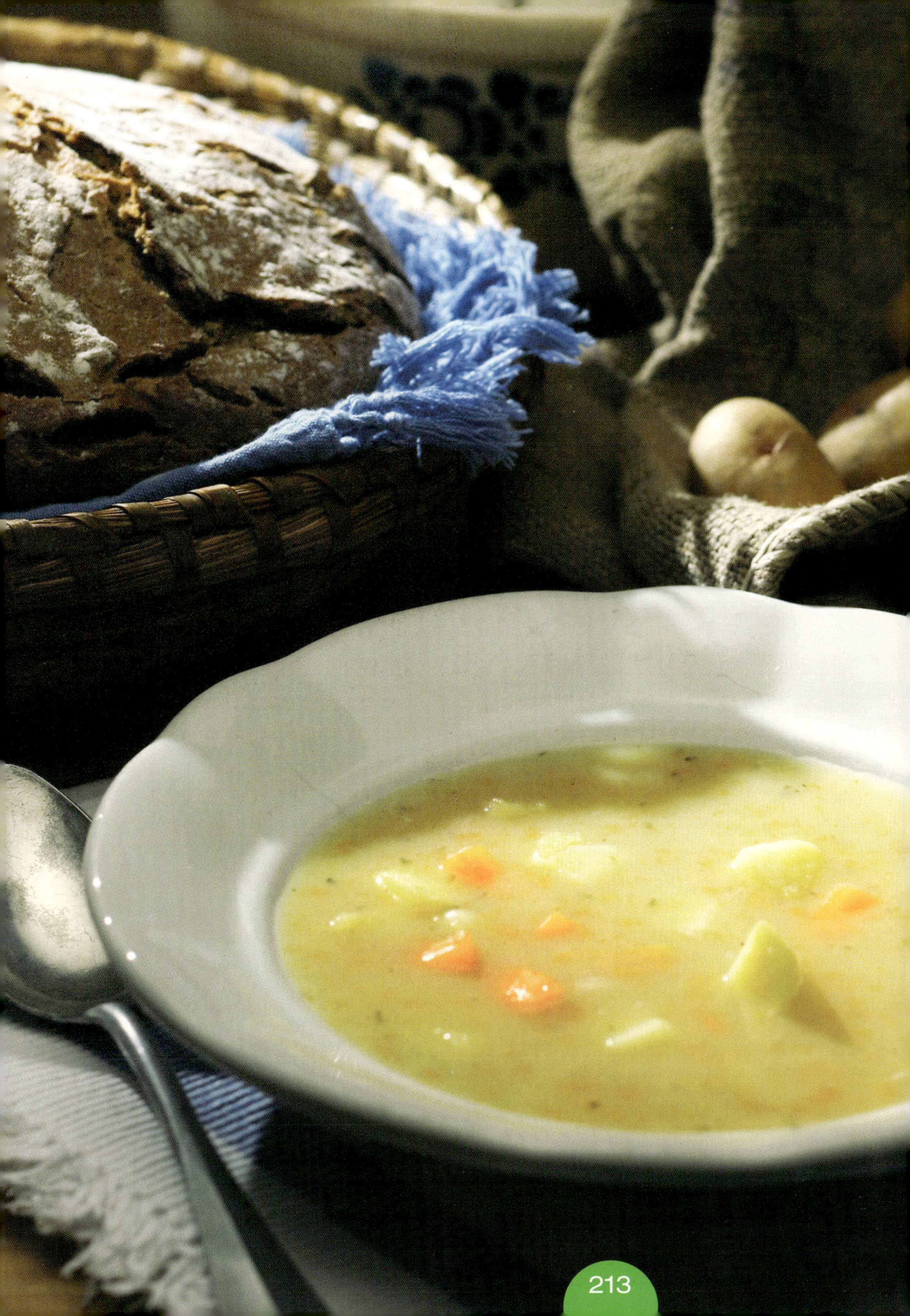

Minestrone

Zutaten:

1 l Rindsuppe

1 große Zwiebel

10 g Sonnenblumenöl

50 g Karotten

50 g Sellerie

50 g Kohlrabi

20 g Kohl

100 g passierte Tomaten

80 g weiße Bohnen (aus der Dose)

Salz, Pfeffer, Knoblauch, Oregano, Salbei

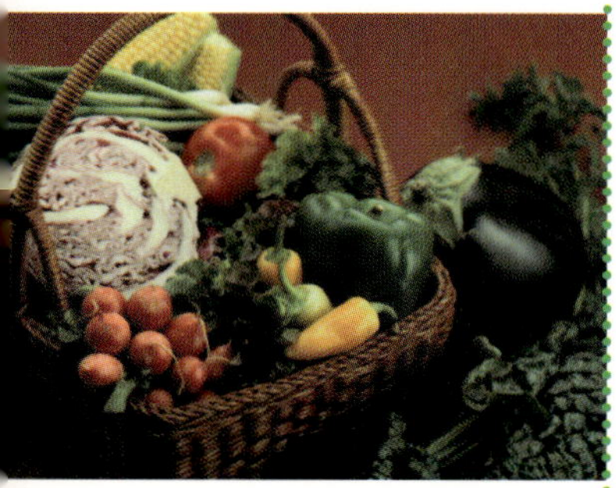

1 Zwiebel fein hacken und in Öl anrösten.

2 Würfelig geschnittene Karotten, Sellerie, Kohlrabi und Kohlblätter mitrösten, passierte Tomaten dazugeben.

3 Mit der Suppe aufgießen und das Gemüse kernig kochen, zum Schluss die Bohnen dazugeben.

4 Gewürze hinzufügen, nochmals abschmecken.

Nährwert pro Portion:

BE	Kcal	kJ	EW/g	F/g	KH/g	Bal/g
0	74	307	4	3	7	3

Petersilsuppe

1 Petersilie fein hacken und in Öl anrösten.

2 Mit Bouillon sowie Weißwein aufgießen und aufkochen.

3 Kartoffeln schälen und in kleine Würfel schneiden, dann in der Suppe weich kochen.

4 Suppe mit Salz, Pfeffer und Knoblauch würzen und anschließend pürieren.

5 Zuletzt mit Sauerrahm verfeinern.

Zutaten:

2–3 Bund frische Petersilie

20 g Rapsöl

1 l Gemüsebouillon

3 EL Weißwein

70 g Kartoffeln

Salz, Pfeffer, Knoblauch

2 EL Sauerrahm

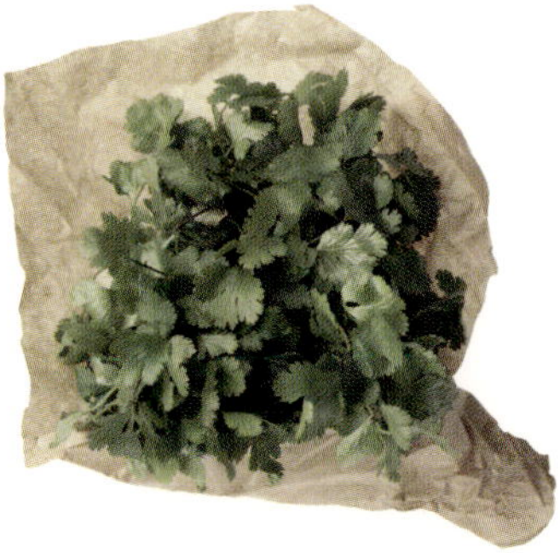

Nährwert pro Portion:

BE	Kcal	kJ	EW/g	F/g	KH/g	Bal/g
0	85	354	2	6	4	1

Spinatsuppe

Zutaten:

300 g frischer Spinat

1 kleine Zwiebel

10 g Rapsöl

1 l Gemüsebouillon

15 g Vollkornmehl

125 ml Magermilch

Salz, Pfeffer, Knoblauch, Muskatnuss

1 Spinat in Salzwasser kurz weich kochen und mit kaltem Wasser abschrecken.

2 Zwiebel würfelig schneiden und in Öl anrösten, mit der Bouillon aufgießen und würzen.

3 Spinat dazugeben und die Suppe fein pürieren.

4 Mehl und Milch glatt rühren und in die Suppe einrühren.

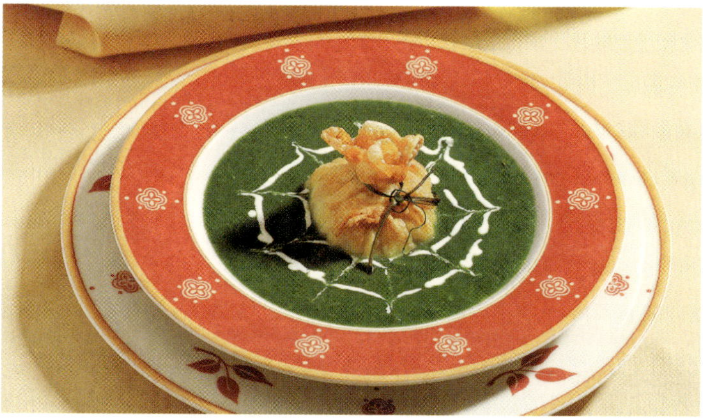

Nährwert pro Portion:

BE	Kcal	kJ	EW/g	F/g	KH/g	Bal/g
0	72	304	4	4	5	3

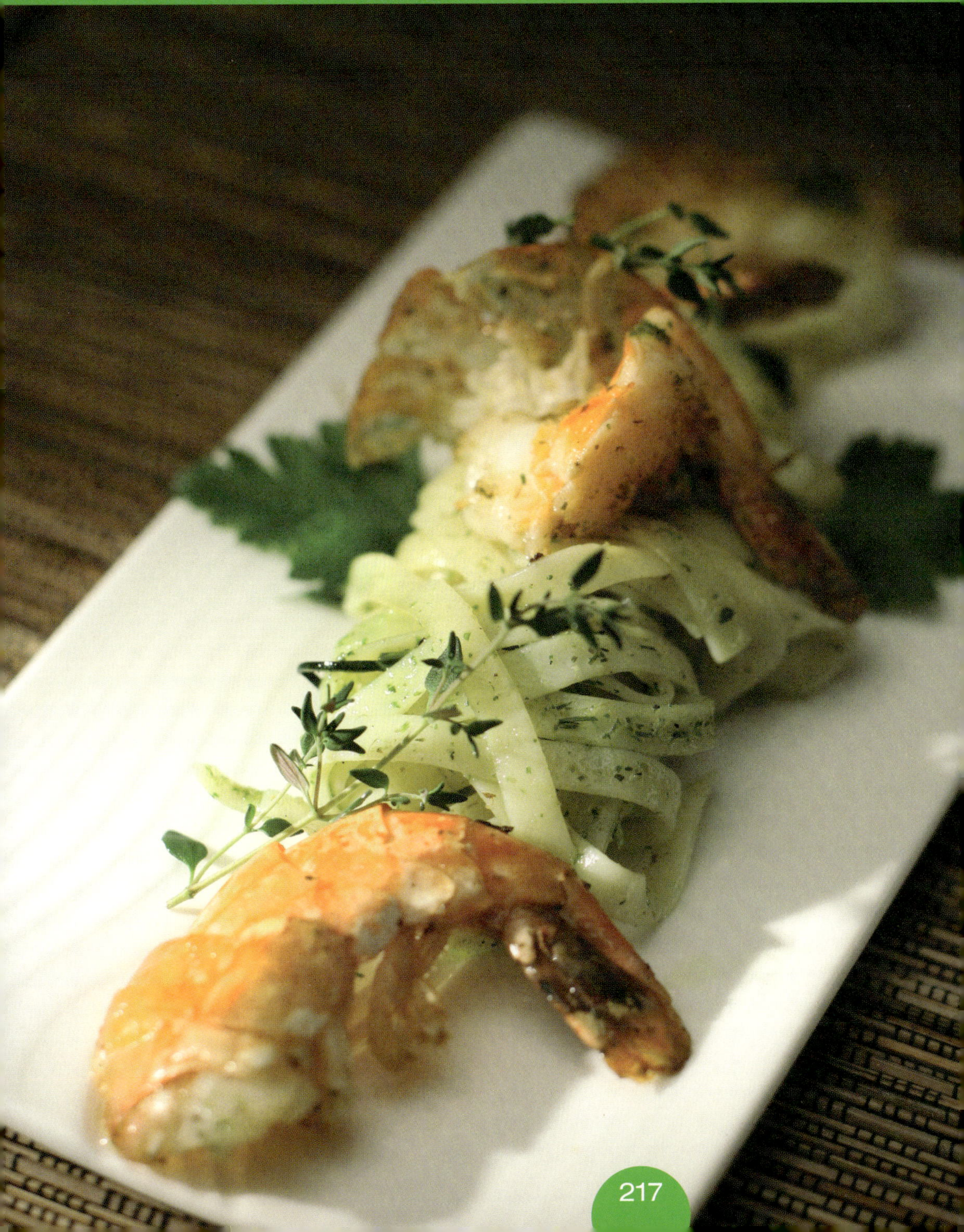

Bandnudeln auf Pilzrahmsauce

Zutaten:

150 g Vollkorn-bandnudeln (roh)

Salz

Champignon-rahmsauce:

1 kleine Zwiebel

10 g Rapsöl

125 g Champignons

125 g Austernpilze

250 ml Magermilch

20 g Vollkornmehl

2 EL Sauerrahm

Salz, Pfeffer, Petersilie

2 EL geriebener Parmesan

1 Nudeln in Salzwasser bissfest kochen.

2 Zwiebel fein hacken und in Öl anrösten, Pilze blättrig schneiden und mitrösten, mit Milch aufgießen.

3 Mehl und Sauerrahm verrühren und zur Masse geben, würzen und kurz aufkochen.

4 Sauce mit Nudeln vermischen und mit Parmesan bestreuen.

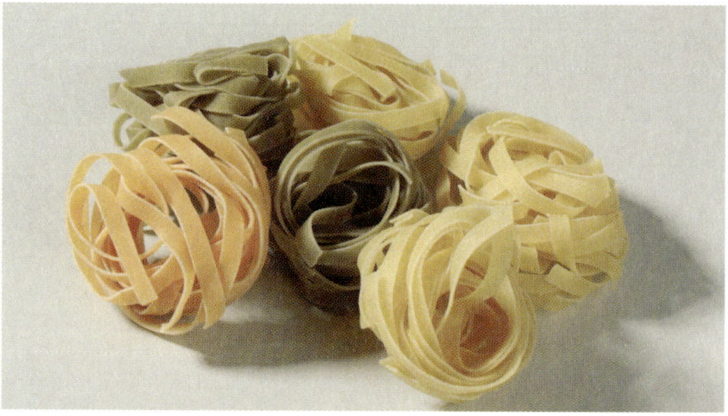

Nährwert pro Portion:

BE	Kcal	kJ	EW/g	F/g	KH/g	Bal/g
2	217	910	12	6	29	6

Curryreis mit Hühnerstreifen

1 Reis in Salzwasser bissfest kochen.

2 Hühnerfilet und Paprikaschote in Streifen schneiden.

3 Filet in Öl anbraten und Paprika dazugeben, mit Gewürzen abschmecken.

4 Reis dazugeben und durchmischen.

Zutaten:

300 g Naturreis

Salz

1 rote Paprikaschote

200 g Hühnerfilet

20 g Olivenöl

Salz, Pfeffer,
Curry, Ingwer,
Chili, Kurkuma

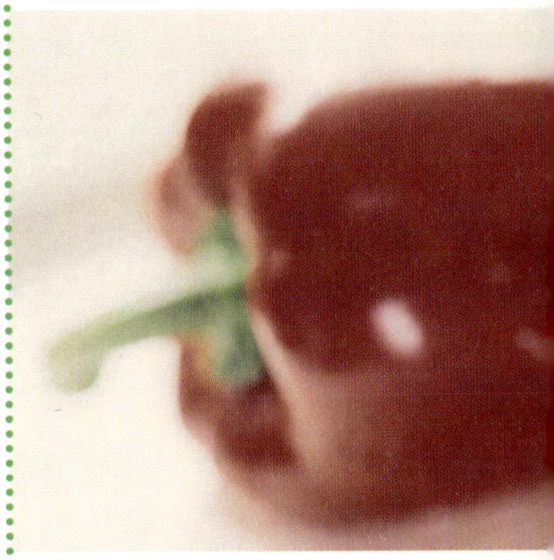

Nährwert pro Portion:

BE	Kcal	kJ	EW/g	F/g	KH/g	Bal/g
5	375	1572	18	7	59	4

Chili con carne

Zutaten:

1 große Zwiebel

500 g mageres Faschiertes

10 g Öl

500 ml Gemüsebouillon

750 g rote Bohnen (aus der Dose)

250 g Maiskörner (aus der Dose)

je 1 grüne und rote Paprikaschote

750 g geschälte Tomaten

Essig, Zitronensaft, Chilipulver, Kümmel, Koriander, Curry, Paprikapulver, Oregano, Knoblauch, Salz, Pfeffer

1 Zwiebel hacken und mit dem Faschiertem in Öl leicht anrösten, mit Gemüsebouillon löschen und 20 Minuten dünsten.

2 Bohnen, Mais, Paprika und Tomaten dazugeben und weich dünsten.

3 Zum Schluss würzen und abschmecken.

Hinweis:

Bohnen werden nicht in Broteinheiten (BE) berechnet. Individuelle Blutzuckerreaktionen können allerdings möglich sein – Blutzucker kontrollieren!

Nährwert pro Portion:

BE	Kcal	kJ	EW/g	F/g	KH/g	Bal/g
1	389	1633	42	9	32	17

Dinkellaibchen

1 Dinkel in der Bouillon weich kochen.

2 Zwiebel und Knoblauch in Öl anrösten, Karotte grob raspeln.

3 Haferflocken, Mehl, Ei, Kräuter, Salz und Pfeffer dazugeben und alles vermengen.

4 Masse 15 Minuten ziehen lassen, dann Laibchen formen und im Backrohr bei 180 °C backen.

Zutaten:

200 g Dinkel

500 ml Gemüsebouillon

1 Zwiebel

1 Knoblauchzehe

10 g Sonnenblumenöl

1 große Karotte

40 g Haferflocken

40 g Vollkornmehl

1 Ei

2 EL Kräutermischung

Salz, Pfeffer

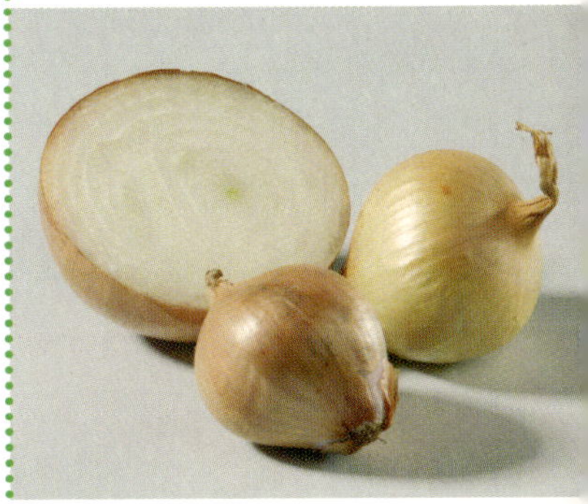

Nährwert pro Portion:

BE	Kcal	kJ	EW/g	F/g	KH/g	Bal/g
4	292	1221	11	7	47	7

Fisolenstrudel

Zutaten:

600 g Fisolen

Salz, Pfeffer, Rosmarin

1/2 Suppenwürfel

100 g Schlossdamer

100 g geräucherter Schinken

120 g Fertigstrudelteig

1 Eiklar

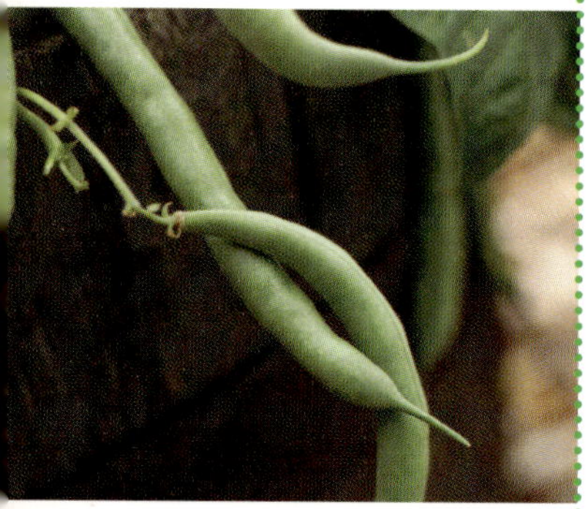

1 Fisolen in Wasser mit Salz, Rosmarin und Suppenwürfel weich dünsten.

2 Den Strudelteig auf ein Blech ausbreiten und mit Schinken belegen.

3 Käse in Streifen schneiden und gemeinsam mit den Fisolen auf dem mit Schinken belegten Teig verteilen.

4 Mit Rosmarin und Pfeffer würzen, Strudel einrollen und mit Eiklar bestreichen.
Bei 200 °C ca. 20 Minuten backen.

Hinweis:

Dazu serviert man Salat und eventuell einen Dip.

Nährwert pro Portion:

BE	Kcal	kJ	EW/g	F/g	KH/g	Bal/g
2	229	961	15	6	28	6

Fleisch-Paprika-Palatschinken

1 Alle Teigzutaten vermischen und Palatschinkenteig einige Minuten stehen lassen.

2 In einer beschichteten Pfanne mit sehr wenig Öl Palatschinken ausbacken und warm halten.

3 Für die Füllung Zwiebel und Knoblauch hacken und in Öl anrösten, Faschiertes mitrösten und würzen.

4 Tomatenmark dazugeben und mitrösten, 2 EL Sauerrahm unter die überkühlte Masse rühren, Palatschinken damit füllen und einrollen.

5 Aus Joghurt und den Gewürzen eine Sauce zubereiten.

6 Palatschinken in eine Auflaufform schlichten und mit der Sauce übergießen. Im Rohr bei 170 °C ca. 15–20 Minuten überbacken.

Zutaten:

Teig:

120 g Vollkornmehl

3 Eier

Salz, Pfeffer, Petersilie

250 ml Magermilch

Öl zum Ausbacken

Füllung:

1 große Zwiebel

10 g Rapsöl

400 g mageres Faschiertes

Salz, Pfeffer, Knoblauch, Majoran

1 EL Tomatenmark

2 EL Sauerrahm

Sauce:

250 ml Magerjoghurt

Salz, Pfeffer, Knoblauch, Paprikapulver

Nährwert pro Portion:

BE	Kcal	kJ	EW/g	F/g	KH/g	Bal/g
2	403	1690	36	17	26	4

Forellenknödel

Zutaten:

Knödelteig:

2 Grahamweckerln (je 60 g)

125 ml Magermilch

125 ml Magerjoghurt

500 g Forellenfilets

2 Eidotter

Salz, Pfeffer, Muskatnuss, Zitronensaft

Sud:

1 kleine Zwiebel

125 ml trockener Weißwein

1 l Gemüsebouillon

Salz, Lorbeerblatt, Pfefferkörner

Sauce:

1 kleine Zwiebel

10 g Rapsöl

20 g Vollkornmehl

2 EL Schlagobers

2 Essiggurkerln

Salz, Pfeffer, Petersilie, Dille

1 Grahamweckerln würfelig schneiden, mit Milch übergießen und ziehen lassen, dann mit 1/16 l Joghurt pürieren.

2 Forellenfilets putzen und in Würfel schneiden, anschließend mit dem restlichen 1/16 l Joghurt pürieren.

3 Fischmasse mit Semmelmasse und Eidotter vermengen, würzen und kalt stellen.

4 Für den Sud Zwiebel schälen und halbieren. Alle Zutaten aufkochen und ca. 15 Minuten köcheln lassen.

5 Aus der Knödelmasse Knödel formen und im Sud 10–15 Minuten ziehen lassen.

6 Für die Sauce Zwiebel fein hacken und in Öl anrösten, Mehl unterrühren und mit 1/8 l Weinsud aufgießen, aufkochen. Noch 1/4 l Weinsud und Schlagobers dazugeben. Gurkerln hacken und mit den Kräutern in die Sauce geben, abschmecken.

Nährwert pro Portion:

BE	Kcal	kJ	EW/g	F/g	KH/g	Bal/g
1,5	369	1544	39	14	20	3

Gefüllte Paprika

1 Reis in Salzwasser kochen.

2 Zwiebel und Knoblauch hacken und in Öl anrösten.

3 Champignons blättrig schneiden und mitrösten. 200 g Paprika und Tomaten in kleine Würfel schneiden und auch mitrösten.

4 Mit den Eiern und dem Parmesan vermengen, würzen und in die ausgehöhlten Paprika füllen.

5 Paprika in eine Form geben und die Gemüsebouillon darüber gießen.

6 Im Rohr bei 160 °C ca. 1 Stunde backen und laufend mit Suppe übergießen.

Hinweis:

Dazu passt eine Tomatensauce.

Zutaten:

4 grür e Paprikaschoten (= 800 g)

120 g Vollkornreis

1 Zwiebel

2 Knoblauchzehen

10 g Sonnenblumenöl

200 g Champignons

200 g grüne Paprikaschoten

200 g Tomaten

2 Eier

Salz, Pfeffer, Petersilie, Schnittlauch, Basilikum, Chili

800 ml Gemüsebouillon

2 EL Parmesan

Nährwert pro Portion:

BE	Kcal	kJ	EW/g	F/g	KH/g	Bal/g
2	274	1152	14	9	33	12

Gefüllte Thymianforelle

Zutaten:

520 g Forelle (4 Stück)

2 große Zwiebeln

1 grüne Paprikaschote

100 g Vollkorntoast

600 g Kartoffeln

280 g Tomaten

20 g Rapsöl

Salz, Pfeffer, Petersilie, Thymian, Knoblauch, Zitronensaft

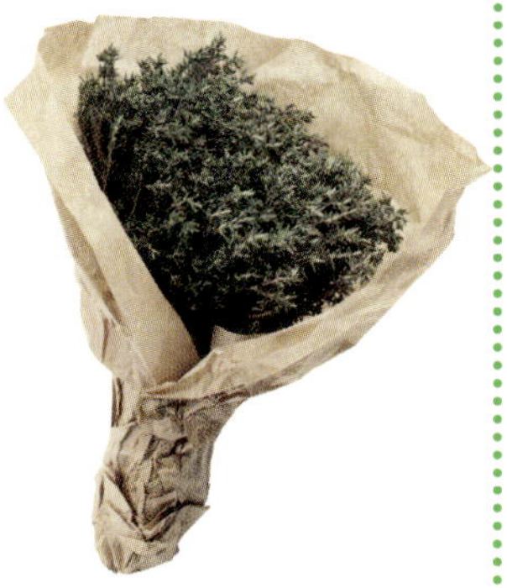

1 Für die Füllung Zwiebeln und Knoblauch in Öl anrösten, Paprika und Toastbrot würfelig schneiden und mitrösten. Mit Thymian, Salz und Pfeffer würzen.

2 Kartoffeln in Scheiben schneiden und kurz in Salzwasser kochen.

3 Fische säubern, salzen und säuern, mit der halben Fülle füllen.

4 Fische in eine Auflaufform geben, die Kartoffelscheiben und die restliche Füllung dazugeben.

5 Tomaten würfelig schneiden und darüber verteilen, mit Kräutern und Gewürzen bestreuen.

6 Bei 200 °C ca. 45 Minuten backen.

Hinweis:

Etwas Wasser in die Form geben.

Nährwert pro Portion:

BE	Kcal	kJ	EW/g	F/g	KH/g	Bal/g
3	409	1713	38	10	40	8

Jägerfisch

1 Fisch salzen und säuern, pfeffern.

2 Zwiebel klein hacken und in Öl anrösten, Tomaten und Champignons klein schneiden und kurz mitrösten, würzen.

3 Fisch in eine Auflaufform geben und mit dem Gemüse bedecken.

4 Käse reiben und darüber streuen, im Rohr bei 180 °C ca. 30–40 Minuten backen.

Zutaten:

800 g Schollenfilet

1 große Zwiebel

20 g Olivenöl

200 g Tomaten

200 g Champignons

100 g Tilsiter

Salz, Pfeffer, Zitronensaft, Knoblauch

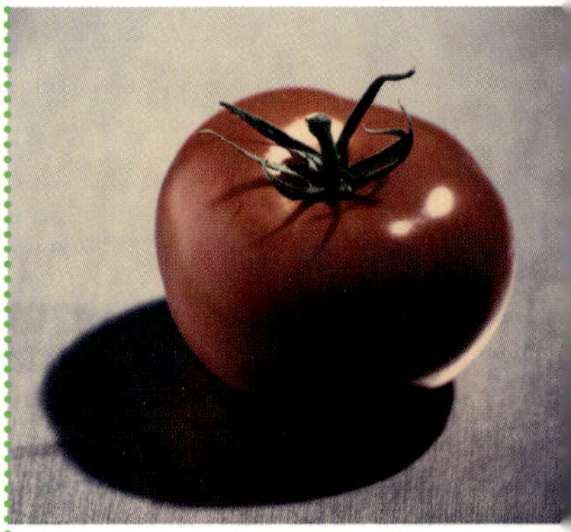

Nährwert pro Portion:

BE	Kcal	kJ	EW/g	F/g	KH/g	Bal/g
0	302	1263	47	11	4	2

Kartoffelauflauf mit Kräutern

Zutaten:

750 g Kartoffeln

5 g Pflanzenmargarine

60 g Vollkornmehl

100 g Magerjoghurt

1 Ei, 1 Zwiebel

125 ml Gemüsebouillon

10 g Olivenöl, 100 g Tilsiter

Majoran, Salz, Pfeffer, Muskatnuss, Knoblauch, Petersilie, Kümmel

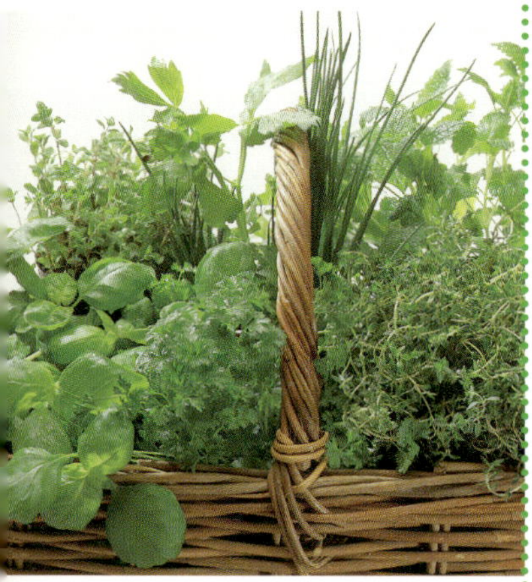

1 Kartoffeln kochen, schälen und die Hälfte passieren; die andere Hälfte in kleine Würfel schneiden.

2 Auflaufform mit Margarine ausstreichen.

3 Passierte Kartoffeln mit Mehl, Joghurt, Ei, Gemüsebouillon und mit gehackten, in Öl gerösteten Zwiebeln vermischen und würzen.

4 Gewürfelte Kartoffeln unterheben, Masse in die Form füllen und mit geriebenem Käse bestreuen.

5 Im Rohr bei 180 °C ca. 30 Minuten backen.

Nährwert pro Portion:

BE	Kcal	kJ	EW/g	F/g	KH/g	Bal/g
3	275	1151	12	7	40	6

Krautschnitzel

1 Kartoffeln kochen, schälen und passieren.

2 Sauerkraut klein schneiden und zusammen mit allen anderen Zutaten vermengen und würzen.

3 Gleich große Schnitzel formen und in einer beschichteten Pfanne in Öl anbraten.

4 Anschließend im Rohr bei 180 °C noch weitere 30 Minuten backen.

Hinweis:

Dazu passt ein Joghurtdip und Salat.

Zutaten:

400 g Kartoffeln

500 g Sauerkraut

50 g Haferflocken

2 Eier

100 g Vollkornmehl

Salz, Pfeffer, Kümmel, Basilikum, Oregano, Thymian, Muskatnuss, Wacholder

20 g Rapsöl

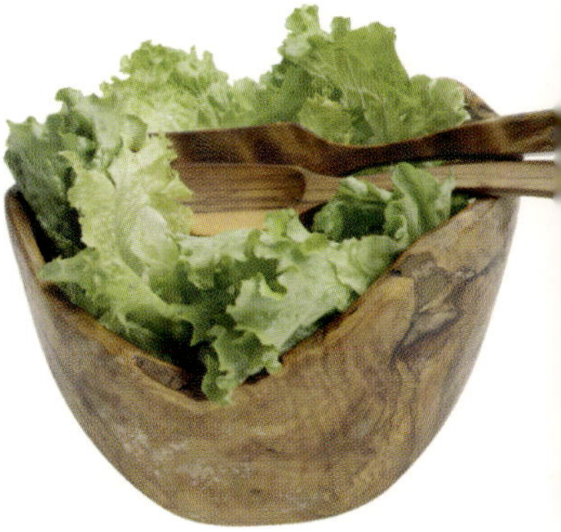

Nährwert pro Portion:

BE	Kcal	kJ	EW/g	F/g	KH/g	Bal/g
3	306	1279	12	10	39	10

Lachs im Kartoffelmantel

Zutaten:

4 Lachsfilets (je 120 g)

Salz, Pfeffer, Zitronensaft, Kerbel, Rosmarin

500 g Kartoffeln

1 Ei

Salz, Pfeffer, Muskatnuss, Kümmel

80 g Vollkornmehl

30 g Olivenöl

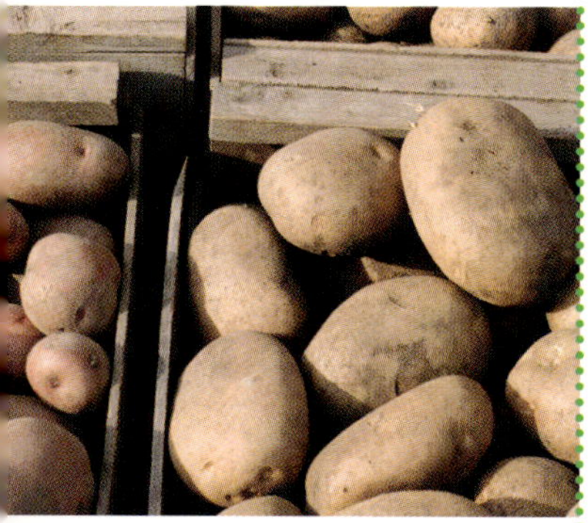

1 Lachs mit Salz, Pfeffer, Zitrone, Kerbel und Rosmarin würzen.

2 Kartoffeln schälen und grob raspeln, dann gut ausdrücken. Mit Ei, Salz, Pfeffer, Muskatnuss und Kümmel verrühren.

3 Lachs zuerst in Mehl und dann in Kartoffelmasse wälzen und die Masse fest andrücken.

4 Bei geringer Hitze in einer beschichteten Pfanne in Öl goldbraun anbraten.

Nährwert pro Portion:

BE	Kcal	kJ	EW/g	F/g	KH/g	Bal/g
3	397	1661	29	17	31	5

Pikanter Polentaauflauf

1 Polenta in kochendes Wasser geben und verkochen lassen.

2 Zwiebel fein hacken und mit geschnittenem Schinken in Öl anrösten.

3 Zwiebel, Schinken, Polenta, gedünstetes Mischgemüse und geriebenen Tilsiter in einer Schüssel vermischen und würzen.

4 Eier trennen, Eidotter dazugeben und verrühren.

5 Aus dem Eiklar Schnee schlagen und unter die Masse heben.

6 Masse in eine Auflaufform geben und im Rohr bei 200 °C ca. 25 Minuten backen.

Zutaten:

120 g Polenta

300 ml Wasser

1 große Zwiebel

20 g Wacholderschinken

20 g Sonnenblumenöl

250 g Mischgemüse

60 g Bergtilsiter

Salz, Pfeffer,
Muskatnuss,
Petersilie,
Knoblauch

2 Eier

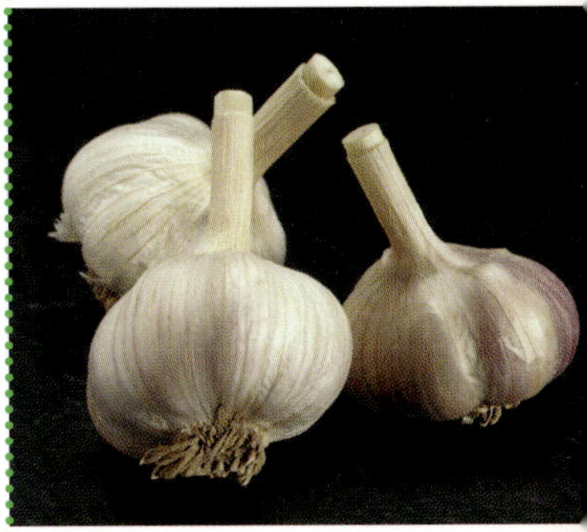

Nährwert pro Portion:

BE	Kcal	kJ	EW/g	F/g	KH/g	Bal/g
2	242	1015	11	10	26	5

Putenroulade

Zutaten:

400 g Putenschnitzel (4 Stück)

100 g mageres Faschiertes

1 Eidotter

100 g Mischgemüse

1 große Zwiebel

20 g Rapsöl

200 g Wurzelgemüse

250 ml Gemüsebouillon

Salz, Pfeffer, Kümmelpulver, Majoran, Thymian, Petersilie, Schnittlauch, Senf, Knoblauch

1. Putenschnitzel klopfen, mit Salz, Pfeffer und Kümmel würzen und mit Senf bestreichen.
2. Faschiertes, Eidotter und Gewürze vermischen.
3. Mischgemüse in Salzwasser kochen und abtropfen lassen. Zwiebel klein hacken und mit dem Faschierten und Gemüse vermengen.
4. Putenschnitzel mit der Fülle bestreichen und einrollen, mit Zahnstochern fixieren. In einer beschichteten Pfanne die Rouladen in Öl scharf anbraten. Wurzelgemüse feinnudelig schneiden und kurz mitrösten.
5. Mit Gemüsesuppe aufgießen und die Schnitzel weich dünsten.
6. Sauce pürieren und abschmecken.

Hinweis:

Die Schnitzel sollen dünn und groß sein.

Nährwert pro Portion:

BE	Kcal	kJ	EW/g	F/g	KH/g	Bal/g
0	243	1016	33	10	5	3

Rindsbraten

1 Fleisch mit Salz, Pfeffer und Senf einwürzen.

2 Öl erhitzen, Fleisch rundherum anbraten und aus dem Topf nehmen.

3 Suppengrün waschen, putzen und würfelig schneiden.

4 Zwiebel und Knoblauch hacken und mit dem Suppengrün im Bratenrückstand anrösten, Tomatenmark mitrösten, Mehl unterrühren und mit Suppe aufgießen.

5 Mit Salz und Pfeffer würzen, Fleisch einlegen und zugedeckt ca. 1 – 1 1/2 Stunden weich dünsten, dazwischen mehrmals wenden.

6 Fleisch aus dem Saft nehmen und die Sauce passieren, Sauerrahm unterrühren.

Zutaten:

500 g mageres Rindfleisch im Ganzen

Salz, Pfeffer, Senf

30 g Rapsöl

300 g Suppengrün

1 Zwiebel

2 Knoblauchzehen

50 g Tomatenmark

10 g Vollkornmehl

750 ml Rindsuppe

Salz, Pfeffer

2 EL Sauerrahm

Nährwert pro Portion:

BE	Kcal	kJ	EW/g	F/g	KH/g	Bal/g
0	284	1194	31	14	9	4

Rindsragout

Zutaten:

400 g Rindslungenbraten

20 g Rapsöl

200 g Wurzelwerk

1 große Zwiebel

1 EL Tomatenmark

125 ml Rotwein

500 ml Rindsuppe

Salz, Pfeffer, Thymian, Lorbeerblatt, Knoblauch, Petersilie

20 g Vollkornmehl

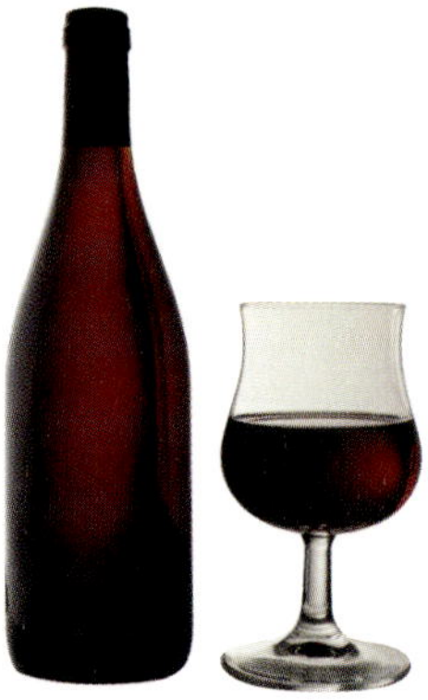

1 Fleisch in Würfel schneiden, in Öl scharf anbraten.

2 Wurzelwerk und Zwiebel würfelig schneiden und mitrösten, Tomatenmark dazugeben, mit Rotwein ablöschen.

3 Mit Suppe aufgießen, würzen und dünsten.

4 Etwas Wasser und Mehl verrühren und das Ragout damit binden.

Hinweis:

Dazu passt Rotkraut und Kartoffelknödel.

Nährwert pro Portion:

BE	Kcal	kJ	EW/g	F/g	KH/g	Bal/g
0	234	983	24	9	9	3

Überbackene Putenschnitzel

1 Putenschnitzel würzen und in Öl anbraten, anschließend in eine Auflaufform schlichten.

2 Die Schnitzel mit in Scheiben geschnittenen Tomaten belegen.

3 Aus Sauerrahm, Milch, Eiern, Kräutern und Gewürzen ein Gemisch zubereiten und über die Schnitzel gießen.

4 Mit geriebenem Käse bestreuen und im Rohr bei 200 °C ca. 30 Minuten backen.

Zutaten:

480 g Putenschnitzel (4 Stück)

20 g Öl

120 g Tomaten

100 g Sauerrahm

125 ml Magermilch

2 Eier

Petersilie,
Schnittlauch,
Salz, Pfeffer,
Paprika

120 g geriebener Tilsiter

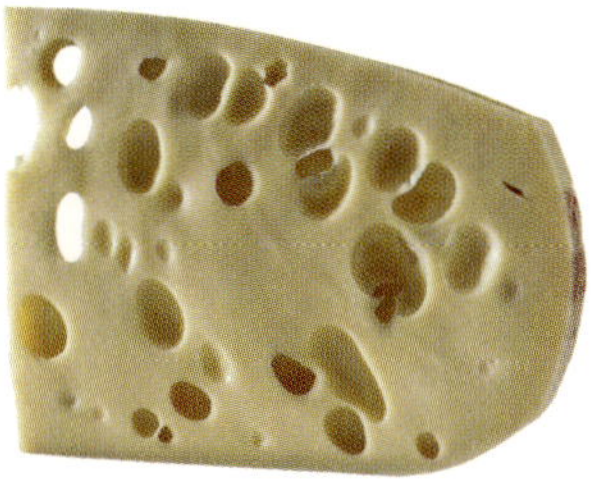

Nährwert pro Portion:

BE	Kcal	kJ	EW/g	F/g	KH/g	Bal/g
0	298	1245	38	14	4	0

Vollkornpizza

Zutaten:

Teig:

150 g Dinkelmehl

150 g Weizenvollkornmehl

1 Pkg. Trockengerm

ca. 1/4 l warmes Wasser

Salz

Belag:

100 g Schinken

1 große Zwiebel

je 1 gelbe, rote und grüne Paprikaschote

1 rote Paprikaschote

200 g Tomaten

150 g Berggraf (25 % F.i.T.)

Salz, Pfeffer, Salbei, Oregano, Thymian, Rosmarin, Basilikum, Knoblauch

1 Aus Mehl, Wasser, Germ und Salz einen Germteig bereiten und ca. 1/2 Stunden an einem warmen Ort gehen lassen.

2 Zwiebel und Paprika klein schneiden, Tomaten würfeln, mit dem Mixstab pürieren und mit Knoblauch und Kräutern würzen.

3 Den Käse reiben, den Teig auf ein mit Backpapier belegtes Blech ausrollen und mit Tomatenmus bestreichen.

4 Mit klein geschnittenem Knoblauch und Zwiebel belegen, dann mit den übrigen Zutaten belegen und würzen.

5 Zum Schluss mit Käse bestreuen und die Pizza bei 200 °C ca. 30 Minuten backen.

Hinweis:

Etwas Mehl für die Ausarbeitung des Teiges beiseite geben.

Nährwert pro Portion:

BE	Kcal	kJ	EW/g	F/g	KH/g	Bal/g
4	379	1591	20	7	58	12

Vollkornspaghetti mit Thunfischsugo

1 Spaghetti in Salzwasser bissfest kochen, Zwiebeln und Knoblauch fein hacken und in Öl anrösten.

2 Tomaten würfelig schneiden, Thunfisch abtropfen lassen, mit den Tomaten in die Pfanne dazugeben und würzen.

3 Sauce 20 Minuten dünsten lassen und mit Sauerrahm verfeinern.

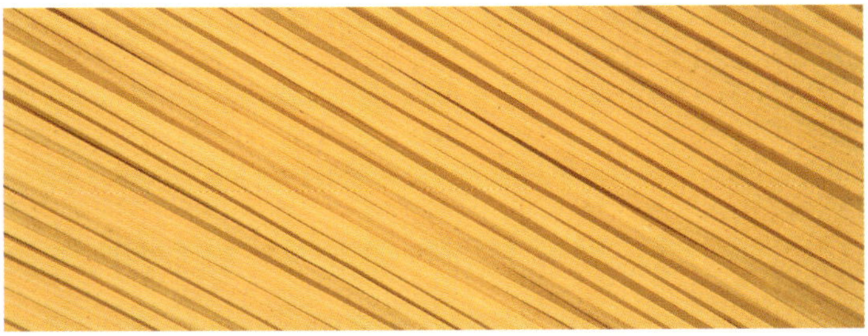

Nährwert pro Portion:

BE	Kcal	kJ	EW/g	F/g	KH/g	Bal/g
4	423	1769	21	15	50	10

Zutaten:

300 g Vollkornspaghetti (roh)

Salz

Sugo:

2 große Zwiebeln

3 Knoblauchzehen

20 g Olivenöl

300 g Tomaten

150 g Thunfisch (aus der Dose, im eigenen Saft)

2 EL Sauerrahm

Salz, Pfeffer, Oregano, Basilikum, Zitronensaft

Zanderfilet in Weißweinsauce

Zutaten:

500 g Zanderfilet

Salz, Pfeffer, Zitronensaft, Rosmarin

20 g Sonnenblumenöl

50 g Lauch

125 ml Weißwein

200 ml Magermilch

frische Kresse, Petersilie

20 g Vollkornmehl

1 Zander salzen, säuern und mit Rosmarin bestreuen. Anschließend in Öl anbraten und dann aus der Pfanne nehmen.

2 Lauch fein schneiden und im Bratensaft in derselben Pfanne anrösten, mit Weißwein ablöschen.

3 Fisch wieder in die Pfanne geben und zugedeckt dünsten, bis die Flüssigkeit zur Hälfte reduziert ist.

4 Milch, Kresse und Petersilie dazugeben und nochmals aufkochen. Zander aus der Pfanne nehmen.

5 Wasser mit Mehl verrühren und die Sauce damit binden.

Nährwert pro Portion:

BE	Kcal	kJ	EW/g	F/g	KH/g	Bal/g
0,5	229	960	31	7	6	1

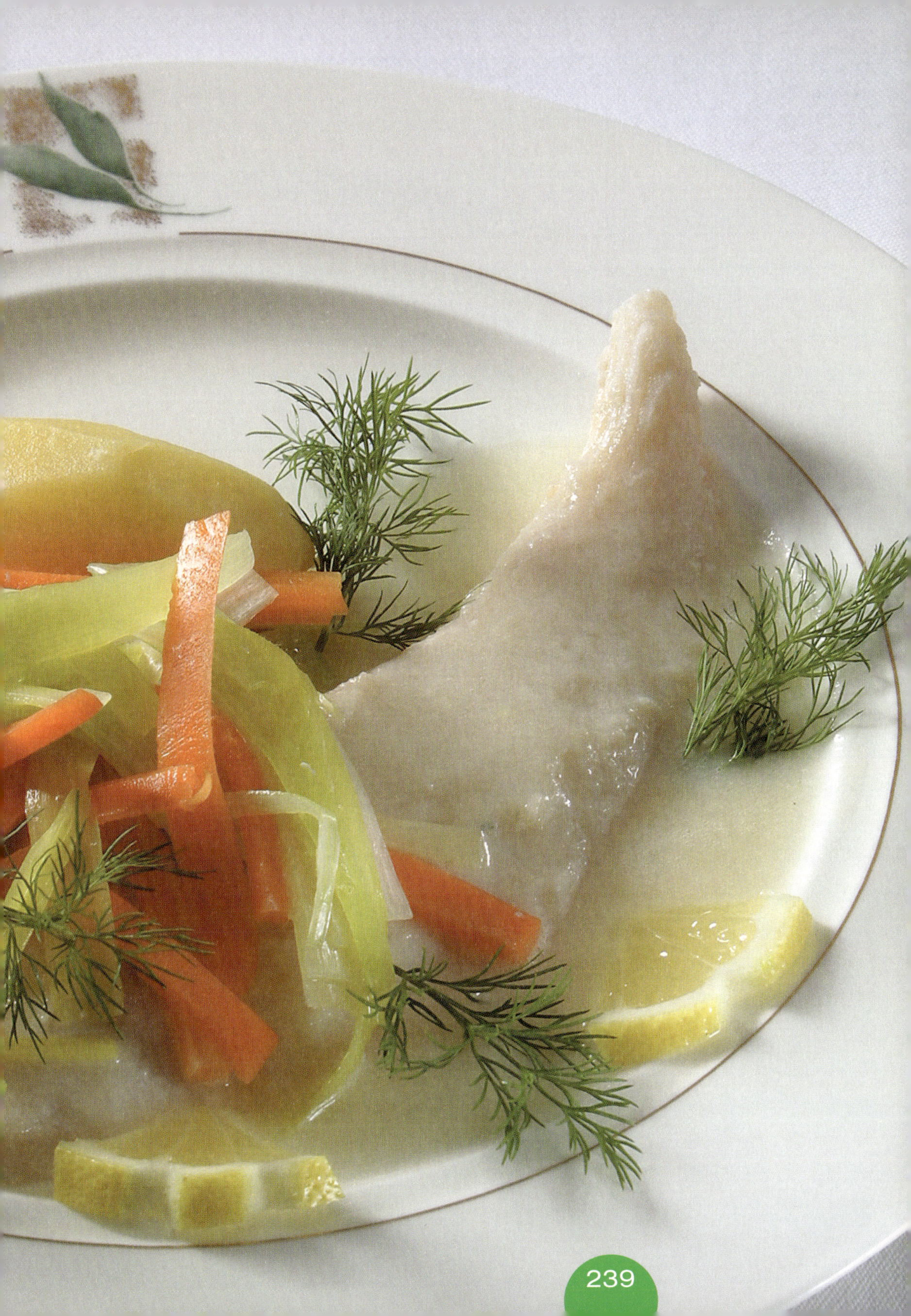

Vollwert-Gemüse-Pfanne

Zutaten:

250 g Naturreis

2 große Zwiebeln

2 Knoblauchzehen

60 g Lauch

10 g Rapsöl

200 g Karotten

100 g Erbsen

1 gelbe Paprikaschote

Salz, Pfeffer, Ingwer, Schnittlauch, Petersilie, Chili, Curry

125 g magerer Frischkäse

20 g Parmesan

1 Naturreis in Salzwasser weich kochen.

2 Zwiebeln, Knoblauch und Lauch fein hacken und in Öl anrösten.

3 Karotten in kleine Stücke schneiden und mit den Erbsen in Salzwasser kurz kochen.

4 Paprika in kleine Würfel schneiden, mit den Karotten und Erbsen in die Pfanne dazugeben und durchrösten.

5 Mit Salz, Pfeffer, Ingwer, Schnittlauch, Petersilie, Chili und Curry würzen.

6 Frischkäse dazugeben und kurz durchrühren.

7 Mit Parmesan bestreuen.

Nährwert pro Portion:

BE	Kcal	kJ	EW/g	F/g	KH/g	Bal/g
4	356	1490	13	8	57	8

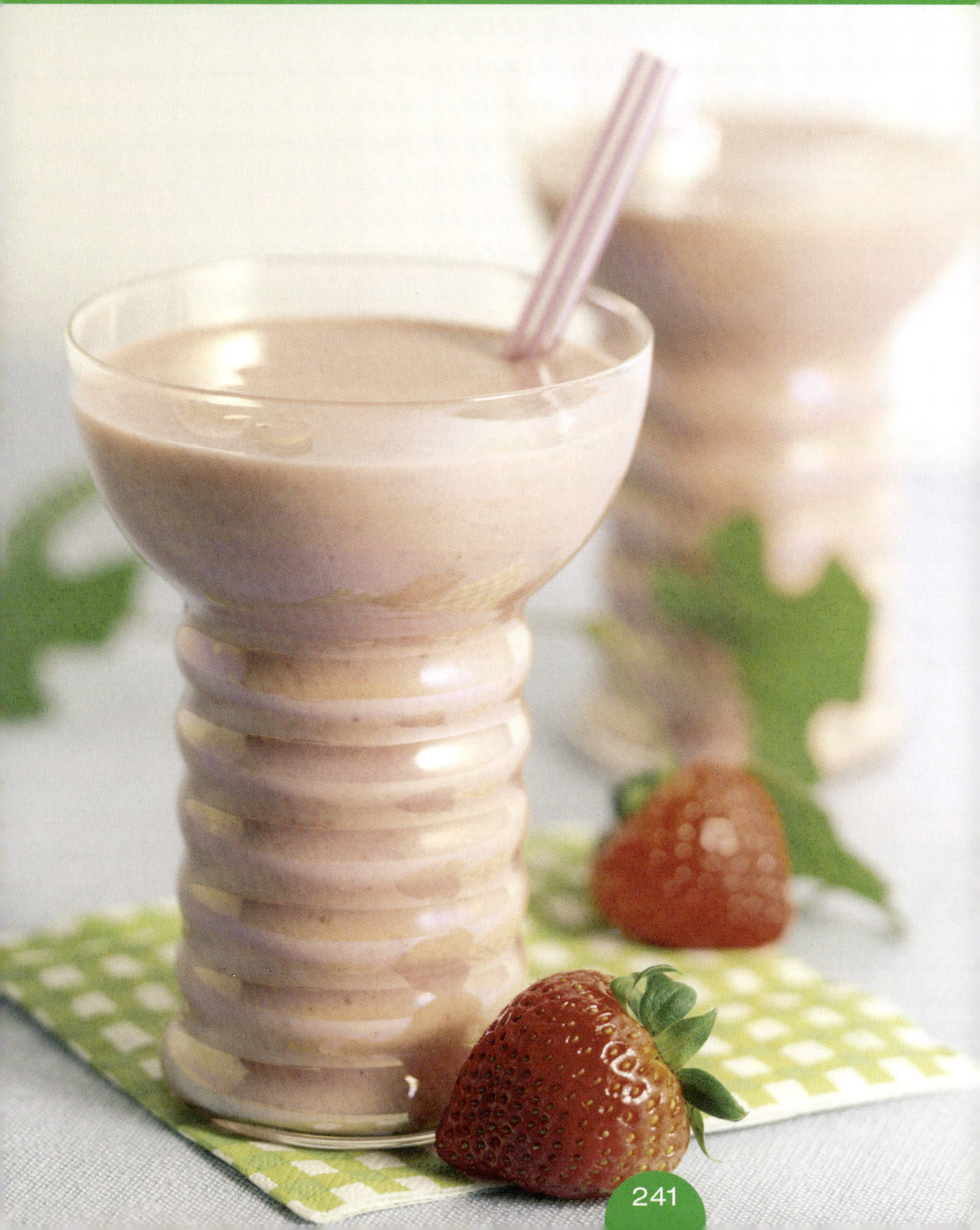

Bananenschnitten

Zutaten für 10 Stück:

Teig:

4 Eier

25 g Zucker

80 g Vollkornmehl

1/2 Pkg. Backpulver

Fülle:

30 g Pflanzenmargarine

120 g Magertopfen

50 ml Magermilch

Süßstoff, Zitronensaft

150 g Bananen (ohne Schale)

3 Blatt Gelatine

1 Eier trennen und aus dem Eiklar einen Schnee schlagen, Zucker einrieseln lassen.

2 Eidotter aufschlagen und das mit Backpulver vermischte Mehl abwechselnd mit dem Schnee unterheben.

3 Masse auf ein mit Backpapier ausgelegtes Blech streichen, bei 180 °C goldgelb backen.

4 Für die Fülle Margarine und Topfen schaumig schlagen, Milch, Süßstoff und Zitronensaft dazugeben.

5 Bananen zerdrücken und zur Topfenmasse geben.

6 Gelatine auflösen und nach und nach unter die Masse rühren.

7 Das Biskuit in 2 gleiche Teile schneiden und mit der Bananenmasse füllen, ca. 1 Stunde in den Kühlschrank stellen.

○ Nährwert pro Portion:

BE	Kcal	kJ	EW/g	F/g	KH/g	Bal/g
1	120	502	6	5	11	1

Böhmische Kolatschen

1 Aus den Teigzutaten einen Germteig bereiten und gehen lassen.

2 Für die Fülle Margarine und Dotter schaumig schlagen.

3 Vanillepuddingpulver, Topfen, Süßstoff und Zitronenschale dazugeben.

4 Den Teig nochmals gut durchkneten und ausrollen.

5 Quadrate (10 x 10 cm) ausschneiden und die Fülle jeweils in die Mitte setzen.

6 Teigecken übereinander schlagen, dann mit verquirltem Ei bestreichen.

7 Im Rohr bei 175 °C ca. 30 Minuten backen.

Zutaten für 30 Stück:

Teig:

460 g Weizenvollkornmehl

30 g Germ

250 ml Magermilch

60 g Zucker

1 Ei

70 g Pflanzenmargarine

Salz

Fülle:

30 g Pflanzenmargarine

2 Eidotter

15 g Vanillepuddingpulver

500 g Magertopfen

Süßstoff, Zitronenschale

1 Ei zum Bestreichen

Nährwert pro Portion:

BE	Kcal	kJ	EW/g	F/g	KH/g	Bal/g
1	111	466	5	4	13	2

Brombeer-Topfen-Gratin

Zutaten:

500 g Brombeeren

2 Eier

250 g Magertopfen

Vanillearoma,
Süßstoff,
Zitronenschale

20 g Vanillepuddingpulver

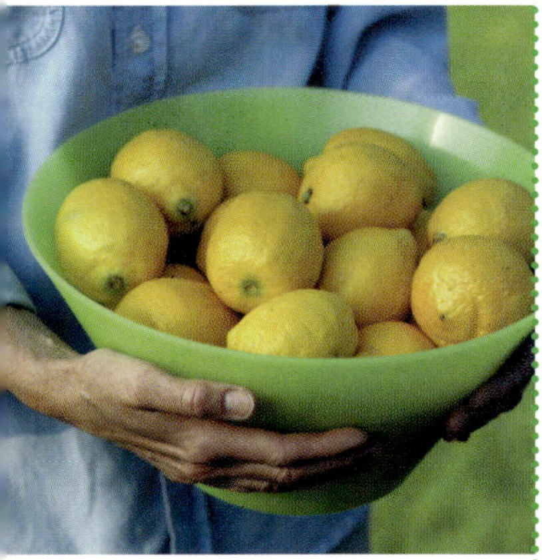

1. Brombeeren auf 4 Schüsseln aufteilen.
2. Eier trennen, Eidotter, Topfen, Vanillearoma, Süßstoff und Zitronenschale schaumig schlagen.
3. Vanillepuddingpulver unterrühren. Eiklar zu Schnee schlagen und unter die Topfenmasse heben.
4. Masse mit dem Dressiersack auf die Brombeeren spritzen.
5. Im Rohr bei 200 °C ca. 10–15 Minuten überbacken.

○ Nährwert pro Portion:

BE	Kcal	kJ	EW/g	F/g	KH/g	Bal/g
1	148	622	14	5	10	8

Buttermilchkuchen

1 Kastenform ausfetten und bemehlen.

2 Buttermilch und Eier gut verrühren, restliche Zutaten untermengen und Masse in die Form füllen.

3 Im Rohr bei 180 °C ca. 1 Stunde backen.

Zutaten für 6 Stück:

500 ml Buttermilch

2 Eier

50 g Vollkornmehl

50 g Kokosflocken

Zitrone, Rum, Vanillearoma, Süßstoff

Pflanzenmargarine und Mehl für die Kastenform

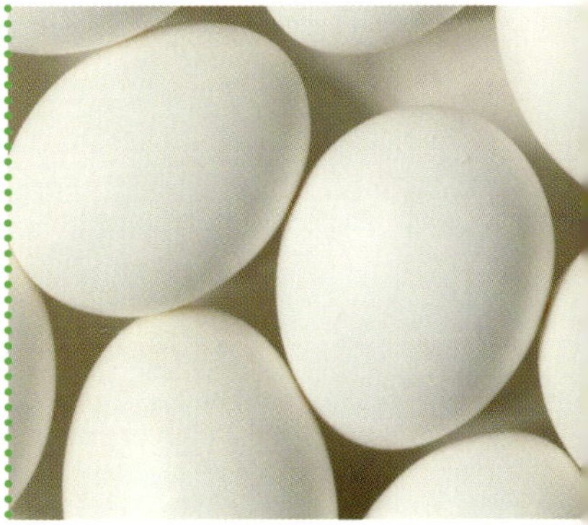

○ Nährwert pro Portion:

BE	Kcal	kJ	EW/g	F/g	KH/g	Bal/g
1	143	600	7	9	9	3

Himbeercreme

Zutaten:

250 g Magertopfen

5 EL Magermilch

Vanillearoma, Zitronensaft, Süßstoff

125 ml Magerjoghurt

200 g Himbeeren

Süßstoff, Zitronensaft

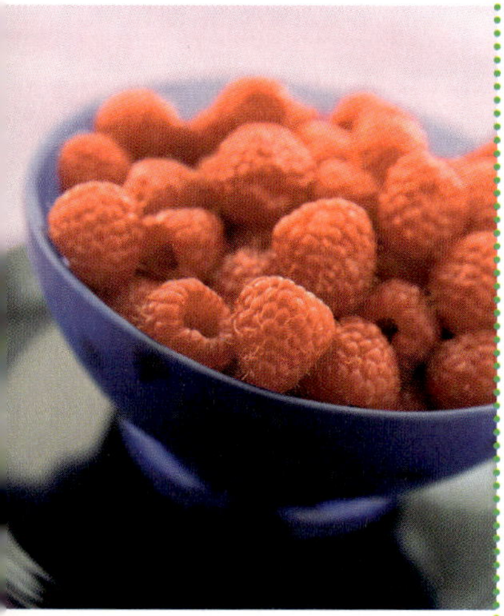

1 Topfen, Magermilch, Vanillearoma, Zitronensaft und Süßstoff glatt rühren, das Joghurt unterheben.

2 Himbeeren mit Süßstoff süßen und mit Zitronensaft abschmecken.

3 Himbeeren in ein Glas füllen, mit der Topfencreme bedecken und kalt stellen.

Nährwert pro Portion:

BE	Kcal	kJ	EW/g	F/g	KH/g	Bal/g
0,5	82	343	11	1	7	3

Joghurtparfait auf Beerensauce

1 Beeren pürieren, durch ein Sieb streichen und mit Süßstoff süßen, Joghurt ebenfalls mit Süßstoff süßen.

2 Die Hälfte des Beerenmus mit der Hälfte des Joghurts verrühren.

3 Gelatine in Wasser einweichen, ausdrücken und auflösen.

4 Die eine Hälfte der Gelatine in die Beeren-Joghurt-Masse und die andere Hälfte in die reine Joghurtmasse geben.

5 Obers schlagen, auf beide Massen aufteilen und unterheben.

6 Kastenform mit Frischhaltefolie auslegen. Eine Schicht Joghurt und eine Schicht Beerenjoghurt abwechselnd einfüllen. Im Gefrierfach 4 Stunden fest werden lassen.

7 Das restliche Beerenmus mit Rotwein und Zitronensaft abrühren.

8 Auf einem Teller Fruchtspiegel mit Parfait anrichten.

Zutaten:

260 g Himbeeren

140 g Brombeeren

120 g Ribisel

500 g Magerjoghurt

Süßstoff

6 Blatt Gelatine

200 ml Schlagobers

4 EL Rotwein

2 EL Zitronensaft

Nährwert pro Portion:

BE	Kcal	kJ	EW/g	F/g	KH/g	Bal/g
1	247	1035	10	16	13	9

Krapfen

Zutaten für 10 Stück:

125 g glattes Mehl
125 g Vollkornmehl
15 g Germ
120 ml Magermilch
50 g Pflanzenmargarine
3 Eidotter
15 ml Rum
Öl zum Ausbacken

1. Aus den Zutaten einen Germteig bereiten und gehen lassen.
2. Krapfen ausstechen oder schleifen und noch einmal gehen lassen.
3. Im heißen Öl zugedeckt beidseitig ausbacken, dann Öl gut abtropfen lassen.

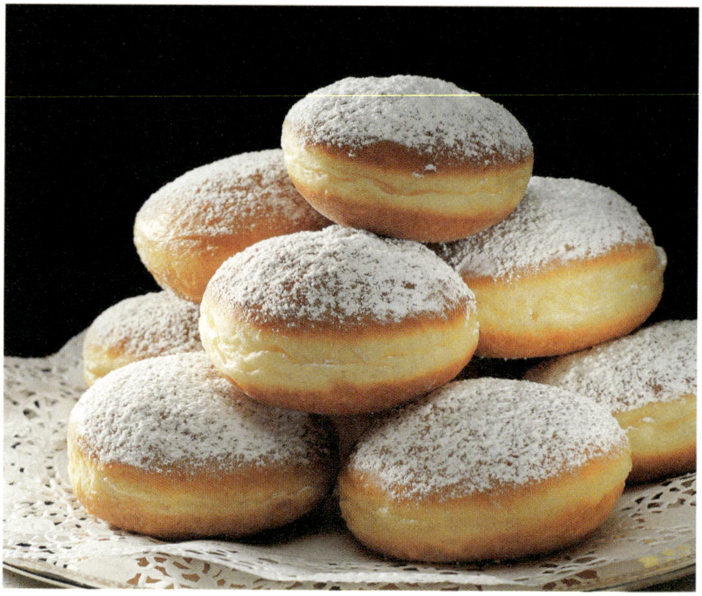

Nährwert pro Portion:

BE	Kcal	kJ	EW/g	F/g	KH/g	Bal/g
1,5	200	839	5	12	17	2

Mohnschnitten mit Birnen

1 Aus den Teigzutaten einen Mürbteig zubereiten und 30 Minuten kühl rasten lassen.

2 Für die Topfenfülle Eier trennen und die Dotter mit dem Süßstoff schaumig schlagen.

3 Topfen und Joghurt mit Zitronensaft dazugeben und den geschlagenen Schnee unterheben.

4 Für die Mohnfülle Milch aufkochen, anschließend Mohn, Margarine, Grieß und Süßstoff einrühren.

5 Die Birnen vierteln und in Scheiben schneiden.

6 Den Mürbteig auf ein mit Backpapier belegtes Blech ausrollen und mit einer Gabel mehrmals einstechen.

7 Topfenfülle und anschließend die Mohnfülle darauf verteilen, zum Schluss die Birnen darüber geben.

8 Bei 220 °C ca. 30 Minuten backen.

Nährwert pro Portion:

BE	Kcal	kJ	EW/g	F/g	KH/g	Bal/g
2	272	1142	14	14	24	7

Zutaten für 15 Stück:

Teig:

250 g Vollkornmehl

1 Eidotter, 1 Prise Salz

50 g Pflanzenmargarine

100 g Magertopfen

1 TL Backpulver

ca. 1/8 l Wasser

Topfenfülle:

2 Eier

500 g Magertopfen

2 EL Magerjoghurt

Saft von 1 Zitrone

Süßstoff

Mohnfülle:

375 ml Magermilch

20 g Pflanzenmargarine

250 g gemahlener Mohn

30 g Grieß, 1000 g Birnen

Süßstoff

Rhabarbercreme mit Erdbeeren

Zutaten:

500 g Rhabarber

375 ml Wasser

1 Pkg. Vanille-puddingpulver (= 40 g)

5 Blatt Gelatine

Süßstoff

300 g Erdbeeren

1 Rhabarber in Wasser weich dünsten (1/8 l Flüssigkeit für Vanillepuddingpulver beiseite geben).

2 Rhabarber pürieren, Puddingpulver in der beiseite gestellten Flüssigkeit auflösen und in das Rhabarberpüree einrühren.

3 Eingeweichte Gelatine beigeben und einkochen, mit Süßstoff süßen.

4 Erdbeeren in Stücke schneiden und unter die Masse heben.

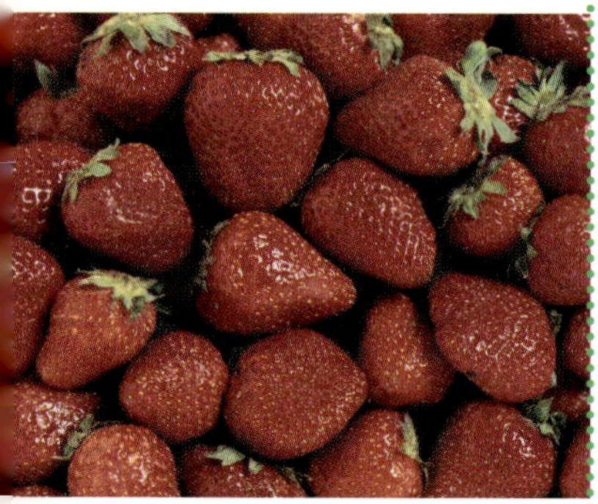

Nährwert pro Portion:

BE	Kcal	kJ	EW/g	F/g	KH/g	Bal/g
1	80	334	2	1	14	5

Topfenauflauf mit Äpfeln

1 Topfen mit Eidotter und Zitronenschale verrühren, das Puddingpulver unterrühren.

2 Masse mit einer Prise Salz, Süßstoff, Zimt und Rum abschmecken.

3 Eiklar zu Schnee schlagen und unter die Masse heben.

4 Äpfel schälen, blättrig schneiden und mit Zitronensaft beträufeln.

5 Die Hälfte der Topfenmasse in die befettete Auflaufform füllen.

6 Äpfel darauf verteilen und die restliche Topfenmasse auf die Äpfel streichen.

7 Auflauf im Rohr bei 180 °C ca. 45 Minuten backen.

Zutaten:

800 g Magertopfen

2 Eier

Zitronenschale

1 Pkg. Vanillepuddingpulver

Salz, Süßstoff, Zimt, Rum

600 g Äpfel

Fett für die Auflaufform

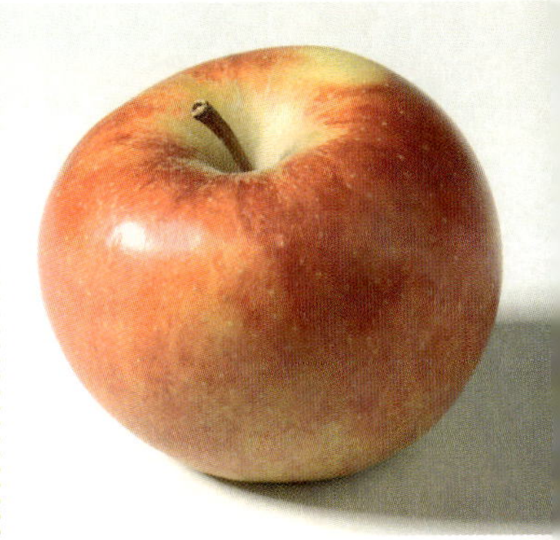

Nährwert pro Portion:

BE	Kcal	kJ	EW/g	F/g	KH/g	Bal/g
2	331	1388	31	7	34	3

Literatur

Kinga Howorka
Insulinabhängig? – Funktioneller Insulingebrauch: Der Weg zur Freiheit mit nahezu normalem Blutzucker
Verlag Kirchheim, ISBN 3-87409-281-X

Gerhard Winkler
Aufbruch in die Grenzenlosigkeit – Die Freiheit eines Diabetikerlebens
Verlag Winkler, ISBN 3-9501240-0-4

Verband Öst. DiabetesberaterInnen
Diagnose: Diabetes Typ 2
Hubert Krenn VerlagsgesmbH, ISBN 3-902351-05-5

Verband der Diaetologen Österreichs
Das österreichische Diabetiker-Kochbuch
Hubert Krenn VerlagsgesmbH, ISBN 3-9501316-6-3

Dr. Helga Grillmayr, Birgit Ranacher
Das österreichische Diabetiker-Backbuch
Hubert Krenn VerlagsgesmbH, ISBN 3-9501316-7-1

Birgit Ranacher
Desserts für Diabetiker
Hubert Krenn VerlagsgesmbH, ISBN 3-902351-17-9

Dr. Helga Grillmayr
Zufrieden leben mit Diabetes
Hubert Krenn VerlagsgesmbH, ISBN 3-902351-28-4

Günter Schagerl
Diabetes fit - Mit Bewegung besser leben
Hubert Krenn VerlagsgesmbH, ISBN 3-902351-92-6

Zeitschrift der AKTIVEN DIABETIKER AUSTRIA

„Mein Leben“, Zeitschrift der ÖDV

Adressen

Verband Öst. DiabetesberaterInnen VÖD
Präsidentin: DGKS Gertraud Sadilek
LKH Körgas, 8112 Gratwein
Tel.: 03124/501 40 58
Fax: 03124/501 40 03
E-Mail: gertraud.sadilek@diabetesberater.at
Internet: www.diabetesberater.at
Informiert über Diabetesberater in diversen Krankenhäusern

Österreichische Diabetikervereinigung ÖDV
Bundeservicezentrale
Moosstraße 18, 5020 Salzburg
Tel.: 0662/82 77 22
Fax: 0662/82 92 22
E-Mail: oedv.office@aon.at
Internet: www.diabetes.or.at
Vertreten in allen Bundesländern

Aktive Diabetiker Austria
Vorsitz: Dr. Erich Wolfrum
Mittersteig 4/21,1050 Wien
Tel. und Fax: 01/587 68 94
E-Mail: erichdtto@diabetiker.at
Internet: www.aktive-diabetiker.at
Vertreten in Wien, Niederösterreich, Burgenland, Tirol, Salzburg und Vorarlberg

Dachverband der oberöst. Diabetikervereinigungen
Präsident: Gerhard Reisinger, Tel.: 0664/602 805 365
Möwenweg 10, 4030 Linz
E-Mail: office@diabetiker-linz.at
Internet: www.diabetikerooe.at
Selbsthilfevereine in vielen oberösterreichischen Städten

Verein für Diabetiker der Univ.-Kinderklinik Graz

Obmann: Dipl.-Ing. (FH) Andreas Murg
Burggasse 4/II, 8010 Graz
Tel.: 0676/650 73 95
0316/22 53 53
Fax: DW 15
E-Mail: office@diabaer.at
andreas.murg@diabaer.at
Internet: www.diabaer.at

Österr. Diabetesgesellschaft ÖDG

Die ÖDG hat die wissenschaftliche Arbeit zur Erforschung des Diabetes zum Ziel und möchte alle positiven Kräfte zur Verbesserung des Schicksals der Diabetiker vereinen.
Internet: www.oedg.org

Internet-Adressen:

www.diabetes.or.at

www.aktive-diabetiker.at

www.diabetes.org

www.diabetesinfo.de

www.diabetesweg.at

www.diabetes-world.net

www.diabetes.de

www.diabetes.uni-duesseldorf.de

http://www.diabetes-und-insulinresistenz.de

www.diabetes-austria.com

Deutschsprachige Newsgroup:

de.sci.medizin.diabetes

Rehabilitationszentren:

Sonderkrankenanstalt-Rehabilitationszentrum Alland (PVA)
2534 Alland
Tel.: 02258/26 30
Fax: 02258/26 30 270
E-Mail: ska-rz.alland@pva.sozvers.at

Sonderkrankenanstalt-Rehabilitationszentrum Aflenz (PVA)
Mariazellerstraße 206, 8623 Aflenz
Tel.: 03861/500
Fax: 03861/500 44 305
E-Mail: ska-rz.aflenz@pva.sozvers.at

Es gibt noch weitere Rehabilitationszentren der unterschiedlichen Krankenversicherungsanstalten.